Aquatic Therapy
Aquatic Rehabilitation Handbook

水疗 水中运动治疗手册

［意］皮耶罗·贝内利（Piero Benelli）

［意］米尔乔·扎纳佐（Milco Zanazzo）　主编

廖麟荣　丛　芳　王　俊　主译

edi·ermes

北京科学技术出版社

本简体中文版图书译自*Aquatic Therapy: Aquatic Rehabilitation Handbook*一书，原作者为Piero Benelli和Milco Zanazzo，原书出版于2018年。

This edition is published by arrangement with Edi.Ermes Milan.

Translated by Beijing Science and Technology Publishing Co. from the original English language version. Responsibility of the accuracy of the translation rests solely with the Beijing Science and Technology Publishing Co. and is not the responsibility of Edi.Ermes.

著作权合同登记号　图字：01-2021-5768

图书在版编目（CIP）数据

水疗：水中运动治疗手册 / (意) 皮耶罗·贝内利(Piero Benelli) , (意) 米尔乔·扎纳佐(Milco Zanazzo) 主编；廖麟荣，丛芳，王俊主译. —北京：北京科学技术出版社，2022.8

书名原文：Aquatic Therapy: Aquatic Rehabilitation Handbook

ISBN 978-7-5714-1595-2

Ⅰ.①水… Ⅱ.①皮…②米…③廖…④丛…⑤王… Ⅲ.①水疗法—手册
Ⅳ.①R454.5-62

中国版本图书馆CIP数据核字（2021）第110332号

策划编辑： 何晓菲		**电　话：**	0086-10-66135495（总编室）
责任编辑： 刘瑞敏			0086-10-66113227（发行部）
责任校对： 贾　荣		**网　址：**	www.bkydw.cn
封面设计： 申　彪		**印　刷：**	北京宝隆世纪印刷有限公司
图文设计： 创世禧		**开　本：**	889 mm×1194 mm　1/16
责任印制： 吕　越		**字　数：**	427 千字
出 版 人： 曾庆宇		**印　张：**	19.5
出版发行： 北京科学技术出版社		**版　次：**	2022年8月第1版
社　　址： 北京西直门南大街16号		**印　次：**	2022年8月第1次印刷
邮政编码： 100035		ISBN 978-7-5714-1595-2	

定　　价： 268.00元

译者委员会

主　译　廖麟荣　丛　芳　王　俊

副主译　崔　尧　张　强　李昌柳　张春军

秘　书　张理炎

译　者（以姓氏笔画为序）

王　欣	广州健瑞仕健康服务有限公司
王　俊	广东省工伤康复医院
邓家丰	北京和睦家医院
丛　芳	中国康复研究中心，首都医科大学康复医学院
汤智伟	华中科技大学同济医学院附属同济医院
李　岩	嘉兴市第二医院
李昌柳	广西壮族自治区江滨医院
张　强	广东省工伤康复医院
张春军	昆明医科大学第二附属医院
张理炎	宜兴九如城康复医院
黄　犇	苏州倍磅康复医院
崔　尧	中国康复研究中心，首都医科大学康复医学院
廖　婷	武汉体育学院
廖麟荣	广东医科大学附属东莞第一医院

主编简介

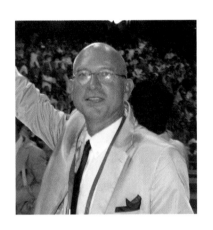

皮耶罗·贝内利（Piero Benelli），医学博士，专业研究领域为运动医学，曾经是一位游泳运动员、五项全能运动员和游泳教练。

1988 年以来，担任意大利维多利亚自由佩扎罗篮球队队医；2001—2007 年，服务于意大利男子篮球队；2002 年以来，在意大利乌尔比诺大学（University of Urbino）运动科学学院任教，并负责物理治疗、医疗和外科的硕士研究生课程；2008 年以来，担任意大利男子排球队队医。

除了运动医学专业，他在创伤学和康复方面也拥有数十年的经验。作为多家康复机构的负责人及水疗项目的积极参与者，他在水中康复方面积累了丰富的经验。曾发表多篇学术论文，并多次在该领域内的国际会议上演讲，是一位水疗康复专业的权威专家。

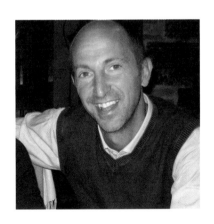

米尔乔·扎纳佐（Milco Zanazzo），高等教育机构 ISEF 负责人，物理治疗专家，意大利科学康复委员会（SIGASCOT）成员，意大利骨病医学科学院运动创伤学康复专业讲师，1990 年以来一直从事康复和水疗工作。

作为意大利米兰 Edi. Ermes 公司水疗动力学培训课程负责人，他在该领域积累了丰富的临床经验，曾受邀参加各种学术会议并演讲。目前是意大利比耶拉和米兰 AZIMUT 康复一级健康机构的物理治疗师负责人。

主译简介

廖麟荣

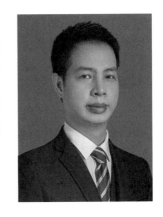

副主任物理治疗师，香港理工大学物理治疗博士。广东医科大学附属东莞第一医院康复医学中心主任，南京医科大学康复医学院兼职副教授，赣南医学院硕士研究生导师，安庆师范大学硕士研究生导师。中华医学会物理医学与康复学分会康复治疗学组委员，中国康复医学会物理治疗专业委员会老年康复物理治疗学组主任委员等。

丛芳

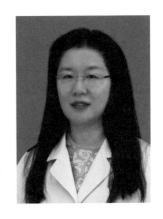

主任医师，康复医学与理疗学博士，教授。中国康复研究中心北京博爱医院理疗科主任，中华医学会物理医学与康复学分会常务委员、康复治疗学组组长，中国医师协会康复医师分会委员、水疗康复专业委员会主任委员，北京医学会物理医学与康复学分会副主任委员，北京康复医学会常务理事、康复治疗专业委员会副主任委员。兼任《中国康复理论与实践》《中国老年保健医学》编委、《物理因子治疗技术》主编、《实用水疗技术》《理疗学》副主编、《综合水疗学》副主译，合作发明专利1项。

王俊

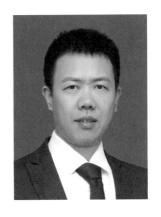

主任治疗师，硕士研究生导师。广东省工伤康复医院物理治疗科主任，广州物理治疗学会副会长，广东省康复医学会呼吸康复分会副主任委员，广东省康复医学会物理治疗师分会常务理事，中国康复医学会帕金森病与运动障碍康复专业委员会副主任委员，中国康复医学会康复治疗专业委员会常务委员兼水疗主任委员，广东省科学技术厅咨询专家库成员，《中国康复医学杂志》审稿专家，多所康复治疗专业院校特聘教授。

中文版前言

我国康复事业正在蓬勃发展，水疗因其独特性和不可替代性在不同级别的综合医院、康复医院、中医院、体育医院、疗养院及其他机构中的应用越来越多，也越来越受到重视。

《水疗：水中运动治疗手册》的引进出版填补了国内水中运动治疗技术专著的空白。本书提供了大量的临床实例图片和不同疾病的水中运动治疗技术视频，形象地阐述了水中运动治疗技术的规范化操作和应用，无疑是国内康复治疗师及物理治疗师宝贵的参考工具书。此外，本书也适用于骨科医师、康复医师、运动医学医师、疼痛科医师、运动康复师、运动教练及其他健康相关专业人员，有助于患者或运动员等人群恢复或提高运动功能。

本书以一线中青年物理治疗师为主译者，资深康复医师把关指导。感谢各位译者和编辑老师对本书字斟句酌、反复推敲，最终完成本书的翻译工作。由于译者水平有限，翻译中难免有不准确甚至错误之处，敬请读者及时指正，不胜感激。

廖麟荣 丛 芳 王 俊

2022 年 4 月

前　言

近几十年，水疗法在全球范围的应用显著增长。尽管水疗已被证明了在治疗不同类型的急慢性创伤（尤其是运动系统）和病理状态（如神经系统、心血管系统等）方面的有效性，但其科学研究的数量仍然不足，理论基础较薄弱。在运动创伤或一级和二级预防等特定情况下，许多从业者和专家会在其康复和预防方案中使用水疗法，往往效果显著。与其他治疗方法一样，这种情况可以概括为"缺乏证据但并不意味着没有疗效"。近年来，发表在权威期刊上的论文成倍增加，人们可以参考一系列经过科学验证的适应证，以及有关水中康复方案组织和规划的信息。

在现代康复和物理治疗机构中，设计不同尺寸和结构的水疗池已成为惯例，这些水疗池都有配套的辅助器材和设备。在康复项目中，除了常规医疗、物理治疗和手法治疗外，水疗也是很常用的。水疗常与其他治疗方法整合在一起应用。由于水中运动在治疗许多急慢性疾病时有显著的疗效，使得水疗成为其他常规和规范化治疗的一个很好的补充。

事实上，为了康复而在水中进行的运动训练在设计上比陆上运动训练具有更大的灵活性，也提供了广泛多样的可能性和选择，很容易有效地与其他疗法整合在一起。正如人们所了解的，所有这些都是在充分了解水中康复运动的物理学、生理学、生物力学和方法学的基础上进行的。例如，水的物理特性会对浸入水中的人体产生影响，导致不同系统出现显著适应性变化，其中包括心血管系统、呼吸系统、神经系统、肌肉骨骼系统和泌尿系统等。只要充分考虑这些前提，将水疗与其他治疗方法相整合，就有可能最大限度地发挥水介质的潜力，并将其应用于不同的情况和疾病，以获得更好的最终结果。

如果一个康复项目中包括水中运动治疗方案，那么这个治疗方案不仅更为完整，而且更为复杂，需要整合不同的知识、专长和技术。当然，这为训练的多样化、负荷的调整、项目和方案的创新与扩展、临床治疗的推理，以及从业者将水疗法整合到康复方案中的想法和创造力提供了更大的可能性。

将水疗法整合到常规的康复计划中可以增加患者治疗的积极效果，因为仅仅是置身于水中本身可能就是一种治疗的有利条件（即使它不足以获得足够的治疗效果）。从业者必须认识到，水中运动是可利用的资源之一，而且必须将其纳入康复项目中才能更好地发挥作用。因此，水疗法不仅仅是"水疗的方法"，而且还是一种与康复项目整合在一起的多学科方法。

本书以上述前提为基础，提供了具有实用价值的信息。考虑到迄今为止关于该专题的文献和科学研究有限，笔者根据自身在该领域的经验，为理论和实践之间的必要互动提供了有益和富有成效的指导。

在描述了水中康复运动的物理学、生理学、生物力学和方法学基础知识（如水介质的特性、水介质对身体的影响、水中运动的优势和限制、使用的辅助器材和设备等）之后，本书还提供了其他可用于组织水中运动治疗的有用的相关知识和工具。依据不同的病理学表现、不同的情况和不同的需要，本书通过详尽的分析和明确的阐述，同时使用现代化的配套设备和辅助器材，针对不同的解剖部位和不同的病理学情况，介绍了120多种水中运动治疗方案。

本书还对水疗领域国际公认的权威专家进行了采访，这些采访对澄清若干问题做出了宝贵贡献。

本书各章附有最新的相关主题的参考文献，以便给从业者提供更多的参考；在最后，还提供了进一步研究水中康复的建议。

目　录

各种疾病的水中运动治疗

第一章
水疗的历史

虽然这可能看起来很奇怪，但是这种通过浸泡在水中对人体进行治疗的方法早在手法康复之前就存在了。

地中海地区使用温泉进行水疗的历史由来已久，考古发现和历史记载都证明了这一点[1]。

已有的图像资料证明，早在5000年前，人们就会为了多种目的而进行游泳或浸泡，水在其中起着重要作用[2]。

古希腊和古罗马

古希腊人尝试了热水浴，并坚持认为从地面冒出的热水和蒸汽具有超自然的意义[3]。重要的寺庙（如奥林匹亚宙斯神庙）或非常著名的阿波罗神庙均建在温泉附近，佩斯敦（古希腊神庙）也有游泳池，这些并不是巧合[2]。

古希腊的精英们过去常在这些浴场聚会、放松身心、进行哲学思考；会游泳就像会阅读和写作一样，被认为是个人教育的必修课（图1.1）。

希波克拉底是"现代医学之父"，也曾鼓励人们去浴场和温泉场所，并在《液体利用》（*On the Use of Liquids*）一书中阐述了矿泉水和温泉的优点。希波克拉底假设所有疾病的病因都是体液失衡，纠正这一状况需要行为上的改变，包括按摩、散步和沐浴[4]。

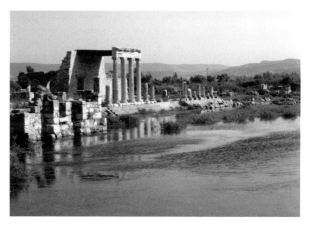

图 1.1　Mileto 浴场（土耳其爱琴海海岸）

Pliny（公元23~79年）针对不同类型的水资源阐释了其性质和治疗说明[5]；Galen（公元130~200年）建议用水治疗各种疾病，如风湿性疾病[6]。

古罗马人非常推崇这种治疗和放松的方法，并将其推广到整个帝国。贵族们使用的私人浴室旁边还建造了纪念性的公共浴室[7]。

希波克拉底与水

热水可以拉伸过于僵硬的肌肉，也可以放松过度紧张的皮肤：放松神经和肌肉，打开毛孔……促进体液的流动，打开出汗的通道……有助于睡眠，缓解和减轻癫痫，消除耳朵、眼睛等器官的疼痛……

希波克拉底

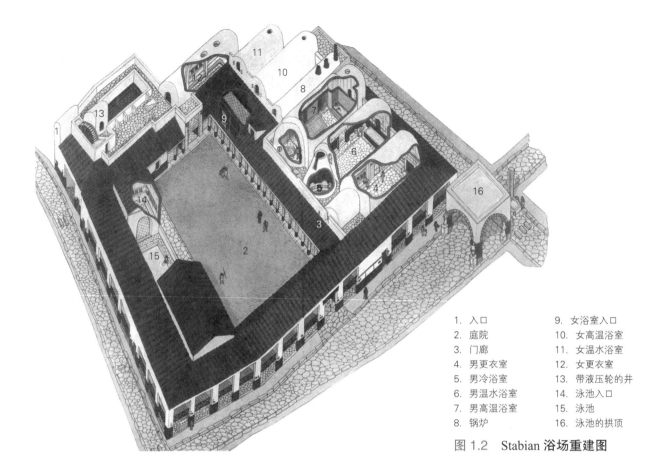

1. 入口
2. 庭院
3. 门廊
4. 男更衣室
5. 男冷浴室
6. 男温水浴室
7. 男高温浴室
8. 锅炉
9. 女浴室入口
10. 女高温浴室
11. 女温水浴室
12. 女更衣室
13. 带液压轮的井
14. 泳池入口
15. 泳池
16. 泳池的拱顶

图 1.2　Stabian 浴场重建图

浴场通常包括真正的游泳池（人们可以练习游泳）和带有不同温度水池的房间，例如高温浴室、冷浴室、温水浴室、蒸汽浴室和发汗室（指定用于排汗的房间，有些带有独立水疗池）（图 1.2），人们可以在其中进行沐浴和活动。我们可以很容易地推断出，现代健康中心的起源很有可能是从古罗马浴场得到的启发。其中一些浴场的宏伟遗迹仍然可以在古老但保存完好的建筑中找到，例如阿格里帕（Agrippa）、卡拉卡拉（Caracalla）和戴克里先（Diocletian）等建筑中的浴场（图 1.3）。

仅在古罗马城，通过普查进行统计，就有近800 家公共和私人浴室，黄金时期的人均用水量每天超过了 1000L[6]。使用温泉浴的习惯传播到了帝国每一个有泉水的地区，盎格鲁 – 撒克逊地区使用的术语"spa"，就是源于比利时著名的温泉城市的名字，这个城市当时是古罗马的领土。

罗马帝国的衰落和基督教的广泛传播导致公共浴场和水作为治疗媒介的使用逐渐减少。这是因为基督教徒把水等物质的使用视为异教徒的活动。

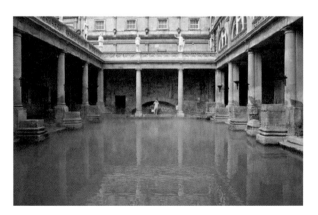

图 1.3　巴斯的古罗马浴场遗迹（英格兰）

"spa" 一词的由来

最近，盎格鲁－撒克逊语中的"spa"一词流传开来，并传播到温泉场所以及提供水疗或身体健康服务的行业。

这个词来源于比利时的一个小城市斯帕（Spa），现如今斯帕因其汽车赛道而闻名，但早先其因矿泉水而闻名。

16世纪，斯帕因为矿泉水的名声促进了该城市的商业活动而开始发展。这要归功于英国游客的涌入，他们在超过一个世纪的时间里频繁地来到斯帕，这个城市的名字慢慢演变成了温泉疗法的术语，首先是英语，然后是其他语言[B1]。

然而，不同的来源表明了"spa"这个词的不同的种类词源。例如，来自 salus per aquam 或 sanitas per aquam 的首字母缩略词、espa［沃伦语中的"泉（spring）"］[B2]的缩写以及许多其他的民间词源变体等。

这些派生词似乎是没有根据的。事实上，它们直到20世纪才出现，而且与古罗马地名不相关。

从中世纪到19世纪初

除了一些零星的关于这一时期水疗的历史记录（如1240年被发现的瑞士巴特拉加茨的 Pfäfers 泉，Paracelsus 在16世纪也曾在那里工作过；图1.4）[8, 9]，人们对洗澡的厌恶持续了几个世纪，有时几个月不洗澡。许多浴场被关闭，有时浴场还被视为麻风病、梅毒等传染病的传播地：只有政治犯会去那里[10]。

因此，温泉的使用仅限于治疗。水疗研究及其相关分类的提议首先在意大利得到推广。例如，Andrea Bacci 在其著作《热力学》（De Thermis）[11]一书中对16世纪意大利著名的浴场进行了研究。

在17~18世纪，水用于保健和治疗的目的并不被所有人接受。尽管如此，它还是在欧洲大部分地区，尤其是在贵族中传播开来，这种医疗实践开始被称为"水疗（hydrotherapy）"，也就是指以各种形式的水治疗某些疾病[12]。

许多作者[13]将英国视为现代水疗的发源地，Sir John Hoyer（1649—1734年）就是其中之一，他在1697年发表了一篇论文《英格兰热、冷、温水浴的正确使用和滥用的调查》（An enquiry into the right use and abuse of the hot, cold, and temperate baths in England），后来由来自利物浦的海军医师 James Currie（1756—1805年）进行了修订[14]。

后来在德国，这些技术才得到了更好的发展。在19世纪初，尽管科学界对经验主义提出了批评，但德国农场主 Vincent Priessnitz（1799—1851年）[15, 16]的理论和实践还是非常出色的。这位自然疗法的前辈开设了一个水疗和"健身"运动中心：除了运动和合理膳食，他的项目还包括洗浴、

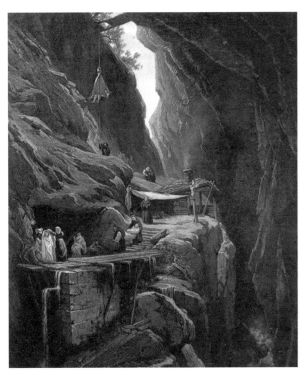

图1.4　Pfäfers 泉：在1240年发现的一条狭窄的沟壑（位于巴特拉加茨的塔米纳河）。在图片中，可以看到用来升降患者的装置

冷水淋浴和冷敷。Priessnitz成功地激发了医学界关于水疗真正益处的争论，在此之前，医学界一直在寻找水疗的科学基础。

后来，巴伐利亚的牧师Sebastian Kneipp（图1.5）完善了Priessnitz和另一位德国医师Johann S.Hahn（1696—1773年）的理论，将热水浴的使用融入他们的治疗方法中。"Kneipp疗法"传播到许多欧洲国家，直到现代才得以巩固，这归功于水中步行训练设备的发明：训练场所的地板由小圆石铺成，墙壁上装有冷热水交替喷射装置，它们均可用于血管"再活化"（即所谓的"血管疏通"）[17, 18]。

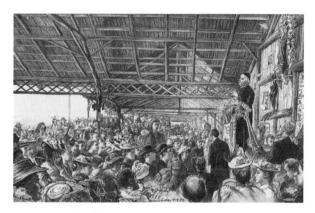

图1.5 修道院牧师Sebastian Kneipp（1821—1897年）向人们演讲

从19世纪到世界大战

Priessnitz、Kneipp和当时其他学者的理论主要应用于遍布整个欧洲的众多且非常活跃的温泉浴场。事实上，在19世纪下半叶，温泉浴场经历了一次真正的繁荣：Baden-Baden是德国最大的温泉浴场之一，在20世纪初，每年有2万多人来访[19]。

欧洲的温泉浴场开始从简单的健康中心转变为度假中心和社交场所，吸引了来自内陆的游客。温泉浴场呈现出一种自主而独特的外观，甚至在建筑上也有所体现。通过建设大型别墅、酒店、公园和花园，这些温泉城市的设计使其具有标志性的同时又便于人们融入其中。

这是一种"精英温泉主义（elite thermalism）"的开始，它的服务特点是：经济和文化地位较高的阶层去欧洲各地的温泉浴场，为的是"洗个热水澡"，休息几天，并参与当地的社交活动。

一种有点奇怪的疗法，但它确实构成了水疗的一种特殊应用，那就是海水浴疗法（thalassotherapy），其由Joseph de la Bonnardiere（1829—1887年）于19世纪末在英国推出。该疗法利用海水（即盐水，有时加热）并联合其他因素如阳光、藻类、沙子、海洋环境和天气等来达到治疗目的[20, 21]。

甚至在美国，也成立了专门的水疗机构，主要是在东海岸[22, 23]，但很快也传播到了加利福尼亚州。Charles LeRoy Lowman（1879—1977年）在洛杉矶骨科医院开设了水疗服务，并在1926年的美国骨科协会会议上发表了研究结果[24]。

另一位来自美国的杰出人物是Simon Baruch（1840—1921年），他是哥伦比亚大学第一位"水疗教授"[25]。他写了几本关于水疗的专著，也是最早建议使用水中运动方法治疗脊柱疾病的学者之一。他在一部专著的前言中明确表明："与药物治疗不同，临床实践经验不足的人可能会认为其用途自相矛盾，但这种治疗方法非常灵活"[26]。Baruch在20世纪初，已经意识到这种极为灵活的方法的潜力，但需要足够的知识才能很好地运用它。

美国历史上最著名的总统之一Franklin D. Roosevelt（1882—1945年）也十分推崇水疗。他患有脊髓灰质炎，因此经常接受水疗。在担任总统期间（1933—1945年），他甚至把温泉康复院变成了自己的"小白宫"，同时也向失能人士开放（图1.6）。

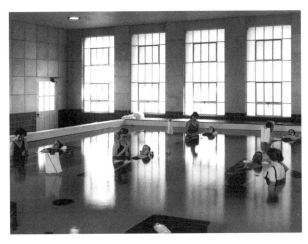

图 1.6 在温泉康复院用温水治疗脊髓灰质炎患者（引自美国佐治亚州罗斯福温泉职业学校，佐治亚州职业康复机构）

第二次世界大战无疑大大降低了温泉浴场的使用率，尽管人们在战后"社会温泉主义（social thermalism）"时期又设法恢复了它们的生机。面对大批从战场上受伤归来、在大型医疗中心住院治疗和恢复的人员，人们开始试验和开发新的康复方法，其中就包括水中康复。

在我们这个时代

水疗的疗效逐渐得到大家的认同，在意大利近年来已达到了可以将其纳入国家医疗卫生服务和基本医疗措施的程度。

出于从根本上保护健康的目的，水疗向所有人提供了一种可用于治疗一系列疾病（运动系统创伤只占其中一小部分）的低成本的新疗法。

2000 年 12 月 15 日颁布的部长法令证实了由意大利国家医疗卫生服务局（SSN）提供的温热治疗可缓解病痛。

因水能缓解某些症状，利用特定形式的水进行吸入、灌注和浸泡（浸浴）等治疗方式得以推广。近几十年来，随着许多其他非传统的水疗活动的发展，水已经被认为是一种具有重要预防和治疗潜力的介质[27]。

从神经系统功能障碍患者的治疗开始，Halliwick 技术（英国）和 Bad Ragaz Ring 技术（瑞士）是1950 年以后发展起来的两种著名的水疗技术[28-30]。后来在骨科康复中，各种水中治疗和训练技术也得到发展。在不同的国家和不同的背景下，这些技术往往是自主发展的，这也为被这些实践领域吸引的研究人员和实践者提供了新的兴趣和机会。

例如，自 20 世纪 70 年代初以来，来自莫斯科综合运动康复训练中心的 Igor Barreko，曾为优

基本医疗措施：温热治疗

在意大利，根据 2001 年 11 月 29 日部长理事会主席颁布的法令实施了基本医疗措施。基本医疗措施是公民有权从国家医疗卫生服务局（SSN）获得的所有规定、服务和活动的集合，以同等的条件向全国人民提供保障。这些是必要的措施，因为其中包括了国家认为非常重要的、公民不可忽视的所有规定和活动。

基本医疗措施系统为人们的生活和工作提供了健康促进的方法，由地方和医院来实施，其中就包括了温热治疗。

如何获得温热治疗

意大利所有公民都有权在一年内享受一次可用于改善病痛（通常为指定的可从温热治疗中受益的病种）的温热治疗，费用由 SSN 支付。个人只需要让他们的家庭医生写一份申请书，说明诊断和治疗周期即可。意大利卫生部在 1994 年 12 月 15 日颁布的一项部长级法令中指出了可从温热治疗中受益的病种，并在随后的 2001 年 3 月 22 日颁布的法令中再次援引。

雾化治疗（aereosol）

通过口或鼻雾化吸入来治疗。液体被分解为直径小于 3μm 的均质颗粒，可以到达支气管的末端分支。

蒸汽浴（anthrotherapy）

要求患者处于特定微气候环境（如洞穴）中的治疗方法。洞穴是天然或人工挖掘的，与温泉相连。如果从泉水中升起的蒸汽可直接到达洞穴，则这些洞穴被确定为"潮湿蒸汽浴"；如果只有热渗透，则被确定为"干燥蒸汽浴"。后者也被称为"干蒸"。干燥蒸汽浴环境的建议温度为 30~42℃，潮湿蒸汽浴环境的建议温度为 50~70℃。治疗时间为 10~60 分钟。

浴疗法（balneotherapy）

根据临床建议，将身体部分或全部浸入装有可变温度矿泉水的浴缸或水池中，持续时间也不固定。

泥浴疗（hydromud-balneotherapy）

用泥浆敷裹身体（从足部到腰部）的一种治疗方法，持续一定时间后，用水冲净身上的泥浆。

矿泉水治疗（hydropinotherapy 或 hydropinic treatment）

在特定的温度下，以特定的节奏在特定的时间饮用特定量的矿泉水。

吸入治疗（inhalation）

矿泉水被分解成小颗粒，患者站在设备前，吸入喷射产生的颗粒。

泥疗（mud therapy）

这是热泥浆的治疗应用。热泥浆是由无机和（或）有机固体（所谓的原始泥浆）与矿泉水混合而成，是一种自然加热或再加热的泥浆，在医疗机构内经过适当成形后使用。

鼻腔冲洗及微粉化喷雾（nasal irrigation and micronized spraying）

使温和的热水持续流入鼻腔，持续时间根据患者的需要而定。其中，微粉化喷雾是一种特殊的鼻腔冲洗方式。

空气雾化（nebulization）

矿泉水被转化成浓雾，并将其排放到患者休息的房间，或者被排放到带有直喷器的单个装置中进行治疗。

骨盆泥疗（pelvic mud treatment）

是指利用热泥浆针对腹部及骨盆区进行治疗。

直肠灌洗（rectal irrigation）

通过一个刚性或半刚性套管以不同时间间隔、不同压力将矿泉水灌入直肠的治疗方法。

蒸汽疗法（steaming）

使用矿泉水热蒸汽的吸入治疗。热蒸汽分为两种，一种是热蒸汽被排放到房间内，另一种是热蒸汽被排放到一个单独的装置。

温热水浴（theramal baths）

根据浴疗法的一般原则，将身体部分或全部浸入装有温热矿泉水的浴缸或水池中进行治疗。

阴道冲洗（vaginal irrigation）

用冲洗管将温度为 37℃ 的低压矿泉水注入阴道，冲洗量为 1~2L，持续 10~15 分钟；每天 1 次，共冲洗 12~15 天，一年内可做 1 次。

血管治疗（vascular treatment）

这种疗法使用两个装有矿泉水的设备（至少 80cm 深）进行治疗，给予患者肢体末端血管足够的压力，两个设备之间的温差为 5~10℃，步行训练的时间为 20 分钟，并同时在不同的高度进行水力按摩和臭氧喷射治疗。

秀的苏联运动员和运动障碍患者提供训练和康复项目。在他移民美国后，继续与波士顿儿童医院的 Lyle Micheli 合作以提高自己的技术，并与一些美国优秀运动员合作[31, 32]。

水疗在骨科（运动员）康复中的应用是自 20 世纪 80 年代初从美国（特别是职业体育界）开始的。水中运动是非创伤性训练的一种形式，可作为创伤后康复运动的辅助方法[33]。对于运动员创伤的预防和康复治疗计划的应用是水中运动最大的发展途径之一。

在 20 世纪 80 年代末的法国，Walch 提出了在肩关节手术后进行水中康复的提议，他与 Liotard 一起，在奥特维尔多学科合作中心（里昂）制订了第一个康复方案[34]，后来该方案的应用遍及整个欧洲。

与此同时，意大利的各种公共医疗机构和私人康复中心在 20 世纪 90 年代初开设了康复水疗中心。从那时起，水疗作为一种可用的治疗方法普遍进入市场，其实践也随着许多教学培训组织和协会［如国际水中物理治疗协会（Aquatic Physical Therapy International，APTI）、国际水中治疗与康复协会（Aquatic Therapy & Rehab Institute，ATRI）、国际水中治疗学院（International Aquatic Therapy Faculty，IATF）和意大利国家水中运动治疗师协会（Associazione Nazionale Idrokinestiterapisti，ANIK）］的成立，以及网络发

专家观点

Marco Antonio Mangiarotti
意大利国家水中运动治疗师协会
（ANIK）会长

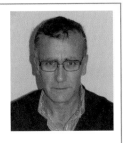

ANIK 的水疗方法是怎样的？（从病理、推荐、指南、方法学的角度……）

意大利 ANIK 是一个专业协会组织，致力于通过具体的研究活动和专业的、有影响力的、教学性的分析，为水中康复的推广做出贡献[35]。

在这方面，ANIK 迄今所做的工作具有重大意义。这项工作总结了丰富的经验，形成了一种独特的水中康复方法——连续性和预备性水疗法（approccio squenziale e propedeutico，ASP）。它是一种基于不同运动序列的连续性和预备性的以及与神经生理学原理、临床评估和患者状况相关的水中运动治疗。

水中运动治疗不仅仅是一种技术或康复方法，更被认为是一种全面的评估和康复方法。它利用水作为治疗环境，并将水作为引起生物力学行为改变、重组感觉 - 运动相互作用的因素，重建中枢神经系统的功能，以达到特定的康复目标。水中康复是一种基于对"水"环境以及支配它的物理定律逐步微妙适应的方法。

水中运动治疗的应用可扩展到所有康复领域，特别是骨科疾病和风湿性疾病（如类风湿关节炎）。对于骨科疾病，首先是术后的水疗康复（包括关节假体置换术、韧带重建术和半月板切除术后，以及脊柱侧弯、椎间盘突出症术后）或创伤性事故后的水疗康复（如骨折、关节扭伤和脱位等）。其次，还可以应用于急性期、亚急性期或慢性期的脊椎疼痛和椎间盘问题，以及关节病和骨质疏松症等退行性疾病。

即使对于神经系统疾病患者，也建议采用水中运动治疗，其中包括偏瘫或小儿脑瘫患者，以及小脑损伤后共济失调的患者。水中运动治疗还被推荐用于脊髓损伤引起的截瘫或四肢瘫、产伤瘫痪或脊髓灰质炎引起的周围神经损伤，以及多发性硬化等炎症性疾病。

ASP 水疗法包括什么？

患者的康复方案总是从评估和观察患者陆上的运动能力开始，无论其是否正常。

虽然为患者治疗没有标准化的模式，但治疗计划是按照一个连续性和

预备性程序制订和修改的。治疗由易到难，以使患者获得更好的运动能力。

水中运动治疗的目的是使患者重新适应重力，利用水的物理特性（静水压力、水流动力学产生的阻力、浮力）逐步恢复所有稳定其姿势的静力。

根据 ASP 水疗法的逻辑，可以通过调整某些参数来增加或减少水中运动的难度。例如：不同体积、大小和结构的辅助设备的使用；水位的变化（相对于重力产生较大或较小的静水压力，反之亦然）；患者部分身体靠在用于保持浮力的固定支架上；要求其做出适当呼吸以适应肺容积的改变和水中运动速度的变化。综合使用上述参数可使患者达到不同的动作难度和训练负荷。

水，应用于康复治疗中，其主要目的是将自身的物理特性与康复的神经运动原理联系起来，不是再现正常的重力环境，而是倾向于患者的学习过程和募集运动纤维的能力，以及在一个单一、和谐过程中的自我感知和平衡训练，这些只有在微重力环境、物理治疗师的指导下以及个体化治疗中才可以充分实现。

ASP 水疗法通过微重力设施结合生理学中已知的神经运动原理（神经冲动的空间和时间总和），遵循适应神经和骨科创伤疾病的水中训练顺序。

我用术语"方法"来描述与治疗的疾病有关的定向、评估和水相关方面的所有程序。

连续性和预备性意味着康复治疗与疾病的影响息息相关。利用水的物理特性和神经运动原理，我们从一个便利的情景开始，随着不同程度的运动和心理运动学习，对陆上活动可能会带来最好的结果。

您认为水疗在意大利的前景如何？

在康复界，多年前爆发了一场关于哪种神经康复技术是某一特定疾病最适合治疗手段的论战。

这导致人们忽视了康复治疗的主要目标：治疗要遵循必要的生理学原则，使患者达到尽可能高的自主性，追求良好的生活质量，以及重返或参与社会生活。

目前的康复思想要求康复方案越来越功能化及社会化。意大利的水中运动治疗可很好地着眼于这一点，因为意大利广泛接受水疗，尤其是能充分地利用分布在全国各地的理想的水疗康复机构。

水中运动治疗越来越多地被认为是一种康复选择，这要归功于康复工作者重新燃起兴趣。他们在追求了多年卓越的康复方法后，最终认识到需要一种整体的、务实的治疗方法才能实现功能恢复和良好的生活质量。在这种情况下，水中运动治疗发挥着重要作用，因为它有助于患者的角色适应或过渡，在患者出院后从患者的状态转变为一个运动中心游泳池使用者的状态，继续进行水中运动锻炼。正因为如此，尽管我不喜欢这种趋势，但我还是乐观地认为水中运动治疗是一种有效且经济的康复方法。

展而广为传播。

迄今为止，水疗已在康复方案中占据重要地位，许多应用方法和专门的科学研究得到了长足的发展，数量越来越多，质量越来越高，正如2013 年 3 月在土耳其伊兹密尔举办的第一届欧洲循证水疗法会议所证明的那样。

（王俊　译，李昌柳　审，廖麟荣　校）

参考文献

1. Krizek V. History of balneotherapy. In: Licht S, ed. Medical Hydrology. Baltimore: Waverly Press; 1963: 132, 134-5, 140-5, 147-9.
2. Maiello D, Cuccioletta C. Il nuoto dalle origini all'impero romano. Roma: Editrice Nemi; 1994.
3. Finnerty GB, Corbitt T. Hydrotherapy. New York: Frederick Ungar Publishing Co; 1960: 1-4.
4. Jackson R. Waters and spas in the classical world. Med Hist Suppl 1990; (10): 1-13.
5. Looman J, Pillen H. The development of the bathing culture. Integraal 1989; 4: 7-24.
6. Routh HB, Bhowmik KR, Parish LC, Witkowski JA. Balneology, mineral water, and spas in historical perspective. Clin Dermatol 1996; 14(6): 551-4.
7. Wyman JF, Glazer O. Hydrotherapy in medical Physics. Chicago: Year Book Publisher; 1944: 619.
8. Gubser P. Es begann im Drachenloch. Walenstadt; 1998: 66-70.
9. Broder H. Old Bad Pfäfers and its Paracelsus memorial. Schweiz Rundsch Med Prax 1994; 83(13): 385-8.
10. Porter R. The medical history of waters and spas. Introduction. Med Hist Suppl 1990; (10): vii-xii.
11. Palmer R. "In this our lightye and learned tyme": Italian baths in the era of the Renaissance. Med Hist Suppl 1990; (10): 14-22.
12. Baruch S. An epitome of hydrotherapy for physicians, architects and mirses. Philadelphia, London: WB Saunders; 1920: 45-99,151-98.
13. Campion MR. Adult hydrotherapy: a practical approach. Oxford: Heinemann Medical Books; 1990: 4, 5, 199-239.
14. Halliday S. Dr James Currie (1756-1805): Liverpool physician, campaigner, hydrotherapist and man of letters. J Med Biogr 2006; 14(1): 36-41.
15. Rohde J. Starvation and diet according to the Vinzenz Priessnitz family water book of 1847. Forsch Komplementmed 2007; 14(1): 33-8.
16. Metcalfe R. Life of Vincent Priessnitz. Founder of hydropathy. London: Simpkin, Marshall, Hamilton, Kent & Co; 1898: 5-6.
17. Kierzek A. The reception of Sebastian Kneipp's hydrotherapeutic method. Its significance in contemporary medicine. Przegl Lek 2005; 62(12): 1586-8.
18. Kierzek A. Priest Sebastian Kneipp and his hydrotherapeutic method: point of view after over one hundred years. Przegl Lek 2005; 62(12): 1583-5.
19. van Wijk R. From the old towards the new Kneippcure. Integraal 1989; 4: 36-8.
20. Bonsignori F. La talassoterapia. Pisa: Edizioni ETS; 2011.
21. Padrini F, Solimene U, Lucheroni MT. La talassoterapia: il mare che cura. Milano: Xenia; 2011.
22. Benedetto AV, Millikan LE. Mineral water and spas in the United States. Clin Dermatol 1996; 14(6): 583-600.
23. Croutier AL. Taking the waters: spirit, art, sensuality. New York: Abbeville Publishing Group; 1992.
24. Lowman CL. Therapeutic use of pools and tanks. Philadelphia: WB Saunders; 1952: 1.
25. Basmajian JV. Therapeutic exercise. Baltimore: Williams & Wilkins; 1978: 275.
26. Baruch S. The principles and practice of Hydrotherapy. A guide to the applicationof water in disease for students and pratictiners of medicine. London: Baillière, Tindall & Cox; 1900.
27. Raffaelli C, Lanza M, Schena F, Zamparo P. Uno sguardo oltre il nuoto: le "altre attività acquatiche". La tecnica del nuoto Annual 2007; 2: 23-8.
28. Martin J. The Halliwick method. Physiotherapy 1981; 67(10): 288-91.
29. Boyle AM. The Bad Ragaz ring method. Physiotherapy 1981; 67(9): 265-8.
30. Cunningham J. Applying Bad Ragaz method to the orthopedic client. Orthop Phys Ther Clin North Am 1994; 3: 251-60.
31. Burdenko IN, Goltsov V. The Burdenko Method. Boston: M-Graphics Publishing; 2007.
32. Burdenko IN, Biehler S. Overcoming injuries. Boston: M-Graphics Publishing; 2007.
33. Ruoti RG, Morris DM, Cole AJ. Aquatic Rehabilitation. Philadelphia: Lippincott-Raven Publishers; 1997.
34. Walch G, Maréchal E, Maupas J, Liotard JP. Surgical treatment of rotator cuff rupture. Prognostic factors. Rev Chir Orthop Reparatrice Appar Mot 1992; 78(6): 379-88.
35. 1st European Conference on Evidence Based Aquatic Therapy Abstract of presentations. Fizyoterapy Rehabilitasyon 2013; 24(2).
B1. Encyclopaedia Britannica 2006 Ultimate Reference Suite DVD, lemma "Spa". Oxford English Dictionary, vol. 16,1989: 86.
B2. A brief history of spa therapy. Annals of the Rheumatic Diseases 2002; 61: 273-5.

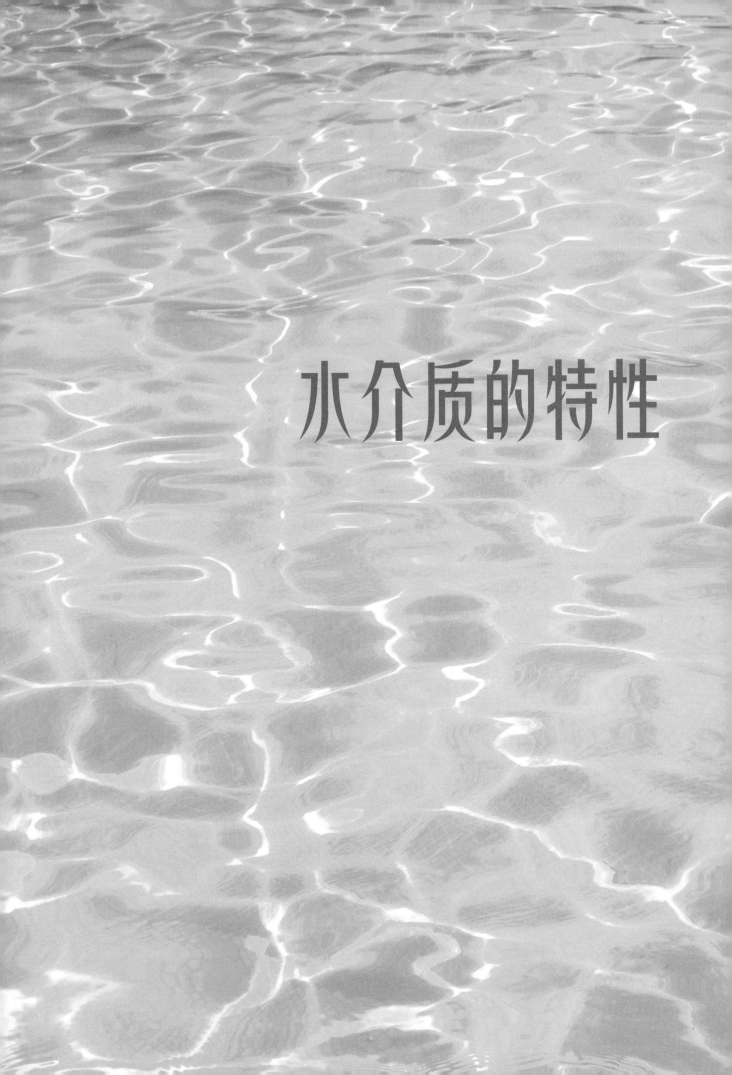

水介质的特性

水的特性

人类作为陆地生物习惯在空气中居住、移动和工作，而水与空气环境不同，是一种具有特定性质的流体。了解水的特性是开展水中康复的理论基础。

水的阻力明显高于空气阻力，这是由其密度（即质量和体积之比，水的密度是空气密度的800多倍；$4℃$的水密度为 $1000kg/m^3$，$0℃$时气压为 $760mmHg$ 的干燥空气密度仅为 $1.29kg/m^3$[1]）和黏度（即流体内部各层之间相对滑动的阻力）决定的。在实施特定运动方案时还应考虑水的其他特性，如表面张力（流体表面分子之间的作用力，可增加人体在水中前进过程中的摩擦力）和折射（即光线从密度较大的介质射向密度较小的介质所产生的偏移，反之亦发生偏移；同时，这也是物理治疗师和患者在水中训练时，感知身体部位和水中设备的重要因素）[2, 3]。

浸没于水中的人体

基于上述水的特性，浸没在水中的人体无论是在静态阶段（简单漂浮时），还是在动态阶段（移动时），都具有相应的特征[4]。

静态阶段："在水中漂浮"

在 $0~4℃$ 和 1 个标准大气压下，由于人体的密度和比重小于水，所以可漂浮在水中（在 1 个标准大气压下，水的特性几乎是恒定的，此时密度等于 $1000kg/m^3$，见表 2.1）。然而，应当注意，人体的各个组织具有不同的密度（表 2.2）。例如，肌肉和骨骼的密度比水高（肌肉约为水的 1.05 倍，骨骼约为水的 1.80 倍），所以倾向于下沉；而脂肪组织（密度约为水的 0.94 倍）、大多数内脏和含有空气的肺部的密度均较低，故倾向于上浮；整个身体的密度略低于水（男性为 $980kg/m^3$，女性为 $968kg/m^3$，女性的脂肪占比略高）。因此，人体可以漂浮起来。一旦身体浸没在水中，在静态漂浮的情况下，大约 98% 的身体沉入水面以下，2% 的身体将浮出水面。当然，所有这一切都可能因身体成分、肺部所含空气量、肌肉放松或收缩的状态而有所不同。这些直观的信息，在物理治疗师对浸入水中的患者进行评估时具有重要作用。制订治疗方案应结合患者的身体结构差异情况（如肌肉发达程度或超重程度等）。浮力的影响因素如下：呼吸（由于肺部空气含量较大，吸气时浮力增大）、肌肉的放松或收缩状态（放松时，浮力增大；收缩的肌肉更"密集"，浮力变小）、身体各部分的位置（躯干包括器官、脂肪组织和空气，"浮力"较大；而头部和四肢主要由骨骼和肌肉组成，与躯干相比"浮力"较小）、身体成分的个体差异以及是否使用设备（可能会支持或阻碍漂浮）。因此，在评估患者以制订康复计划时，物理治疗师应综合考虑多方面的因素[5, 6]。最后需要注意，水的密度随温度变化而不同，海水和热水比普通水密度更高（这就是为什么人体在盐水和温泉池中漂浮得更好，此时水的温度也起着一定的作用，有利于放松）[7, 8]。

表2.1	空气和水的密度
环境	密度（kg/m³）
空气	1205
水在0~4℃	1000
水在25℃	997
海水在15℃	1024

表2.2	人体和身体组织的密度
人体和身体组织	密度（kg/m³）
骨组织	1800
肌肉组织	1050
脂肪组织	940
男性人体整体	980
女性人体整体	968

身体漂浮的能力因人而异。它取决于患者的身体成分、密度和肺活量，通常以身体浮出水面以上的多少来表示[2]。不同的人体形态具有不同的漂浮能力和方法，就任何物体与水的关系而言，漂浮是这些特征的综合结果。

密度和比重的概念基于著名的阿基米德原理。该原理指出：部分或完全浸入水中的物体会受到自下向上的浮力，其大小等于该物体所排开的流体体积的重量。在实践中，人体受到浮力的作用，这种浮力会将其悬浮在水中，阻止其下沉到水底。因此，在水中的人体不仅受到重力或体重（从上而下）的制约，而且主要受浮力（推力，从下而上）的影响（图2.1）。

综上所述，作用在浸入水中身体的力是浮力与重力之和，二者力线相同，但作用方向相反。如果浮力大于重力，则身体漂浮（身体密度小于

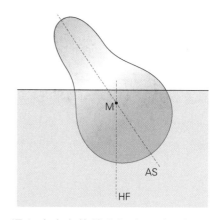

图 2.1　浸入水中身体的定倾中心（M）。HF= 流体静力；AS= 浸入水中身体的对称轴（引自 Breglio A. Colucci V, Riabilitazione in acqua .Milano: EdiErmes; 2001）

流体密度）；如果浮力小于重力，则身体下沉（身体密度较大）[9, 10]。

当作用于身体的力（重力和浮力）相互抵消，并且作用点位于同一轴上时，就达到平衡。如果力不相等，被浸没在水中的人体应向更大的力的方向移动；如果力的作用点不在同一轴上，就会产生一个转动力矩，使身体寻求一个稳定平衡的位置。如果浮力中心位于重心上方，则身体就会变直；如果浮力中心位于重心下方，则身体就会翻转。身体在水中来回摆动被认为是漂浮的（图2.2）。

实际结果（与本书的目标相关）是，由于所描述的减重作用，人体的重量在水中比在坚硬的地面上小得多，而且这种现象随着浸入深度的增加而更明显[11]。毫无疑问，如果一个人浸入在深水中，不接触水底，而以某种方式维持漂浮状态，其重量（即最终骨骼、关节、肌肉等结构所承受的重量）几乎完全消失。如果一个人在浸入到颈部水平时足部接触地面，那么这时的"重量"比在坚硬的地面上少约90%；如果水浸入到腰部水平，重量负荷将减少约50%[10, 12]。这些百分比因性别和身体成分而略有不同[11]。因此，在思考治疗预期、调整进阶负荷重量时，必须记住所谓

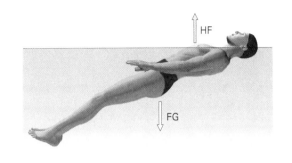

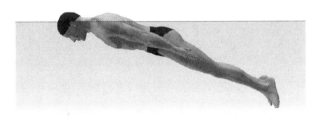

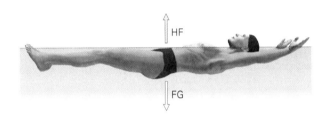

a

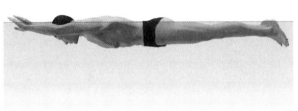

b

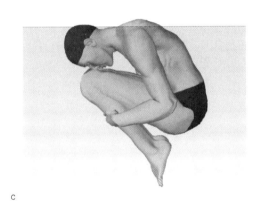

c

图2.2　几种漂浮位置：a. 仰卧位；b. 俯卧位；c. "蛋"形姿势。HF = 流体静力；FG = 重力（引自 Broglio A, Colucci V, Riabilitazione in acqua. Milano: Edi.Ermes, 2001）

的 "负重百分比"（"重力卸载百分比"）（表2.3，图2.3、图2.4）。

　　显而易见，上述情况可直接应用在康复治疗中。通常，由于患者受到创伤以及脆弱的结构无法支撑机械性负荷，从而会阻碍或减缓活动能力恢复，甚至不能进行最小量的运动锻炼，此外还阻碍了有效的肌肉激活。人体在水中时重量减小，骨骼系统的负荷最小，运动便可在康复的早期阶段进行，随后还可根据浸入深度进行调整。

表2.3	"重力卸载百分比"（与坚硬地面上的负荷相比）
浸入水平	约感知重量（%）
全身	3
在颈部水平	7
在肩部水平	15
在胸部水平	30
在肚脐水平	50
在骨盆水平	65
在膝部水平	85
在小腿水平	95

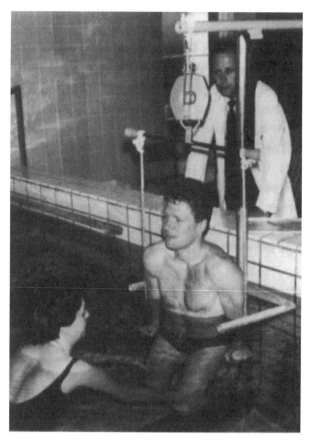

图 2.3 Harrison 和 Bulstrode 对"负重百分比"进行精确量化的实验（引自 Harrison R, Bulstrode S. Percentage weightbearing during partial immersion in the hydrotherapypool. Physiotherapy Practice 1987; 3: 60-3）

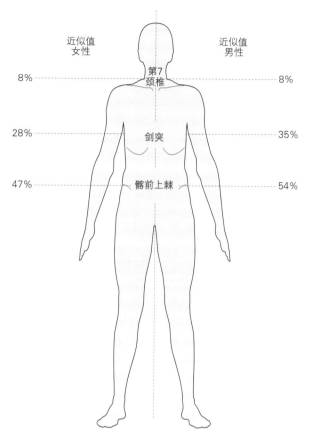

图 2.4 不同浸入深度时体重百分比的近似值（女性和男性）（引自 Harrison R, Bulstrode S. Percentage weightbearing during partial immersion in the hydrotherapypool. Physiotherapy Practice 1987; 3: 60-3）

静水压力（hydrostatic pressure）是水中的另一个基本特性。参考帕斯卡原理（Pascal's principle）（"在流体介质中，压力在各个方向以相同强度传输到流体的所有部分"），经过斯蒂文定律（Stevin's law）（"静止时，液体介质点上的压力只受重力影响，与液体的深度成正比，与容器的形状无关"）整合，人体浸入水中会受到一种横向力，该力随着浸入深度的增加而增加（按照斯蒂文定律，每增加 33cm 的深度，静水压力增加约 22mmHg）[13-15]。

水介质对身体结构的横向力可产生挤压和按摩作用，从而引起一系列显著的生理效应。

例如，静水压力有利于水肿和血肿的治疗，这是因为人体内血液的回流速度增大，水肿和血肿可更快地减轻（如果水是盐水，由于其明显的渗透作用，这种效果更好）。

总而言之，基于以上原理的水中运动的预防作用和康复目标如下。

- 逐渐减少重力对身体的影响，这取决于一系列相关因素（表 2.4）。这些影响随着身体浸入水中的深度加深而增加，在高水位，即完全浸入且漂浮不触池底时（由解剖结构支撑下的体重和机械负荷可减少 90% 以上）影响最大。

- 人体各部位受到的水的横向力，也随浸入深度的增加而增大。

表2.4　水中体重卸载因素
● 浸入水平
● 水的密度
● 浸入身体的密度（脂肪、骨骼、肌肉等）
● 肺部含气量
● 身体的放松状态

除了个体特征可促进或阻碍水中运动之外，每个人各自的水性（即在水中的信心和熟悉程度）也会影响水中运动。这建立在每个人的日常经验、感官感知能力、心理认知反应、过去与水的接触和刺激以及运动史上。综上所述，漂浮能力取决于社会环境和心理因素。

动态阶段："在水中移动"

人体在水中移动时遇到的阻力（resistance）因其产生因素不同可分为：正面阻力（frontal resistance，在水中移动时身体前部受到的阻力，阻力随着身体前部的增大而增加）、形状阻力（form resistance，取决于运动时身体的形状）、涡流阻力（eddy resistance，由身体各组织的运动引起的湍流阻力）和摩擦阻力（friction resistance，由人体表面或多或少的不规则性所产生，图 2.5）[5, 6]。

由于这些力的相互作用，水中前进的身体会随着速度的增加而阻力也逐渐增加（这就是为什么游泳者寻求最优的流体动力学：使游泳尽可能高效，避免过度消耗能量）[16]；很显然，康复领域的目标是不同的，在特定动作中寻求更大或更小的阻力是物理治疗师在训练中所依据的变量之一。

在游泳中，为了测量推进效率，可使用公式 $V=Pd/Ad$。该公式可精确地说明流体动力学技术可减少前进的阻力，其中 V 表示实际速度，Pd 是功耗，Ad 是阻力（所谓的"主动阻力"）。公式 $Ad=K \times V$ 表明，阻力反过来取决于游泳者的速度，以及比例常数 K（其取决于身体的摆动、上肢运动的不对称性、浮力大小和身体特征）[17, 18]。

一般来说，水中的阻力与物体运动速度的平方成正比，即遵循公式 $R=KS \sin\alpha V^2$（其中，R 是阻力，K 是取决于流体密度和黏度的常数，S 是水下物体的推进面积，α 是推进表面和运动方向形成的夹角，V 是身体位移的速度和流体的速度之差）。但是，当在不同的情况下进行复杂的动作时，必须考虑到其他因素[13, 16]。例如，增加运动的频率和速度意味着增加水动力学阻力[16, 19]，在

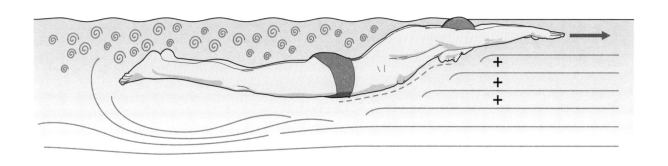

图 2.5　在水中前进时受到的不同类型的阻力

高速运动时，水中的阻力甚至可增加至空气中阻力的 700～800 倍[13, 20]。

此外，前进和移动的阻力会随着移动量的增加而增加（如果一个人以随意的方式连续移动，涡流和湍流就会增加，因此整体阻力增加），而且还与本身的运动方式有关（如身体不同的部位、运动速度、关节角度和关节活动范围等之间的关系），甚至使用特定设备也会产生影响运动和前进的反作用力[21]。

与陆上相比，在水中移动所形成的特定运动方法非常独特，以至于在理论上，"水中运动治疗方案"（如漂浮、浸入、滑移、卷曲、位移等）都是为了区分陆上的运动方案（如行走、滚动、爬行、攀爬等）。请注意，运动方案是运动的"基础"要素，代表着随意运动的结构。所以，陆上和水中运动能力（即代表运动的"技术"）是存在差异的[6]。

值得注意的是，除了水介质的物理特性外，水中的运动也与患者的身体形状有关；身体各部位的分布也是非常重要的，而不像在陆上以重量为主导。

当身体做运动时，身体会改变形状，并会改变定倾中心（即浮力线与水中物体的对称轴的交点）的位置。一个理论上的观点是：在重力和浮力作用下，身体的重心和浸没部分的重心会有偏移（图2.1）。定倾中心原则在高位水中运动的特征是不能为

相反方向的回力提供足够的阻力：运动的唯一支点是定倾中心，并可围绕定倾中心连续旋转[7, 13, 22]。

身体某一部分的微小位移足以导致系统的不稳定，并会通过旋转来寻求新的平衡。浸入不超过第 11 胸椎（解剖参考点）的水中运动，其中重力（微重力）仍然提供足够的阻力，能够对抗反作用力，因此，在陆上的平衡反应是有效的。

最后，请记住，在水中，整个人体的神经感觉系统会受到显著且持续的刺激：在水中移动意味着身体各个部位每时每刻都参与提供运动能力。神经感觉感受器（视觉、触觉、动觉和听觉）的作用具有重要价值，在陆上养成的习惯和心态须加以调整或改变。

以预防和康复为目的的水中运动是以以上列举的概念为基础的，以特定的方式利用水介质的某些特性，这些特性一部分已经被分析过了（表2.5）。

表2.5 以康复为目的的水中运动的各个方面
● 处于几乎微重力的环境中
● 使用了流体静力
● 介质对运动和位移的阻力
● 流体、涡流和湍流产生的影响

综上所述，与在陆上执行的相同运动相比，水中运动具有不同价值[23]，其可调节和优化康复效果。

专家观点

Pietro Enrico di Prampero
意大利乌迪内大学生理学荣誉教授

您是最早广泛研究水中运动的学者之一，探索了水介质的物理特性。您认为哪些特性对于康复效果最重要？

众所周知，人游泳前进的速度比陆上行走慢，主要原因有以下几点。首先，水中运动受到的阻力比空气中的阻力大 800 倍左右，因为水的密度是 $1000kg/m^3$（在 4℃时），而干燥空气的密度是 $1.29kg/m^3$（在 760mmHg 大气压和 0℃时）。其次，由于明显的解剖学原因，人体上肢和下肢的结构特性使得水中运动的整体效率（大多为 8%～10%）明显低于陆上运动的效率（如跑步上坡时

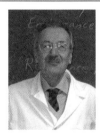

的效率为 20%~25%）。最后，游泳时影响了节能的机会，而在自然行走和跑步中节能效应起着重要的作用。从总体结果来说，相同的距离（如 1km）所需的能量游泳比跑步多 4~6 倍，而且游泳时所能达到的最大速度要远远低于跑步。从以上这些方面看起来是不利的，但是让我们回顾一下，事实是我们只考虑了最大运动表现下的情况；根据阿基米德原理，物体浸入水中受到向上的浮力，其大小等于该物体所排开水的重量，所以，由于人体的平均密度与水的密度相近，导致人体浸入水中的重量近似于零，如同胎儿整整 9 个月都浸在子宫羊水中生活一样。也就是说，在水中所有的运动都比在空气中更省力。再举一个例子来说明这个概念。为了抬起上肢，将肘部从垂直位置伸展到水平位置（手与肩部同高）时，肌肉必须在空气中对抗重力做功，而在水中则不需要对抗重力作用，肌肉只对抗较少量的水阻力做功即可。换句话说，人处在水中的微重力环境中时就类似于太空站上的宇航员。

从康复的角度来看，水中运动具有决定性的优势，因为肌肉活动可以以一种渐进的方式训练，从而避免或尽量减少在陆上进行同样的运动时产生的创伤性影响。例如，在陆上以中等速度跑步时，下肢每跑一步承受的重量大约是身体重量的 2 倍。做过半月板手术的患者的膝部很难承受这种力量，而浸入不同深度的水中进行相同动作训练，可以逐渐恢复肌力和功能。

您认为关于微重力的研究适用于水中活动吗？如果适用，如何适用？宇航员真能在水中接受训练以适应微重力吗？

在微重力条件下进行的研究结果，至少在肌肉运动方面的研究结果，经过一些调整完全可以应用于水中活动。由于宇航员在太空驻留而不可避免地会造成机体退化，在他们返回地球后立即进行系统的锻炼方可在短时间内恢复肌肉功能，因此，水中的功能康复应以类似的方式规划全面的功能训练。例如，在 20 世纪 90 年代中期，我们进行的一系列实验结果表明：在俄罗斯和平号空间站上飞行 30 天或更长时间后，宇航员在重返地球时，发现其下肢最大爆发力（即一个人从静态站立姿势进行跳跃运动的力量）减少了 50%；而下肢的肌肉质量仅比上太空前下降了 10%。换句话说，宇航员在返回地球后，尽管仍然拥有绝大部分肌肉，但他们已不能像从前在太空微重力的环境下那样高效地运用肌肉了。在微重力条件下，每个物体的重量都是零。因此，宇航员在微重力环境中会避免突然和快速的用力，因为在微重力下这些努力，即使不会完全适得其反，那也是无用的。因此，管理运动控制的神经中枢"根据空间站上的实际情况重新编程"，"忘记"正常重力条件下的工作情况。在从太空重返地面后，为了恢复适合地面重力的神经运动控制，宇航员应进行适当的康复锻炼。例如，让下肢进行一系列推力训练，并逐渐增加负重量。如前所述，这也可以通过将人体浸入不同深度的水中来实现。此外，对于由于病理原因长期卧床不起而需要恢复肌肉功能的患者，建议采取同样的康复方法。

由于这一系列的原因，并结合阿基米德原理，执行空间飞行任务的宇航员需要长时间在水疗池内进行康复训练，并佩戴适当的呼吸支持设备。

您认为在微重力环境中进行研究，其前景如何？

借用欧洲航天局（European Space Agency，ESA）的专业术语，可以从太空平台进行双向研究。首先是对地球，即观察空间站和地球表面之间发生的变化：从气象预测到臭氧空洞的监测，或地球上森林砍伐和沙漠化演进、军事演习。其次是远离地球，即在空间站和宇宙之间观察一切事物：从星系研究到爱因斯坦相对论的实验验证，再到暗物质的研究。在这两个极端之间，我们在空间站上或其附近的空间进行生理学领域研究，内容可涵盖从电池到人体的一系列研究领域。但是，持续对人体进行研究仍然是一种令人兴奋而又困难的挑战，其原因包括：第一，因为地心引力有形的影响（或无形的影响）是一种数百万年来塑造生命的力量，在我们日常的惯性思维中，它被视为理所当然；第二，设计适应复杂环境条件的仪器是另一项艰巨任务；第三，即最后一个困难，该项目必须获得航天局的批准和必要的资金才可能真正成功。

我除了对肌肉和心肺循环生理方面的研究感兴趣之外，我还特别感兴趣的一个研究领域是，重力在我们感知外部世界中的作用。罗马托尔维加塔大学的 Francesco Lacquaniti 教授和他的合作者进行了一项实验，并证明了重力在感知外部世界中的作用。如果地球上的一个受试者被要求抓住一个从几米高处落下的球，绝大多数情况下都能毫无困难地完成这个任务。同样的实验无法在空间站上进行，因为在没有重力的情况下，球不会下落，但仍可以把球扔出（如利用宇航员头顶上的弹簧系统），然后让宇航员接住它。在绝大多数情况下，宇航员都无法抓住它。为什么？在地球上，球以恒定的加速度（9.81m/s^2）落下，因此其速度逐渐增加。在太空中，由上述装置投掷的球会以恒定的速度移动。受到地球运动习惯影响的宇航员只能笨拙地抓取，因为他（她）会不由自主地预测球的速度会持续增加，而事实是这些并不会发生。大脑是会不断学习的，经过一系列的尝试后，大脑会重新做出调整，于是宇航员就能成功地捕获所有（或几乎所有）的球。换句话说，重力的持续存在塑造了我们感知周围现实的方式。

（张理炎　译，汤智伟　审，丛芳　校）

参考文献

1. Di Prampero PE. La locomozione umana su terra, in acqua, in aria. 2ª ed. Milano: Edi.Ermes; 2015.
2. Becker EB. Aquatic physics. In: Ruoti RG, Morris DM, Cole AJ, eds. Aquatic Rehabilitation. Philadelphia: Lippincott-Raven Publishers; 1997.
3. Skinner AT, Thomson AM. La rieducazione in acqua. Tecnica Duffield. Roma: Marrapese; 1985.
4. Harris R, McInnes M. Exercises in water. In: Licht S, ed. Medical hydrology. New Haven (Conn): E Licht Publisher; 1963: 210.
5. Martinetti F. Principi e scopi per l'apprendimento ed il perfezionamento di abilità motorie nel nuoto. Torino: FIN-SIT; 1983.
6. Andolfi M, Parigiani F. Preparazione atletica: nuoto e altri sport. Bologna: Zanichelli; 1986.
7. Marenzi R. Effetti dell'acqua in riabilitazione. Atti del convegno "Riabilitazione 2000 l'era dell'acqua". Ed G.A. Zorzi, Pordenone 6 Maggio 2000: 21-9.
8. Zorzi GA, Bloccari L, Sartor F, Fedele L, Lenarduzzi F. Il coefficiente crenologico in idrochinesiterapia: considerazioni sulle caratteristiche fisico-chimiche delle acque utilizzate. Atti del convegno "Riabilitazione 2000 l'era dell'acqua". Ed G.A. Zorzi, Pordenone 6 Maggio 2000.
9. Edlich RF, Towler MA, Goitz RJ et al. Bioengineering principles of hydrotherapy. J Burn Care Rehabil 1987; 8(6): 580-4.
10. Hall SJ. Basic Biomechanics. New York: McGraw Hill; 1999.
11. Harrison R, Bulstrode S. Percentage weight-bearing during partial immersion in the hydrotherapy pool. Physiotherapy Practice 1987; 3: 60-3.
12. Kreghbaum E, Barthels M. Biomechanics. Boston: Allyn and Bacon; 1996.
13. Mingardi L. Il movimento in acqua. Linfologia oggi 2005; 2: 6-11.
14. Mattiotti S, Bissolotti L. Aquagym. Sport & Medicina 1997; 6: 31-7.
15. Resnik R, Halliday D, Krane K. Fisica, vol. I. Milano: Ed. Ambrosiana; 1993.
16. Dal Monte A, Faina M. La valutazione dell'atleta. Torino: UTET; 1999.
17. Di Prampero PE. The energy cost of human locomotion on land and in water. Int J Sports Med 1986; 2: 55-72.
18. Toussaint HM. Performance determining factors in front crawl swimming. In: Maclaren D, Reilly T, Lees A, eds. Swimming science VI, London: E & FN Spon 1992: 13-32.
19. Raffaelli C, Lanza M, Zanolla L, Zamparo P. Exercise intensity of head-out water-based activities (water fitness). Eur J Appl Physiol 2010; 109(5): 829-38.
20. McWaters JG. Deep water exercise for health and fitness. Publitec Editions; 1988: 3.
21. Pöyhönen T, Keskinen KL, Hautala A, Mälkiä E. Determination of hydrodynamic drag forces and drag coefficients in human leg/foot model during knee exercise. Clin Biomech (Bristol, Avon) 2000; 15(4): 256-60.
22. Broglio A, Colucci V. Riabilitazione in acqua. Milano: Edi.Ermes; 2001: 11-2.
23. Newman DJ. Moving through fluids. Hum Perf Extrem Environ 1997; 2(1): 106-8.

第三章

水中运动治疗的生理学和生物力学原理

浸浴和水中运动的影响

当人体部分或全部浸入水中时（显然，本书仅考虑水疗池和普通泳池的常见深度，其范围为 0.6 ~ 2.5m，并未将更深的水池纳入考虑范围），水介质的特性（密度、黏度、比重、减重、静水压力、介质阻抗等）对人体的静态和动态行为有着重大的实际影响。这些特性将导致整个机体发生一系列生理学和生物力学的适应，尤其对某些系统产生的影响更明显（表 3.1）。对这些变化的理解是合理使用康复性水中运动的基础[1, 2]。

验证浸浴和水中运动对身体系统的影响是非常重要的，特别是对运动系统（肌肉和骨关节）和心血管系统（血液和氧气输送的基础，这是执行运动所必需的）的影响。这些研究都强调了在人体中"浸浴为什么是一种产生心血管系统、呼吸系统、骨关节和肌肉功能显著变化的方法[3]"，以及"浸浴如何影响生理反应[4, 5]和生物力学适应的情况[6, 7]"。

对运动系统的影响

对包括骨骼、肌肉和关节在内的运动系统的影响是达到康复治疗目的的基础。渐进式减重（progressive gravitational unloading）会随着浸入深度增加而增加，且随着介质阻抗（resistance of the medium）的变化而变化。与陆上活动相比，各器官

系统在水中运动时将产生一系列显著效果：身体各部位的运动速度下降，肌肉参与和神经肌肉使用模式不同，在不同环境下（水中 / 陆上）进行相同运动时的收缩方法和所使用的肌群都有所不同。以上所有这些情况都会使机械性负荷降低（表 3.1）。

表3.1　水中运动时人体系统的变化
运动系统
● 肌肉募集模式不同
● 主动肌和拮抗肌的动力学不同
● 在减重运动时骨关节负荷降低
● 收缩模式不同
● 运动速度下降
● 局部血液循环增加
● 关节角度不同
心血管系统
● 促进静脉回流
● 血流重新分配
● 中心血容量增加
● 血管充盈更好
● 每搏输出量增加
● 肺动脉压增高
呼吸系统
● 潮气量减少
● 最大自主通气量减少
● 补呼气量减少
● 功能残气量减少
● 残气量减少
● 呼吸肌负荷增加（尤其是在呼气阶段）
泌尿系统
● 利尿增加
● 尿钠排出增加

因此，考虑水中运动的影响以及与陆上环境间的差异非常重要。举个例子，让我们考虑一些简单而常见的动作，比如上肢的抬起和放下。抬起手臂时：在陆上，为了抬起手臂必须克服重力；在水中，浮力有助于手臂抬起。放下手臂时，情况相反：由于重力的作用，在陆上的情况下放下手臂更容易，也不会那么费劲，而在水中放下时对动作的要求更高（必须对抗浮力）。如果所设计的运动是要求快速和（或）果断进行时，则可选择在陆上完成；但由于在水中不可能进行速度太快的运动，因此在任何情况下都更安全[8]。同样的情况也发生在容易执行但需要更多关节运动参与的动作，比如上楼梯和下楼梯。在陆上，我们需要通过向心收缩使身体重心升高，而通过离心收缩使身体重心下降，必须控制潜在的损伤风险。但在水中进行时则与这种情况相反：在水中，通过流体静力自下而上推动身体重心上升，而身体重心下降时则通过相同的力来降低速度，所以与陆上情况相比，产生的损伤更小。

有趣的是，有些学者比较了完全浸入水中时的肌肉收缩情况，由于介质阻抗的存在，肌肉收缩基本上以恒定速度进行（如前所述，运动速度增加时阻力也增加），产生某种等速收缩（即"适应性"阻力，在整个运动范围内以恒定的角速度运动；在陆上运动时，若无康复中常用的设备辅助，则无法实现这样的等速运动）。尽管在现实中，可能由于水位深度不同，产生的阻力不同，导致这种等速可能并不是真正的等速训练，但这却为这种方法的实际应用和推广奠定了基础。因此，这种方法可能会存在一定局限性，但可基于肌肉收缩的常用方法（如等长收缩、向心收缩和离心收缩等）来进行应用[9]。

在生物力学方面，学者们已经考虑了浸入水中相关的问题以及身体重心与水中浮力相互作用问题，接下来我们将讨论水中的肌肉活动。一些科学研究用肌电图和专用检测设备[10, 11]显示不同的激活方法以及在水中和陆上进行相同动作时不同的神经肌肉参与模式[12, 13]，但这些差异可能源于不同的收缩类型[14]。总体来说，在水中观察到的神经肌肉激活较少。例如，无论肩部肌肉在等长收缩时[15]，还是在不同速度运动至平均最大自主收缩时[16]，以及下蹲运动时，均发现了神经肌肉激活较少的情况[17]。这个现象的存在可能是在水中运动时不容易发生损伤和水中康复安全性更高的原因，可能适用于受损部位的早期运动。此外，与陆上运动相比，由于介质阻抗、涡流、湍流和流体静力等多种因素的影响，即便是相同的运动，在水中通常也会使用到不同的肌群（主动肌和拮抗肌）。Pöyhönen等[18]的一项研究表明，在水中坐位下膝关节屈伸运动中（经典的膝关节伸展动作，伸展时浮力作为助力，屈曲时浮力变为阻力），屈肌群和伸肌群会发生共同收缩，从而增加了股后肌群的神经肌肉激活，这说明肌肉系统在水中发生了适应性变化，这种激活模式与陆上运动明显不同（图3.1）。有研究表明，在水中进行膝关节屈伸运动时，随着重复动作的快速增加，伸展过程中屈肌群的活动逐渐增强，而屈曲过程中伸肌群的活动逐渐增强。这种现象和陆上运动刚好相反，这可能是由于快速执行一系列特定动作时引起的湍流和涡流所导致的。这并不意味着在水中使用主动肌群和拮抗肌群时总会出现"反转"现象，但常会发生与陆上运动时不同的适应现象。

除了生物力学方面的考虑，必须记住，包含单个或多个关节的水中运动也和杠杆动力学有关（图3.2）。由于杠杆臂通常很短（肌肉靠近关节

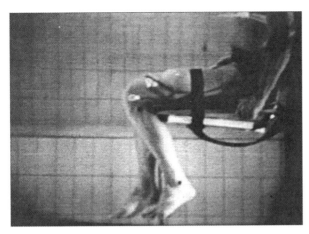
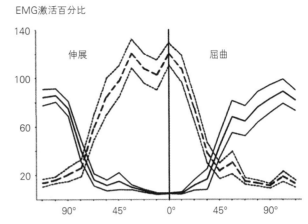

图 3.1　根据 Pöyhönen 等的研究，在水中坐位下膝关节屈伸运动中屈肌群和伸肌群的使用情况。图中虚线表示屈肌群的活动，实线表示伸肌群的活动 [引自 Pöyhönen T et al. Electromyographic and kinematic analysis of therapeutic knee exercises under water. Clin Biomech 2001; 16 （6）: 496-504]

处)，因此在大多数情况下对人体不利。在水中，介质的特性以及使用漂浮器材或下沉器材，可能会使运动受到其他因素影响：身体浸入水中后首先会受到两个方向相反的力（重力和浮力），这两个方向相反的力的作用将产生一股旋转力，称为浮力矩（buoyancy moment）。肢体在伸展状态下，浮力使肢体远端抬起靠近水面。当在肢体上使用漂浮器材或下沉器材后，浮力和阻力都可能增加，当这些工具绑在远离运动关节的肢体远端时，杠杆臂长度增加（图 3.2）[6]。

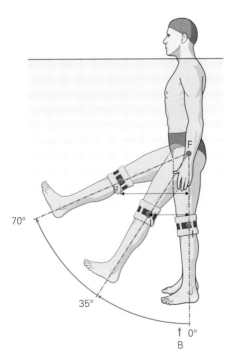
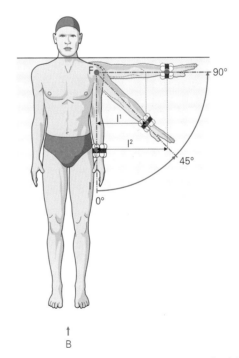

图 3.2　在水中，角运动的助力和阻力可能随着杠杆臂的改变而改变；这可以通过伸展或屈曲肢体，或调整浮带的位置来实现。I：杠杆臂；F：支点；B：浮力 [引自 Edlich RF, Towler MA, Goitz RJ et al. Bioengineering principles of hydrotherapy. J Burn Care Rehabil 1987; 8 （6）: 580-4]

对心血管系统的影响

首先，我们必须考虑到人体浸入水中后（即"静态"阶段，表 3.2）一些所谓的"反射"和心血管系统发生生理性适应后的结果：潜水反射、Bainbridge 反射（流入心脏的血液增加会导致心动过速、心房扩张、中心静脉压升高）和血液转移（身体中的外周血液转移至中心）。当水平面高至颈部时，身体中的血液发生重新分配，迫使身体中心区域汇集更多的血液（由于静水压力的作用），从而导致胸部的血液量增加（图 3.3）。血容量的重新分配将激活一系列反应：静脉回流增加、中心性高血容量、动脉充盈更好以及每搏输出量增加。心脏的每次收缩将为整个循环系统输送更多的血液量。水中超声心动图已经证实了这个结论[19]。在实践中，当身体垂直浸入水中时，胸部和腹部的大血管（主要为静脉）的血容量将立刻增加 500～700ml，心

脏血容量增加约 200ml，下肢的血容量减少；中心静脉压增加 3～15mmHg。每搏输出量增加约 35%（90～170ml，而陆上运动的增加值为 60～80ml）[20-26]。

表3.2　将身体浸入水中：主要的反射和适应
潜水反射
● 心动过缓
● 周围血管收缩
● 增强对窦房结副交感神经系统的刺激
Bainbridge反射
● 静脉回流增加，从而使心房壁扩张
● 心房充盈增加，使心房壁的肌纤维扩张
血液转移
● 静脉回流增加
● 血液再分布（与深度的增加有关）
● 身体中心区域（胸部和肺部区域）的血液供应增加，而该区域的容量就会相应减少
● 右心腔的血液回流增加（心房充盈）
● 心输出量增加
● 心房肽增加
● 心动过缓

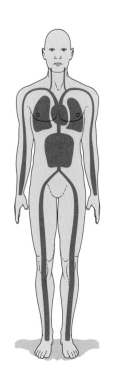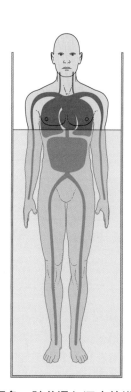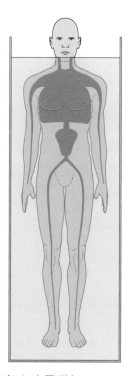

图 3.3　血液转移现象。随着浸入深度的增加，胸部血流量增加

由于这些变化及主动脉和颈动脉压力感受器的激活，产生了人体在水中运动时的最重要现象之一：不管是何种活动类型[27-29]，只要在相同运动强度下，心率与陆上运动相比均降低10～15次/分[25, 26]。降低的程度还取决于浸浴的深度：随着深度的增加而增加。美国运动医学学会和水中运动协会建议，水中运动的心率比陆上运动低12～13次/分[30-32]。他们还根据陆上运动最大心率的计算公式，推导出了更准确的公式[32, 33]。

在进行水中康复时，必须要考虑到水中运动可以显著地影响心血管系统这种现象。此外，水中运动训练计划在用来预防心血管系统疾病的同时，还能作为康复用途（见第十四章）[34]。

对其他系统的影响

其他系统对水中运动的适应性对水疗康复方案相对没那么重要，本节将简要介绍。

对呼吸系统的影响

由于胸腔压力和胸腔内血容量的增加导致中心静脉压升高[5]，呼吸系统会发生一系列变化。与陆上运动相比，在同等运动强度下呼吸频率通常更高；静态肺容量与陆上环境相比变小[35-37]。因此，较深水位的活动有时是患有非常严重呼吸疾病患者（通常指肺活量低于1.5L的患者）的禁忌证。此外，在强直性脊柱炎等失能性疾病的康复方案中，常包含呼吸运动，以更好地促进胸椎活动性[38]，同时，水中呼吸训练计划可用于增加肺容量[39]。

此外，游泳池和水疗康复机构的空气中没有花粉且湿度较高，哮喘诱发因子少，适合哮喘患者[38]。基于以上情况，对于哮喘患者来说，游泳和全身水中活动[40-42]已经成为常规的成套训练方案[43]。但是，训练要根据水中活动的其他特性，建议患者有节律地使用呼吸肌肉，并将其作为一种呼吸训练方法。

对泌尿系统的影响

对于肾脏而言，在水中运动后会增加利尿（取决于身体的水分情况：在水分充足的个体中，主要由于肾脏血流的再分布且过滤量减少，在浸入水中的第一个小时内尿量为平时的3倍）及尿钠排出增加（由于各种机制，例如心房肽的增加和局部血管的收缩，浸浴约4小时后，尿钠排出达最大值）。实际上，更多的血液流向心脏会导致右心房扩张。在这种情况下，右心房会产生激素心房肽，其可作用于肾脏，增加尿液中钠和水的排出量，从而促进利尿作用[44, 45]。此外，心房肽还会对心血管和内分泌系统（如对儿茶酚胺的影响）以及某些代谢方面（如脂质的移动和氧化）产生其他影响[46]。

对消化系统的影响

浸浴过程中，胃内压显著增加（从5mmHg到20mmHg），但食管内压不变。胃和食管之间压力梯度的变化可能会引起某些患者发生胃酸反流[47]。

水中特定生理参数的反应

如前所述，关于水中运动的特点，可以从一些已经发表的主要研究中验证特定的临床实践情况。

为了设计不同目标的特定水中康复方案，以促进全身和局部的修复以及神经运动功能恢复，首先应记住在水中运动后，特定生理参数的改变带来的主要差异及其与陆上运动间的差别。大体上看，在相同强度和相同类型的活动下，某些代表锻炼强度的生理参数，如心率和耗氧量（oxygen consumption，VO_2），在水中往往较低（这主要是由于对心血管系统的影响，但也可能是由于同样的运动在水中进行时激活和参与的肌群减少。此外，水作为介质会产生阻力，在激活模式不同时，患者的姿势性控制和抗重力肌肉的参与明显减少）。这些改变都与浸浴的深度有关[28, 48-50]。

患者在进行特定的运动（如行走、跑步和踏车）时，血液中的乳酸含量会增加（随着运动强度增加，血中乳酸浓度增加），不同研究的结果间存在矛盾。但与陆上运动相比，这个参数值在水中运动时似乎也是偏低的。原因可能是由于动作中使用不同的肌群以及介质阻抗的影响，这限制了身体中快肌纤维的有效激活。此外，一些学者假设，当身体浸入水中时，交感神经系统激活程度较低，从而减少儿茶酚胺的分泌，而儿茶酚胺可刺激乳酸的产生[28, 50, 51]。近期的研究发现，在水中运动后乳酸堆积的清除速度要比陆上运动更快[52, 53]。

如何计算水中心率？

基于水介质对心血管系统的影响，一些学者设计了一种可供专业人士快速计算水中心率的方法。开始时，先用陆上运动量的计算公式对患者运动强度提供指导，并可通过相应的训练来刺激心血管系统。

从"陆上运动"计算最大心率：通过使用经典的 Cooper 公式：220- 年龄；或者使用 Gellish 公式：206.9 –（0.67×年龄）；或使用考虑了基线心率的 Karvone 公式：（220 – 年龄 – 基线心率）× 所需强度 %+ 基线心率 = 所需心率（$HR_{required}$）。有两种方法可以在单纯浸浴时计算心率，当头部露出水面时（简称"水中"心率）：

◆ 简单的方法是减去 13%（McArdle）[B1]

◆ 使用一种新公式，将患者需要的心率百分比纳入考虑范围。我们从 Karvonen 公式的基础上，加入由 Kruel 等[B2] 假设的"水中"这一减量因素，形成以下公式：

（最大心率 – 基线心率 – 水中 Kruel 减量）× 最大所需心率 %+ 基线心率

这个水中减量因素是：人静止站立在水平面至腋窝深度的水中 3 分钟后记录 1 分钟的心率，减去该人静止站立在陆上 3 分钟后记录 1 分钟的心率。显然，应当去除所有可能影响心率的因素，例如环境条件、药物等会影响活动的因素[B1, B2]。

示例：计算一位 50 岁女性的训练心率，静息时陆上心率为 70 次 / 分，水中心率为 62 次 / 分（根据以上公式，水中减量因素为 8），她以最大心率的 65% 作为运动强度时的心率应为：

［220–50（年龄）– 70（静息心率）– 8（水中 Kruel 减量）］×0.65+70（静息心率）=130

水中康复的生理学和生物力学适应

即便是在一些非常简单的运动中（这些运动在水疗中常用于不同疾病的康复计划，并不仅只针对骨科系统疾病）也会发生适应性调整，例如行走、跑步和踏车等。下面我们将对比这些运动在不同环境条件下（陆上 / 浅水 / 深水）的差异。

注意："深"和"高"水位是指患者在漂浮情况下运动；而"浅"或"低"水位是指当患者双脚接触水疗池底时，水平面约达到胸部水平。

水中行走的适应

有很多方法和技术都被用来研究过这个主题。例如，在上肢动或不动时在水疗池中行走；在不同深度（但通常都与池底发生"接触"）和温度下行走；有时使用水中滑板，或者使用电机驱动及非电机驱动式"水中"跑台；抑或是逆水流方向（流动池中）行走。研究水中行走的生物力学（步长和步频、肌肉和关节的使用）和生理学（心率、耗氧量）指标[54-57]，并将这些指标与陆上行走做对比。

这里将展示一些重要研究的结论。

浅水中行走

肌肉：虽然肌肉激活减少，但肌肉的募集方式和使用类型不同。特别是臀大肌和股二头肌（行走和站立时的稳定肌），以及部分阔筋膜张肌在水中的使用程度比陆上运动更多，这可能是因为与陆上行走相比，水中行走时，这些肌肉在平衡受扰且前进阻力更大的情况下需要更多地发挥其稳定性功能。同样，伸髋肌群的活动性也与在

陆地时完全不同，水中肌肉活动性增加[58]；比目鱼肌的活动性和角色也不尽相同[59]（图 3.4）。

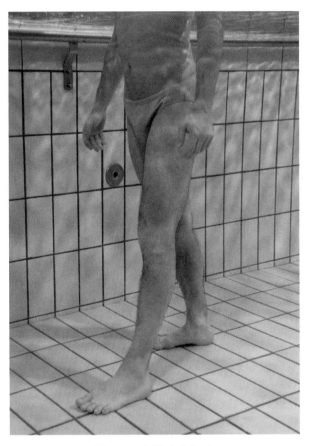

图 3.4　在浅水中行走

关节：在深水和浅水中行走时，髋关节均参与很多，这可能是由于踝关节和膝关节的适应性，以及在不稳定环境中维持动作稳定的需要。当膝关节的关节活动范围减少时，虽然伸展运动增加，但踝关节跖屈减少[13, 58, 60, 61]。

在水中，由于不同级别的介质阻抗和静水压力，同样步频下步长减小。运动速度减慢，支撑相时间增加，下肢不同关节移动减少使得步频和步长都减小[56]，不同关节间的协调性也发生变化[58]。此外，在水中行走若要达到与陆上行走相同的速度，则需增加步频。水中行走时来自地面的反作用力减小 67% ~ 70%[62]（图 3.4）。

浅水中倒着行走

这种训练方法的目的是刺激神经肌肉和神经感觉，常用于一些再教育的训练计划中。与在陆上或水中的前向行走相比，倒着行走能够更多地激活腰椎旁肌。当需要维持姿势性平衡时，可通过手部和手臂的运动产生水流或湍流。总的来说，倒着行走时，肌群参与及其代谢量都高于前向行走[63]。

有趣的是，通过改变行走类型（前向、后向或增加上肢的运动），在陆上时前向行走的最大速度最快，但在水中行走时，不同行走类型下的最大速度无显著性差异（尽管水中行走的速度总是低于陆上行走的速度）[64]。

水中跑台上行走及对抗水流行走

在水中跑台上行走时速度会减慢（与水中"自由"行走相比较），其步频和步幅都有所降低。因此，要达到与陆上运动相同的速度，则需通过增加膝关节的屈曲来提高速度，同时耗氧量增加[65]（图3.5）。对抗水流行走的研究也得到了类似的结果，膝关节屈曲角度增加，而伸展角度、步频和特定肌群（如股直肌）的激活减少[66]。

关于代谢反应，近期研究发现，在相同速度和类型的运动下，水中运动的最大心率和最大耗氧量都高于陆上运动；在不同的深度下[67]，代谢消耗量随着浸浴深度的增加而增加[67, 68]。

总之，在水中行走时，步行周期中所有相位的肌肉募集模式都发生了变化，特别是关节间的协调性发生了改变。根据不同的速度（由于测试的人群不同，文献并未就这一点达成一致结论），由于不同关节的活动范围不同，步频和步长持续发生适应：这可能是由于在水中时，减重、静水压力、介质阻抗，以及运动中产生的水流和涡流

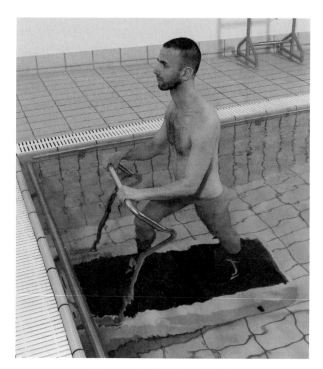

图 3.5　在水中跑台上行走

等造成的。这也证实了既有的认知。

水中跑步的适应

深水中跑步

与在陆上跑台以最大强度跑步相比，在深水中跑步时峰值心率较小（约相差10%），同时耗氧量减少（降低12%~15%）。尽管在水中这些参数总是低于陆上运动，但这种差别在亚极量强度运动中并不显著[69-72]；在相同的速度下，水中跑步的耗氧量和心率均高于陆上运动[73]。尽管有研究发现，水中运动时血液乳酸水平较低，但关于乳酸方面的研究结果并不完全一致[28, 48]；通常来说，同等速度下，水中运动的耗氧量更高（每跨一步的能耗更多），基于这个理由，为了达到与陆上运动相同的强度，应降低速度；在了解了能耗之后，深水中行走和（或）跑步的速度降低至陆上速度的2/3或1/2即可[73]。不同研究中所使用的代谢参数、跑步技

术及研究人群等各不相同[70, 72]（图3.6）。

与浅水中跑步相比，在没有支撑的情况下，比目鱼肌和腓肠肌的激活明显减少[59]，也低于陆上跑步[65]。同时，由于在深水中跑步时没有来自地面的反作用力（即无肌肉离心收缩），患者的步长会变短（减少60%～65%），同时姿势性肌肉的参与减少，而上肢的参与更多[48]。

在深水中跑步与在陆上（或浅水中）跑步完全不同，其力学机制和所使用到的解剖区域（肌肉和关节）均不相同。在水中，髋关节、膝关节、踝关节的运动均不相同（由于没有地面的限制，踝关节屈伸活动增加特别明显）；在站立于深水中时，假设需要变换到"坐"于水中，膝关节在起始位会呈现为过伸状态（当对特定疾病或术后患者进行水中康复时，必须要注意这一点）。最后，在不同运动强度下，肌肉激活模式不同，特别是股二头肌和股直肌：当进行高强度运动时，肌肉的使用与陆上

运动相似，但在亚极量运动时，差异明显[74]。根据水中跑步情况不同（躯干前倾或后倾的角度、步长等），以上所描述的特点或多或少会发生变化：在这些情况下，个体需要采取不同的姿势来确保不沉没或是保持完成任务所要求的关节运动，这可能是水中康复计划的优势所在[69]。

已经有两种跑步技术可以在深水中使用：高抬腿跑（high knee，HK）和越野跑（cross-country，CC），这和在跑台上的跑步类似[72, 75]。经过对运动中生物力学类型（由于和池底无接触，腿部运动减速时更需要关注离心相；介质阻抗使动作更加柔和，运动速度降低，这些对康复训练来说非常有用）和代谢类型（中枢和外周均会产生改变，后者发生更加明显的变化）的研究发现，这两种技术间仅存在很小的差异。可以预测的是，当使用漂浮器材（图3.7）和其他辅助器材（水中哑铃、踝部阻力训练器材等）时[69,72,74]，这些值可能会发生改变。

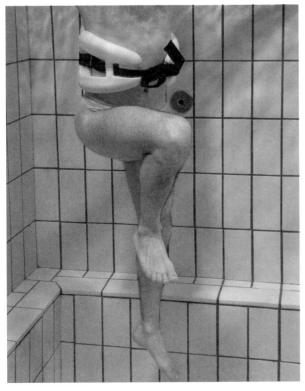

图3.6　在深水中跑步

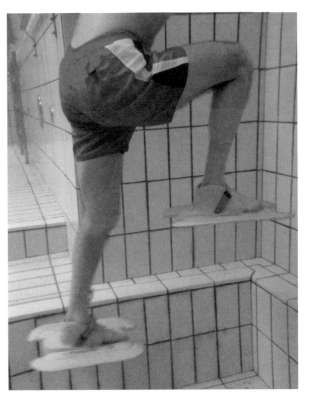

图3.7　使用足部浮板在深水中跑步

浅水中跑步

与深水中跑步相比，关于浅水中跑步的参考文献非常少。如果水中运动是以康复为目的，那么最好在完全或接近完全减重（即深水中跑步）的条件下进行，以便利用减重带来的好处及减少对骨关节结构的应力。相比之下，力学上的减重仅能达到部分减重效果，效果不佳。但这并不意味着浅水中不同类型的跑步训练（如慢跑、前向或后向跑、变向跑等）应当排除在水中康复计划之外，对于不同类型的疾病和情况，浅水中跑步可能也有一定作用。浅水中跑步可用于下肢运动功能训练及体能康复计划，例如可用于运动损伤、代谢综合征和肥胖等患者。

与跑台上跑步相比，在深水中跑步时，胸腰段脊柱的力学负荷显著减小；但浅水中跑步与陆上跑步相比，这一点却无显著差异[76]。与陆上运动相比，水中行走的步频和步长均减小[50]。

此外，当使用相同类型和相同强度的运动时，随着浸入水中深度的增加，除了生理参数的变化外，代谢需求（以心率和血中乳酸水平为代表）逐渐下降，从浅水区（足部能与池底接触）走到深水区（足部悬空）时也有类似情况[77]。

毋庸置疑，由于水介质的特性，在水中运动时，人体中不同的系统会受到影响并发生适应性改变，这些改变和陆上运动观察到的特点有明显差异。在设计和执行水中运动计划时，这些都是最基本的考量点。除了要考虑受到影响的系统，还必须要让患者"熟悉"新的锻炼介质，同时还要谨慎考虑在水中所使用的运动方法和类型是否恰当。

专家观点

Arsenio Veicsteinas
运动医学医师、意大利国家运动科学继续教育课程会议主席

当人体浸泡在水中时会发生哪些主要的生理学变化？

人的体温在37℃左右波动，如果精确的调节机制不能控制这种波动，随着时间的推移，体温有逐渐持续升高的趋势。我们的体温维持在37℃左右的原因是：对糖、脂肪和蛋白质等食物的消化，可以合成唯一能够被人体细胞使用的能量形式——ATP，即三磷酸腺苷。ATP为人体进行神经传导、肌肉收缩和消化食物提供能量，

它确实是我们思维和思考的能量来源。然而，在食物分解过程中，ATP持续合成，这是通过释放食物自身分子之间的化学键所含的能量产生的。产生的能量没有完全聚集在ATP分子中；相反，一大部分能量会以热量的形式释放出来并散发到环境中。通常，散发的热量与皮肤和外界接触的表面积成正比，这取决于身体表面各部分的比例。

与陆上发生的变化相反，当浸入水中时，实际上整个身体的皮肤温度是均匀的且与水的温度相等（或仅高0.1～0.2℃）。

水的导热系数是空气导热系数的25倍。换言之，浸入比人的体温高或低

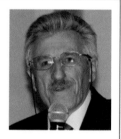

的水中时，传入人体或从人体散发的热量是非常明显的。

此外，在水中，水的热传导主要是通过皮肤与水之间的比值进行散热。在陆地上，通过衣物的增减很容易调节体温，这种影响在水中会小很多。在水中，热量的保存主要取决于皮下脂肪组织的厚度和四肢肌肉的灌注程度（血流）。如果水的温度高于体内温度，皮肤则不可能散热。多年来，学者提出了"临界水温（critical water temperature, CWT）"的概念，定义为：身体浸入水下的部

分（头部位于水面上）在绝对静止状态下持续 3 个小时不会发抖的最低温度。是否发抖及发抖的程度取决于能量消耗（氧气消耗）量。静止时，CWT 绝大部分取决于皮下脂肪组织的厚度，少部分取决于最大血管收缩时可以影响到的肌肉质量。例如，较瘦患者（体脂率 15%，皮下脂肪厚 2mm，皮肤厚 2mm）的 CWT 为 32℃；体脂率为 20%、皮下脂肪厚度为 4mm 的患者，其 CWT 为 30℃；体脂率为 30%、皮下脂肪厚度为 12mm 的患者，其 CWT 为 25℃。

一直在"冷"水中运动，会发生什么后果？

当浸入冷水后处于静止状态时，在发抖之前，皮肤和肌肉血管均会发生剧烈的收缩。头部和躯干约占体表总面积的 50%，由于这些部位的体内温度较高且流向这些部位的血液相对较少，因此，这些部位不能从四肢的血液循环中获得热量。

在冷水中运动时，热量的保存仅取决于皮下脂肪：热量的产生以及体内温度的维持，基本上取决于运动强度或个体耗氧量。因此，就运动而言，与静止状态下相同，由食物分解产生的大部分能量都转化为热量，而非转化为外部机械功。因此，在冷水中也一样，例如在 18℃ 的情况下，只要运动强度足够高，就可以维持体温。

在水中进行康复运动的理想温度是多少？

答案相当复杂，因为有许多因素需要考虑。首先，在水中康复期间，水疗池或容器中的水温通常为 32~34℃，此时患者处于静止状态，或者绝大多数情况下是在进行适度锻炼。其次，一些康复患者的肌肉质量大大减少，并且可能会存在体温控制障碍的情况。

水中康复具有重要的实践意义。简而言之，可以肯定的是，在没有神经系统损伤的功能障碍患者中，在静止和运动时，其对水中体温的控制与健康患者相似。相反，在脊髓损伤患者中，控温能力部分或严重丧失。选择在 32~34℃ 的水温下运动时，若持续进行数十分钟强度非常适合的训练，即便对于四肢瘫这类危险性较高的患者而言，也不会造成体内中心体温变化的风险。

当水的温度低于 30℃ 时，由于可能出现体温下降，因此会存在体温过低的风险。主要原因是脊髓损伤患者存在保护性肌肉血管收缩和下肢肌肉萎缩的情况。此外，如果由于营养不良而皮下脂肪组织大大减少，并且在水中的持续时间大于 20 分钟，也将可能出现这种情况。

（王欣　译，张春军　审，王俊　校）

参考文献

1. Denning WM, Bressel E, Dolny D, Bressel M, Seeley MK. A review of biophysical differences between aquatic and land-based exercise. IJARE 2012; 6(1): 46-67.

2. Pendergast DR, Lundgren CE. The underwater environment: cardiopulmonary, thermal, and energetic demands. J Appl Physiol 2009; 106(1): 276-83.

3. Lin YC, Hong SK. Physiology of water immersion. Undersea Biomed Res 1984; 11(2): 109-11.

4. Arborelius M Jr, Ballidin UI, Lilja B, Lundgren CE. Hemodynamic changes in man during immersion with the head above water. Aerosp Med 1972; 43(6): 592-8.

5. Agostoni E, Gurtner G, Torri G, Rahn H. Respiratory mechanics during submersion and negative-pressure breathing. J Appl Physiol 1966; 21(1): 251-8.

6. Edlich RF, Towler MA, Goitz RJ et al. Bioengineering principles of hydrotherapy. J Burn Care Rehabil 1987; 8(6): 580-4.

7. Onodera S, Yamaguchi H, Takahashi K et al. Decrease of body weight estimated by water depth. In: ECSS 8th Annual Congress; 2003 Jul 9-12; Salzburg, Austria.

8. Castillo-Lozano R, Cuesta-Vargas A, Gabel CP. Analysis of arm elevation muscle activity through different movement planes and speeds during in-water and dryland exercise. J Shoulder Elbow Surg 2014; 23(2): 159-65.

9. McWaters JG. Deep water exercise for health and fitness. Publitec Editions LB; 1988: 8-9.

10. Pöyhönen T, Keskinen KL, Hautala A, Savolainen J, Mälkiä E. Human isometric force production and electromyogram activity of knee extensor muscles in water and on dry land. Eur J Appl Physiol Occup Physiol 1999; 80(1): 52-6.

11. Cuesta-Vargas AI, Cano-Herrera CL. Surface electromyography during physical exercise in water: a systematic review. BMC Sports Sci Med Rehabil 2014; 6(1): 15.

12. Masumoto K, Mercer JA. Biomechanics of human locomotion in water: an electomyographic analysis. Exerc Sport Sci Rev 2008; 36(3): 160-9.

13. Miyoshi T, Nakazawa K, Tanizaki M, Sato T, Akai M. Altered activation pattern in synergistic ankle plantar-flexor muscles in a reduced-gravity environment. Gait Posture 2006; 24(1): 94-9.

14. Pinto SS, Liedtke GV, Alberton CL, da Silva EM, Cadore EL, Kruel LF. Electromyographic signal and force comparisons during maximal voluntary isometric contraction in water and on dry land. Eur J Appl Physiol 2010; 110(5): 1075-82.

15. Fujisawa H, Suenaga N, Minami A. Electromyographic study during isometric exercise of the shoulder in head-out water immersion. J Shoulder Elbow Surg 1998; 7(5): 491-4.

16. Kelly BT, Roskin LA, Kirkendall DT, Speer KP. Shoulder muscle activation during aquatic and dry land exercises in nonimpaired subjects. J Orthop Sports Phys Ther 2000; 30(4): 204-10.

17. Fuller RA, Dye KK, Cook NR, Awbrey BJ. The activity levels of the vastus medialis oblique muscle during a single leg squat on the land and at varied water depths. J Aquatic Phys Ther 1999; 7: 13-8.

18. Pöyhönen T, Kyröläinen H, Keskinen KL, Hautala A, Savolainen J, Mälkiä E. Electromyographic and kinematic analysis of therapeutic knee exercises under water. Clin Biomech 2001; 16(6): 496-504.

19. Marabotti C, Belardinelli A, L'Abbate A et al. Cardiac function during breath-hold diving in humans: an echocardiographic study. Undersea Hyperb Med 2008; 35(2): 83-90.

20. Christie JL, Sheldahl LM, Tristani FE et al. Cardiovascular regulation during head-out water immersion exercise. J Appl Physiol (1985) 1990; 69(2): 657-64.

21. Fahri LE, Linnarsson D. Cardiopulmonary readjustments during graded immersion in water at 35 C degrees. Respir Physiol 1977; 30(1-2): 35-50.

22. Lin YC. Circulatory functions during immersion and breath-hold dives in humans. Undersea Biomed Res 1984; 11(2): 123-38.

23. Perini R, Milesi S, Biancardi L, Pendergast DR, Veicsteinas A. Heart rate variability in exercising humans: effect of water immersion. Eur J Appl Physiol Occup Physiol 1998; 77(4): 326-32.

24. Marabotti C, Scalzini A, Cialoni D, Passera M, L'Abbate A, Bedini R. Cardiac changes induced by immersion and breath-hold diving in humans. J Appl Physiol (1985) 2009; 106(1): 293-7.

25. Risch WD, Koubenec HJ, Gauer OH, Lange S. Time course of cardiac distension with rapid immersion in a thermo-neutral bath. Pflugers Arch 1978; 374(2): 119-20.

26. Park KS, Choi JK, Park YS. Cardiovascular regulation during water immersion. Appl Human Sci 1999; 18(6): 233-41.

27. Frangolias DD, Rhodes EC. Metabolic responses and mechanisms during water immersion running and exercise. Sports Med 1996; 22(1): 38-53.

28. Benelli P, Ditroilo M, De Vito G. Physiological responses to fitness activities: a comparison between land-based and water aerobics exercise. J Strength Cond Res 2004; 18(4): 719-22.

29. Svedenhag J, Seger J. Running on land and in water: comparative exercise physiology. Med Sci Sports Exerc 1992; 24(10): 1155-60.

30. American College of Sports Medicine. ACSM's guidelines for exercise testing and prescription. 8th edition. Philadelphia: Lippincott Williams & Wilkins; 2010.

31. American College of Sports Medicine. ACSM's resource manual for guidelines for exercise testing and prescription. 5th edition. Lippincott Williams & Wilkins; 2006: 382-3.

32. Aquatic Exercise Association. Standards & guidelines for aquatic fitness programming. Nokomis (FL):

Aquatic Exercise Association; 2008.

33. Martins Kruel LF, Alberton CL, Müller GF, Petkowizc R. Research effects of hydrostatic weight on heart rate during water immersion. IJARE 2009; 3(2): 175-8.

34. Conti A, Rosponi A, Dapretto L, Magini V, Felici F. Cardiac and metabolic demands of in place shallow water running in trained and untrained men. J Sports Med Phys Fitness 2008; 48(2): 183-9.

35. Dahlbäck GO, Jönsson E, Linér MH. Influence of hydrostatic compression of the chest and intrathoracic blood pooling on static lung mechanics during head-out immersion. Undersea Biomed Res 1978; 5(1): 71-85.

36. Hong SK, Cerretelli P, Cruz JC, Rahn H. Mechanics of respiration during submersion in water. J Appl Physiol 1969; 27(4): 535-8.

37. Craig AB Jr, Ware DE. Effect of immersion in water on vital capacity and residual volume of the lungs. J Appl Physiol 1967; 23(4): 423-5.

38. Skinner AT, Thomson AM. La rieducazione in acqua. Tecnica Duffield. Roma: Marrapese ed; 1985.

39. Li Xu, Runze Shi, Bing Wang et al. 21-day Balneotherapy improves cardiopulmonary function and physical capacity of pilots. J Phys Ther Sci 2013; 25: 109-12.

40. de Araújo CG, Bar-Or O. Asthma, exercise-induced asthma, and aquatic physical activities. J Back Musculoskelet Rehabil 1994; 4(4): 309-14.

41. Kennedy CO. Swimming for asthmatics. Br Med J 1971; 4(5789): 748.

42. Rosimini C. Benefits of swim training for children and adolescents with asthma. J Am Acad Nurse Pract 2003; 15(6): 247-52.

43. Hildebrand K, Nordio S, Freson TS, Becker BE. Development of an aquatic exercise training protocol for asthmatict population. Int J Aquat Res Educ 2010; 4: 278-99.

44. Somers L. Diving Medicine. Philadelphia: WB Saunders;1990: 9-18.

45. Viti A, Lupo C, Lodi L, Bonifazi M, Martelli G. Hormonal changes after supine posture, immersion and swimming. Int J Sports Med 1989; 10(6): 402-5.

46. Wiesner S, Birkenfeld AL, Engeli S et al. Neurohumoral and metabolic response to exercise in water. Horm Metab Res 2010; 42(5): 334-9.

47. Bonifazi M, Marugo L, Armentano N et al. Gli sport natatori. Med Sport 2009; 62(3): 335-77.

48. Frangolias DD, Rhodes EC. Maximal and ventilatory threshold responses to treadmill and water immersion running. Med Sci Sports Exerc 1995; 27(7): 1007-13.

49. Barbosa TM, Marinho DA, Reis VM, Silva AJ, Bragada JA. Physiological assessment of head-out aquatic exercises in healthy subjects: a qualitative review. J Sports Sci Med 2009; 8(2): 179-89.

50. Town GP, Bradley SS. Maximal metabolic responses of deep and shallow water running in trained runners. Med Sci Sports Exerc 1991; 23(2): 238-41.

51. Migita T, Hotta N, Ogaki T, Kanaya S, Fujishima K, Masuda T. Comparison of the physiological responses to treadmill prolonged walking in water and land. Japan

52. Masi FD, De Souza Vale RG, Dantas EH, Barreto AC, Novaes Jda S, Reis VM. Is blood lactate removal during water immersed cycling faster than during cycling on land? J Sports Sci Med 2007; 6(2): 188-92.

53. Ferreira J, Da silva Carvalho RG, Barroso TM, Szmuchrowski LA, Sledziewski D. Effect of different types of recovery on blood lactate removal after maximum exercise. Pol J Sport Tourism 2011; 18(2): 105-11.

54. Masumoto K, Takasugi S, Hotta N, Fujishima K, Iwamoto Y. Electromyographic analysis of walking in water in healthy humans. J Physiol Anthropol Appl Human Sci 2004; 23(4): 119-27.

55. Kato T, Sugagima Y, Koeda M, Fukuzawa S, Kitagawa K. Electromyogram activity of leg muscles during different types of underwater walking. Adv Exerc Sports Physiol 2002; 8: 39-44.

56. Barela AM, Stolf SF, Duarte M. Biomechanical characteristics of adults walking in shallow water and on land. J Electromyogr Kinesiol 2006; 16(3): 250-6.

57. Da Silva EM, Kruel LFM. Caminhada em ambiente aquatic e terrestre: revisao de literature sobre a camparacao das respostas neuromusclares e cadiorrespiratorias. Rev Bras Med Esport 2008; 14(6): 553-6.

58. Miyoshi T, Shirota T, Yamamoto S, Nakazawa K, Akai M. Lower limb joint moment during walking in water. Disabil Rehabil 2003; 25(21): 1219-23.

59. Nakazawa K, Miyoshi T, Sekiguchi H, Nozaki D, Akai M, Yano H. Effects of loading and unloading of lower limb joints on the soleus H-reflex in standing humans. Clin Neurophysiol 2004; 115(6): 1296-304.

60. Miyoshi T, Shirota T, Yamamoto S, Nakazawa K, Akai M. Effect of the walking speed to the lower limb joint angular displacements, joint moments and ground reaction forces during walking in water. Disabil Rehabil 2004; 26(12): 724-32.

61. Miyoshi T, Shirota T, Yamamoto S, Nakazawa K, Akai M. Functional roles of lower-limb joint moments while walking in water. Clin Biomech (Bristol, Avon) 2005; 20(2): 194-201.

62. Schutz GR, Haupenthal A, Roesler H. Estudio dinamometrico de la marcha humana en el medio aquatic. www.efdeportescom Revista Digital; 2005.

63. Masumoto K, Takasugi S, Hotta N, Fujishima K, Iwamoto Y. A comparison of muscle activity and heart rate response during backward and forward walking on an underwater treadmill. Gait Posture 2007; 25(2): 222-8.

64. Chevutschi A, Alberty M, Lensel G, Pardessus V, Thevenon A. Comparison of maximal and spontaneous speeds during walking on dry land and water. Gait Posture 2009; 29(3): 403-7.

65. Kaneda K, Wakabayashi H, Sato D, Nomura T. Lower extremity muscle activity during different types and speeds of underwater movement. J Physiol Anthropol 2007; 26(2): 197-200.

66. Shono T, Masumoto K, Fujishima K, Hotta N, Ogaki T, Adachi T. Gait patterns and muscle activity in the lower extremities of elderly women during underwa-

ter treadmill walking against water flow. J Physiol Anthropol 2007; 26(6): 579-86.

67. Gleim GW, Nicholas JA. Metabolic costs and heart rate responses to treadmill walking in water at different depths and temperatures. Am J Sports Med 1989; 17(2): 248-52.

68. Benelli P, Colasanti F, Ditroilo M et al. Physiological and biomechanical responses to walking underwater on a non-motorised treadmill: effects of different exercise intensities and depths in middle-aged healthy women. J Sports Sci 2014; 32(3): 268-77.

69. Reilly T, Dowzer CN, Cable NT. The physiology of deep-water running. J Sports Sci 2003; 21(12): 959-72.

70. Silvers WM, Rutledge ER, Dolny DG. Peak cardiorespiratory responses during aquatic and land treadmill exercise. Med Sci Sports Exerc 2007; 39(6): 969-75.

71. Nakanishi Y, Kimura T, Yokoo Y. Maximal physiological responses to deep water running at thermoneutral temperature. Appl Human Sci 1999; 18(2): 31-5.

72. Killgore GL. Deep-water running: a practical review of the literature with an emphasis on biomechanics. Phys Sportsmed 2012; 40(1): 116-26.

73. Evans EM, Cureton KJ. Metabolic, circulatory, and perceptual responses to bench stepping in water. J Strength Cond Res 1998; 12(2): 95-100.

74. Mercer JA. Deep water running:introduction. http://www.univ.edu/faculty/mercer/dwr/intro.htm, 2001.

75. Masumoto K, Applequist BC, Mercer JA. Muscle activity during different styles of deep water running and comparison to treadmill running at matched stride frequency. Gait Posture 2013; 37(4): 558-63.

76. Dowzer CN, Reilly T, Cable NT. Effects of deep and shallow water running on spinal shrinkage. Br J Sports Med 1998; 32(1): 44-8.

77. Eckerson J, Anderson T. Physiological response to water aerobics. J Sports Med Phys Fitness 1992; 32(3): 255-61.

B1. McArdle WD, Glaser RM, Magel JR. Metabolic and cardiorespiratory response during free swimming and treadmill walking. J Appl Physiol 1971; 30(5): 733-8.

B2. Chewning J, Krist P, Figueiredo P. Monitoring your aquatic heart rate: increasing accuracy with the Kruel Aquatic Adaption. www.aeawave.com, 2009-2010.

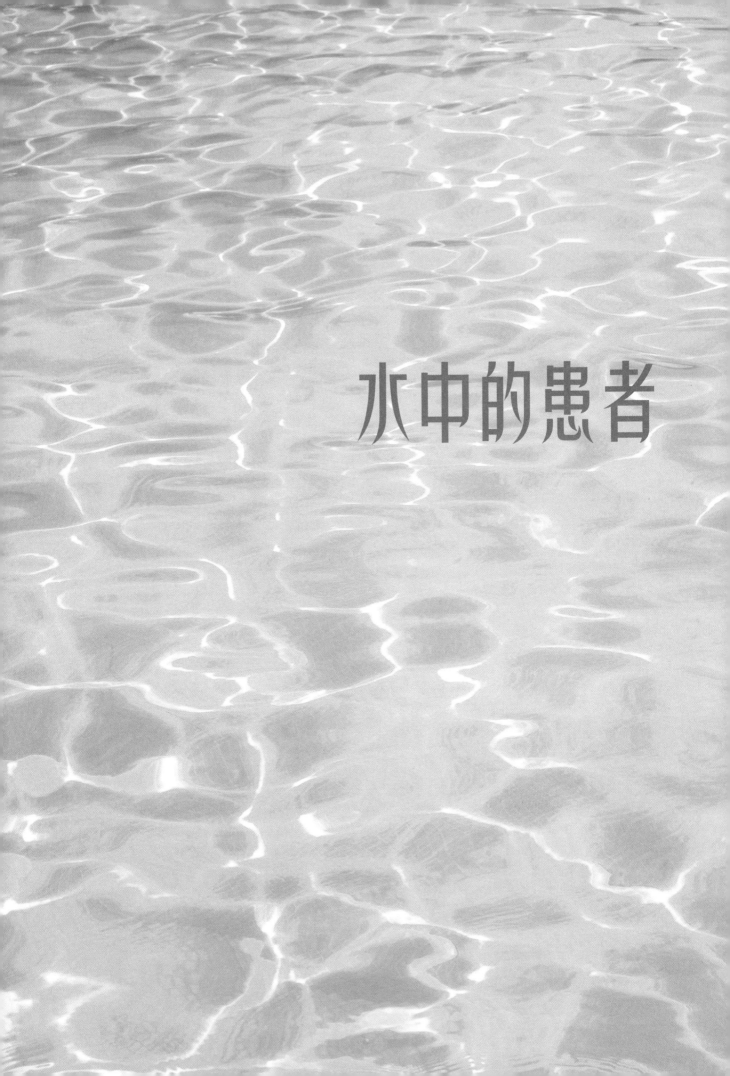

水中的患者

在前几章所阐述原则的基础上，我们将继续全面而准确地从逻辑上和技术上分析以康复为目的而构建的水中运动治疗项目。本章将对水中运动治疗的"变量"、水疗池和辅助设施的特点，以及辅助器材和特定设备的使用等分别进行介绍。我们将从专业的角度来比较、使用和改良治疗方案，并分析方案的具体操作和实践方法。

水中运动治疗的"变量"

水环境的特性及其对人体产生的影响突出了一系列特征，这些特征被称为"变量"（表 4.1）。这个术语涉及水介质的典型因素，这些因素可能会发生变化或改变，从而产生不同的作用和效果。因此，专业人员在运动治疗方案的设计和执行过程中需要考虑这些因素，并理性且明智地使用它们。具体如下。

- 在不"跌倒"的情况下保持多种姿势（即水总是支撑着身体的体位，如垂直位、水平位、倾斜位等）的可能性。
- 在不同水深进行运动和锻炼时，其前提、目的和结果可能不同（需要考虑在浅水和深水中，负荷的百分比是不相同的）。
- 在不同水温下，水对身体结构和身体组织将产生不同的影响。例如，在较热的水中，关节的

活动范围更大或肌肉放松的可能性更大，这可能会增加代谢和心血管系统的负荷；而在较冷的水中，训练刺激的可能性增加。一般来说，在温热的水中，人们更倾向于进行缓慢而有控制的运动，如在早期康复方案中，或者是康复解剖结构较为复杂的部位（如肩关节）时，经常需要进行更多的分析性运动；而在温度较低的水中，人们更倾向于进行较剧烈的以及代谢需求更高的负荷性训练。

- 气流、湍流、涡流和水流的状态（通过人工喷流装置、专业的可移动的辅助设备等产生的），允许患者进行水中运动，并且根据患者不同的要求而获得不同的益处。

表4.1　水中运动的调节和多样化："变量"
环境变量
● 姿势
● 水深
● 水温
● 湍流、涡流、气流和水流
结构变量
● 辅助设施和设备
● 喷流装置
● 水疗池
● 地板和支撑面

- 使用多种设施，从而允许局部或全身损伤的患者均可以进行特定的和多样化的水中运动。
- 不同结构的设施或水疗池，包括辅助设施和设

备。也可使用防滑的或不规则的地板等。

这些因素的结合可以协同工作，并可产生无限的变化，使水中运动极具可变性。运动训练多样化的可能性，使得这种类型的活动必须根据不同的需求而不断进行调整和改变，这是绝对有利的，就像在康复过程中经常发生的那样。因此，无法在陆上承重的情况下，水介质不仅成为陆上运动的一种单纯的替代方法，而且也成了临床实践中一种可供选择的方法。尽管有些患者可以进行陆上活动，但在不同的环境中运动，可能对患者的康复是有益的补充。

水中运动治疗的优点、适应证、局限性和禁忌证

以康复为目的的水中运动，在组织和实施的过程中，表现出一系列的独特优点，但也存在一些局限性和禁忌证。

水中运动的优点有很多，具体如下。

- 减少重力负荷，从而减少对骨骼、肌肉和关节的机械性负荷。
- 由于水的自然"按摩"作用，可使组织舒展，从而达到降低肌张力和增强肌肉放松的效果。
- 降低关节的僵硬度，从而促进患者可以更早地进行运动。
- 可增加局部血流量。
- 可促进血液循环和神经运动的重新激活。
- 由于渗透压的作用，可促进更多的静脉血液和淋巴液回流，从而减轻水肿和血肿。
- 由于温热和流体静力可减少伤害性刺激、增加血流量，所以可减轻疼痛症状。
- 在水中运动时，对运动的调整容易实现，并对逐

步提高要求的人体结构具有较大的改善可能性。
- 可刺激神经运动的协调性，以适应不同环境下的各种运动输入。
- 早期活动带来的心理益处，可对运动和一般性的再激活产生积极的影响。

水疗的缺点（或者更准确地称之为局限性）相对较少。在康复过程中，在评价即时治疗效果的基础上，需要考虑水疗的目的和相关治疗的情况。与陆上康复相比，我们应该认识到水疗显然是非特异性的，因为人类毕竟是陆上生物而不是水中生物。水中康复会表现出正常本体感觉传入纤维的差异性，当患者在水中进行典型的陆上运动时其特异性较低，比如患者在深水区行走、跑步和跳跃时缺乏弹性势能转化为动能的可能性；而且，在水中不同的角速度，运动的速度相对较慢，使用了不同的肌肉，其机械性和代谢负荷通常较低。与陆上康复相比，在各种水中运动的情况下，在相同强度和（或）速度和（或）活动类型上，其实均是有所不同的（见第三章）。此外，专业人员可能经常面临缺乏科学研究验证的治疗计划和方案，难以将其纳入总体康复方案中。而且，实施水中运动治疗还需要专业人员和（或）适当的辅助设施。必须考虑的另一个问题是心理预期，在某种程度或某种意义上，患者在水中所进行的一系列运动和锻炼，往往不可能在陆上立即重现，即在水介质中获得的适应性有局限性。虽然允许患者在安全的条件下进行早期运动（这可能是积极的一方面），但是患者进行水中康复有可能会对水介质产生依赖，或者患者会不切实际地期望不久的将来也可以在陆上同样能做到。所以，这就需要专业人员有能力来提前介绍这些情况，让患者知道，在这两种介质环境下的康复是有差异的（比如功能和运动恢复的时间有差异，感知

和感觉也有差异）。

另一个较为重要的局限性是，很难确定水中运动治疗的强度，研究人员、学者、康复专家和专业人员近期以来一直在寻求可能的解决办法（表4.2）。

水中运动治疗的绝对禁忌证较少，包括：恐水症；在水中的依从性较低，长时间处于不自然和拒绝状态；存在开放性伤口和瘢痕；存在明显的心肺和（或）神经系统疾病；严重烧伤或有传染性的皮肤病。其他针对特定病理状态的禁忌证（如严重的心脏病、严重的肺部感染、败血症、无法控制的癫痫等）不是专门针对水中康复的，也可能针对其他所有康复运动或活动，包括陆上运动治疗（表4.3）。

表4.2　水中康复较陆上康复的优点和局限性
优点
● 减重并减少机械性负荷
● 早期运动的可能性
● 关节活动范围增加
● 更大程度的肌肉放松，减少挛缩和僵硬
● 改善局部血液循环
● 静脉血液回流增加
● 减轻水肿
● 减轻疼痛
● 降低创伤程度
● 心理上的益处
● 一般的神经运动控制激活
● 神经运动刺激的多样化
局限性
● 刺激和适应的特异性较低
● 不同的姿势和运动方案对患者有影响
● 运动速度较慢，神经肌肉刺激程度不同
● 受不同形式运动的影响
● 较难进行分析性运动
● 难以量化负荷强度

量化水中运动治疗和陆上运动治疗的强度

确定水中运动治疗的强度是困难的，因此，很难从这个角度来直接比较陆上运动和水中运动。

其中一个最重要的问题，也是水疗康复专业人员在临床工作中常常遇到到的局限性之一，就是难以用精确的和客观的测量方法来量化水中运动治疗强度。陆上运动很容易测量，例如每小时行走或跑步的距离，踏车或进行肌力训练的做功，提起或移动的重量等。但是，在进行水疗时，通常不能精确测量治疗强度的变化。而监测和调整治疗强度的进阶是康复计划中最重要的，因此，这明显是水疗的一个限制因素。所有这一切都因水中运动的情况有着巨大变异性：例如，患者浸入水中的深度不同导致减重、水温、环境、使用的设备类型和训练等方面的变化。随着这些参数和情况的变化，治疗强度也会相应地产生变化。

在临床实践中，我们依靠增加或减少刺激的方法来进行调整，比如可以通过使用不同的设备，对水中运动支持的维度、运动的速度、频率和（或）幅度、沿着水平面运动等来进行调整；当向前运动时会增加阻力，从而增加肌肉和代谢负荷。但是，因为肌肉和关节的要求不一样，并没有获得一个精确的数据值，这就可能会给专业人员造成一定的困难。因此，我们知道水中运动治疗强度会随着运动的过程而变化，而且对于整个治疗过程难以获得精确的数据值。

该领域的研究人员和专家试图从新陈代谢的角度量化水中运动治疗强度。例如，增加运动频率意味着增加流体动力学阻力，因此也需要增加消耗的能量。从这个角度来看，与心率或其他参数［如自感劳累分级（用 Borg 量表评估）］的测定相比，耗氧量被认为是运动强度的最好的指标。

近年来，研究人员和专业人员试图从生物力学的角度提供更精确的指标，因此，在水中运动治疗时他们会使用水中测力计、水中测力踏板或加速计等。在这一领域，目前仍然缺乏科学研究证据，但开始尝试总是有希望的，人们相信，水中运动治疗强度将会得到更好的量化。

表4.3	水中运动治疗的禁忌证
● 恐水症	
● 水中自主性较低的患者	
● 开放性伤口或瘢痕	
● 严重的心肺和神经系统疾病	
● 烧伤	
● 感染性皮炎	
● 鼓膜穿孔	
● 尿失禁	
● 无法控制的癫痫	

我们不应该仅仅以简要的方式来考虑水中运动治疗的可变性、优点和缺点的具体因素，而应该充分利用水介质提供的丰富多样性、可塑性和多功能性来调整、适应和最终确定康复方案。选择的多样性和丰富性使水中康复成为康复专业人员最具挑战的工作之一。

水疗池

水疗池与普通泳池的区别在于，除了其水温较高和尺寸相对较小外，其结构特征可能会因治疗目的和治疗要求的不同而有所不同，而且其可能具有特定的设备和设施。辅助设施和设备的选择是一项

基本任务：专业人员必须考虑到将要治疗的患者的疾病和类型，以及维持的成本（包括建造和维护保养等）。

水疗池的结构特征

根据需求和治疗方法，水疗池可被设计成地上式的或地下式的[1]。

在过滤、消毒和循环系统方面，有"连续循环"系统和带有回水器的系统。回水器是一种沿水疗池边缘设置的有过滤开口的装置（图4.1）。

连续循环水疗池，除了保持水的清洁之外，还可以使水平面变得柔和，与带有回水器的水疗池相比，其水平面会更平静一些。尤其是在做上肢练习和在仰卧位进行锻炼时，或者在使嘴部非常接近水面等情况下，这个系统是非常有用的。

在施工阶段，可能会设计楼梯和斜面（即底部有落差），以方便升降及进行步行训练。也可以设计让患者坐着进行锻炼的长凳。此外，还可以设计不同水深的区域（如传统的长方形或正方形水池，也可以设计成轮廓更分明的"L"形水池），以便患者达到不同的减重及调整机械负荷[1, 2]。

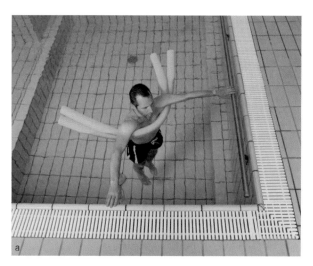
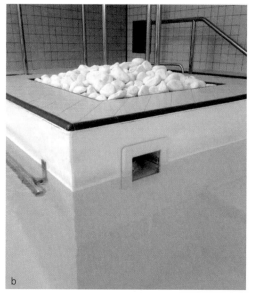

图4.1 水循环系统。a."连续循环"水疗池；b. 带有回水器的水疗池

水下喷射设备可用于局部喷流（图 4.2）。专用辅助设备（如专用的水流喷射装置）在进行逆水流运动（如行走和跑步）时可能是有用的。

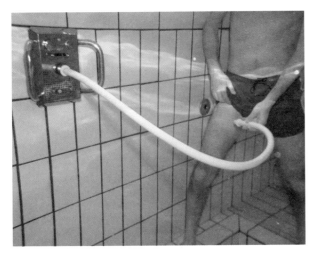

图 4.2　可用于局部喷流的水下喷射设备

为了便于进行血管舒缩性治疗，可设计多条水路。它们的长度是可变的，通常为 5～6m，有一个斜坡或楼梯供进出，深度可达 50~70cm。它们在横向和底部都有小的水流喷射装置（图 4.3）。有冷水的水路的温度可能会有所变化，通常为 14～25℃。而有温水的水路通常与水疗池的温度相同，为 30～34℃[3]。

水疗池的水处理

从卫生或清洁的角度来看，由于水疗池的形式和用途、使用者的类型以及较高的治疗温度等，使得水疗池中水的特性和处理具有不同之处（图 4.4）[4，5]。

水的循环、过滤和消毒处理方法是受法律管制的（意大利州–区域议会协议，2003[6]）。

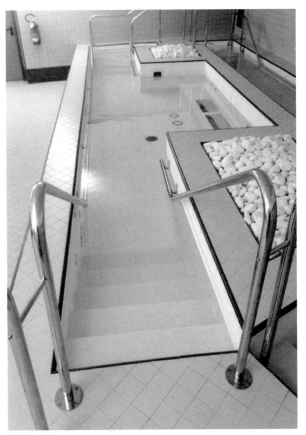

图 4.3　水路的示例

我们已经介绍过带有回水器的水疗池和连续循环水疗池的情况，后者可以更好地清洁水疗池的边缘。但重要的是，在所有情况下，都要将进水口设计在正确的位置，以避免在水循环中出现"死区"。

该系统需要非常快速的再循环，以排出由于高温和水疗池中人数过多而造成的大量污染物。因此，过滤系统的大小必须符合高容量的要求（图 4.5）。消毒系统也必须具有特定的特点：鉴于氯在高温下的效能会降低，氯化和 pH 控制系统的自动化可为适应流量变化而提供更快速的管理（图 4.6）。

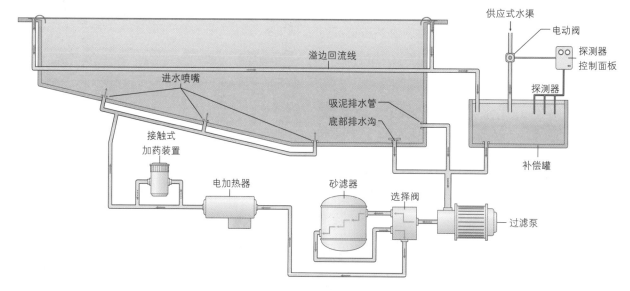

图 4.4 水处理系统示意

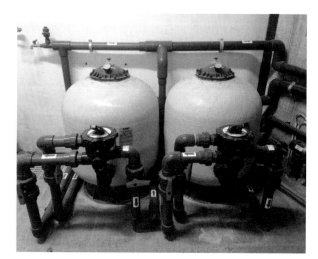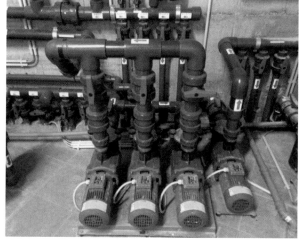

图 4.5 过滤系统

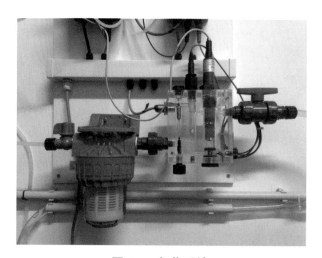

图 4.6 氯化系统

氯（三氯或二氯）是目前意大利最常用的泳池水消毒剂。定期加氯是为了使池中氯的含量保持在 0.7 ~ 1.5mg/L。另外，当泳池中的水特别脏或有异味时，可以根据需要进行氯化处理。

还有其他的消毒方法，如使用溴、盐或紫外线等（表 4.4），但在意大利，必须符合当地卫生部门的相关标准。

表4.4　水的消毒方法
● 氯（0.7 ~ 1.5mg/L）
● 盐
● 溴
● 紫外线
● 综合水消毒处理系统
*絮凝剂**
*灭藻剂**
pH参考值：7.2 ~ 7.8
注意：*使用数量取决于使用的产品类型

pH 是衡量水的酸碱度的一个参数。为了保持氯的消毒性能，水的 pH 必须保持在 7.2 ~ 7.8，即 pH 为轻度碱性（图 4.7）。

其他的辅助产品，如灭藻剂（用于阻止藻类形成的物质）和絮凝剂（使最小污染颗粒结块的物质），也经常用于帮助净化或过滤水。很明显，需要提供一个足够尺寸的换热器，以便使进入池中的水保持在所需要的温度（图 4.8）。

此外，需要提供适当的水疗室"结构"，特别是在安全方面，如更衣区、水疗池入口走廊和周围走廊的照明及通风、淋浴和升降转移装置等（图 4.9）。

尽管水疗康复设施的规模通常较小，但其管理比普通泳池要复杂得多，而且必须进行更严格的定期维护。

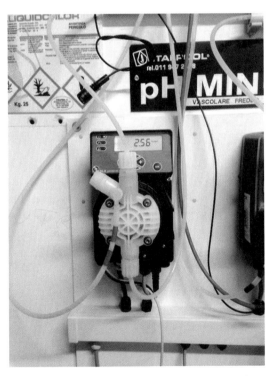

图 4.7　为了确保氯的有效性，水的 pH 应保持轻度碱性

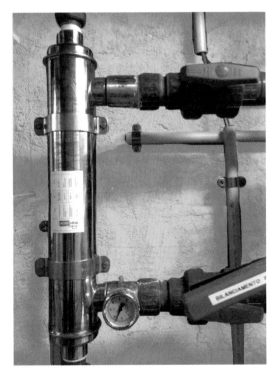

图 4.8　管式换热器

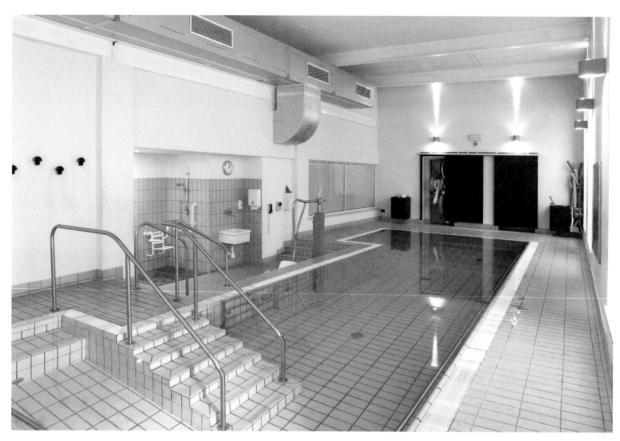

图 4.9　水疗池示例：功能齐全且安全是极其重要的

水温

水温是水疗法中最具争议的问题之一。最经典的建议是在 32～35℃ 的温水中，即在人体 "不感温（thermoneutrality）" 的范围内进行水中运动康复[7-9]。这是因为在近期以来，水中康复主要是用于严重的神经和骨科疾病以及严重失能的患者，所有这些患者几乎都没有很好运动的机会，而且水中治疗也不是充满活力的[10]。随着水疗和相关设备的发展，尤其是针对不同类型患者个体的多样化情况，产生了一种不那么刻板的观点和一种允许在较低温度的水中进行运动治疗的情况（如为了让运动系统恢复到较好的状态）。有时还建议水温调整为 28~32℃，这样的水温允许患者进行高强度和 "动态" 的运动（如运动员的水中运动康复），原因是

热水会使患者不适和容易疲劳[11]，故目前这些措施可增加治疗强度。

还有几种被称为 "温度敏感" 的疾病，如多发性硬化[12]，指南明确要求应在较冷（27～30℃）的水中进行运动。而对于手术后的情况，尤其是肩部等区域手术后，这类患者通常缺乏在水中进行快速和多样化运动的能力，所以最好是在温水（32～35℃）中运动。需要根据患者的特征，以及其他影响因素来确定合适的水温（如老年患者因为新陈代谢相关的因素，可能会更喜欢温水）。

显然，如果在同一水疗池中不能满足不同温度的水中运动（因为在短时间内改变水疗池水温的难度非常大），那么专业人士可能会根据治疗方案进行调整（如温度较低时进行动态运动；如果水温特

水温、ATRI指南和水温量表

水疗法的最佳水温是多少？对大多数患者来说，33℃的温度似乎比较理想。然而，治疗通常在不同温度（28~37℃之间）的水疗池中进行。需要指出的是，如果使用较多的"被动"技术（如Watsu技术、Ai chi技术），所用的水温会较高；而如果使用较多的主动技术（如Burdenko技术、Halliwick技术等），所用的水温可能会较低。还请记住，有些患者对水温特别敏感[13]。

最常用的水温换算表	
摄氏温度（℃）	华氏温度（°F）
23.9	75
26.7	80
29.4	85
32.2	90
35	95
38	100

别高，则进行更静态或更慢的运动，以使患者在水中运动的时间更长一些），或者采取有针对性的措施（如先热身再进行水中运动治疗，或者是穿氯丁橡胶潜水服或其他绝缘材料潜水服等）。

综上所述，可以根据患者具体情况，在不同的温度下，如在28~34℃范围内进行水中功能再训练，并对治疗方案进行调整和验证[9, 13, 14]。而且，行业内国际协会的最新指南[15]也根据不同的疾病和环境提供了不同的水温范围（表4.5）。

表4.5	水中运动的水温
活动	温度（℃）
游泳	26~28
水中健身	27~29
骨科康复	28~34
神经康复	30~35

注意：这些值是参考值，有些疾病和特殊情况可能需要不同的水温。

水温基本符合人体"不感温"的定义：在32~34℃之间没有热量的散出，没有血管舒张补偿机制（当水变暖时）和周围血管收缩（当水变冷时）补偿机制。一般来说，身体的"外层"（皮下脂肪、肌肉和皮肤）通常可防止"中央核心"（内脏器官，

如心脏和肺）的温度下降。很明显，"肥胖"的患者可更好地适应低温，而较瘦的患者则更容易受到低温的影响。

结构辅助设施和设备

在建造一个水疗康复中心时，还必须考虑到那些传统的和众所周知的辅助设施和设备，它们可能在结构上属于水疗池，所以在这里被认为是"结构辅助设施和设备"（表4.6）。在水疗池的周边安装水中扶手（通常是不锈钢材质的，图4.10 a），可以让患者更容易地支撑自己或进行移动，从而允许整合某些设备或将其直接用于某些运动。也可安装水中肋木（通常也是不锈钢材质的，图4.10b），以提供不同水平的支撑和固定。水疗池边的康复座椅（图4.11）和小椅子可用于下肢运动，带有横向支撑的支架（图4.12）可用于躯干和脊柱的训练。水流喷射可在行走和跑步时提供阻力。其他常见的结构辅助设施和设备还包括不同水平和深度的壁挂式水流喷射装置（"水力按摩"类型），以及各种类型和尺寸的水中楼梯和台阶（图4.13）[1, 16]。

表4.6　水疗池的结构辅助设施和设备
● 不锈钢水中座椅
● 带横向支撑的不锈钢支架
● 不锈钢水中扶手
● 水中楼梯和台阶
● 不锈钢水中肋木
● 把手
● 水流喷射器
● 带座椅或担架的升降机

患者可以通过普通的楼梯进入水疗池，但建议安装升降机，方便患者进出水疗池（图4.14）。这对那些依靠手拐或拐杖行走的患者特别适合，因为对他们来说，在水中上下楼梯可能是非常危险的。对于某些虚弱的患者，使用辅助设备也是必要的。带有座椅或担架的电动升降机和液压升降机可供较严重的患者使用。一些水疗池设有一个"斜坡"入口，方便使用轮椅或有某些其他限制因素的患者进入。

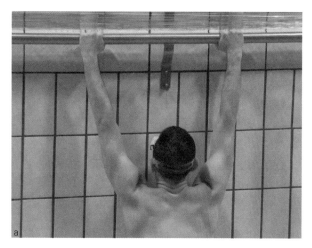
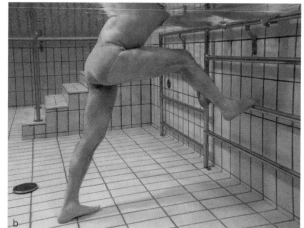

图 4.10　水中扶手（a）和水中肋木（b）

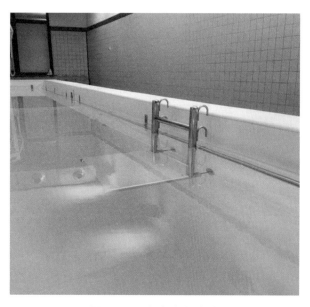

图 4.11　水中康复座椅

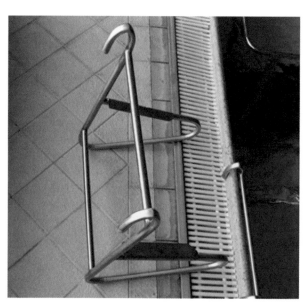

图 4.12　水中带横向支撑的支架

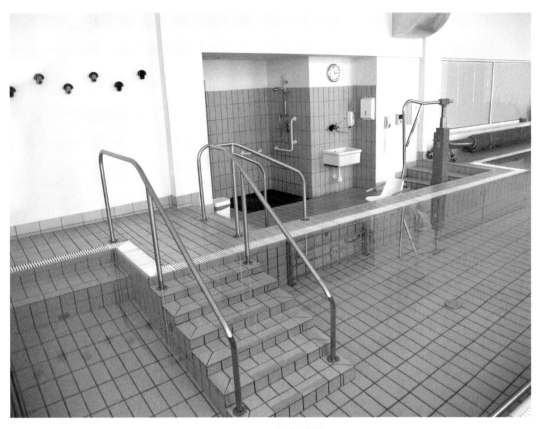

图 4.13　水中楼梯

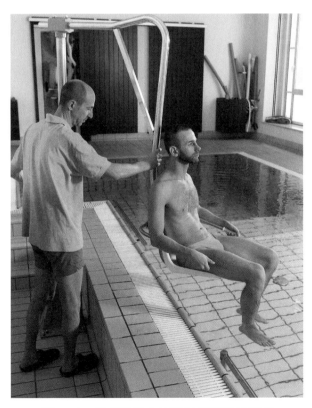

图 4.14　患者进出水疗池时使用的升降机

辅助器材

在不做额外改变的情况下，水的所有物理特性都可在水疗方案中加以利用。一些学者认为[17]，通过使用不同类型的器材，水介质的特性可以被增强和（或）改良。例如，使用上浮器材或下沉器材（重物）可以辅助或阻碍运动。此外，黏度及其对运动的阻力可以通过特定器材来增加，这些器材可提供更大的冲击面[18]，所施加的力可以通过在水中运动的方向和速度来改变（图 4.15）[19]。

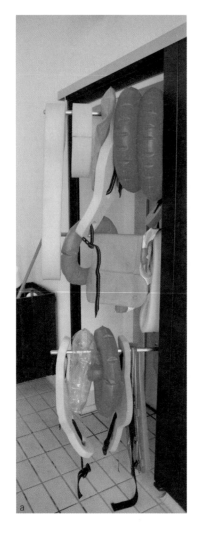
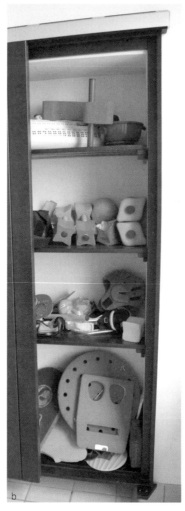
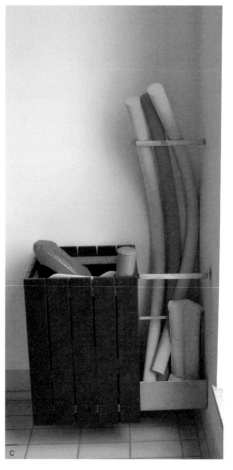

图 4.15　小型水中辅助器材，如浮板、浮臂、水中哑铃和浮条（a~c）

在所有情况下，专业人员的出发点是：水疗法使用的第一个"设备"是水本身。一位患者必须从他所站立和移动时周围的水环境开始，根据所描述的前提（水介质的特性、对身体各个系统的影响、特定的变化或适应），设法理解如何在我们的身体上或与我们的身体一起"使用"它。

在水中运动治疗时，或多或少使用特定器材的情况一直很普遍，这是为了丰富刺激方法和治疗方案。近年来，由于进行了专门的研究和临床应用，这些器材在受伤的解剖部位、疾病和患者等方面均有了更好的发展。因此，用于失能患者和严重神经系统疾病患者的器材，用于传统水中活动的器材（如游泳运动员使用的浮板）[20, 21]，

以及用于水中运动的特定器材都取得了很大进展，使患者在特定运动时增加肌肉或代谢负荷，从而达到不同的效果[14, 22-24]。

水疗池的常规辅助器材包括各种形状和尺寸的浮板、浮带、脚蹼、水中哑铃和漂浮装置等[25]，许多公司正在开发更多的技术和器材。目前还有可用于上浮、下沉和中立漂浮的器材，可根据它们的性能而分类。所有专业人员都可以通过选择最适合某一运动的器材来治疗疾病，尤其是在为患者选择最适合的治疗方法时，从而使其康复实践多样化。

近年来，人们甚至设计出了与陆上类似的水中测力计。此外，水中跑台和水中功率自行车为患者

在水中康复提供了更多的机会。对于这些"大型水中器材"，专家们正在研究其引起的变化和用于康复的最佳使用方法[26-28]（图 4.16）。

水中康复器材的分类方法有多种，每种方法都有自己的分类体系，但目的都是为康复专业人员提供一种合适的参考方法。

基于不同的解剖部位（下肢、上肢、躯干）进行分类是简单的，因为一种水疗器材的特点恰恰使它能够用于几个解剖部位或用于不同的部位和疾病。因此，根据器材本身的基本类型和"水"特性提出了分类（表 4.7）。

为水中康复训练选择适当的辅助器材是制订治疗方案和计划的一项基本工作。因此，专业人员必须考虑最终目标、使用的可能性、各种器材的调整和多样化，以及患者的类型和疾病等情况。

表4.7　水中康复器材的分类
按类型分类
● 典型的水中运动器材（浮板、浮盘、拉力浮标、脚蹼、通气管、面罩、臂浮等）
● 典型的水中健身运动器材（水中哑铃、脚浮、台阶、浮圈、水中平衡板、水球、浮掌、浮带、浮条等）
● 典型的水中康复运动器材（水中手杖、浮带、浮板、浮盘、各种直径和尺寸的救生圈、漂浮头盔等）
按水特性分类
● 漂浮器材（浮带、脚浮、浮管、水球等）
● 下沉器材（水中哑铃、踝部阻力训练器材等）
● 维持中立位的器材（水中手杖、浮盘、脚蹼等）
● 大型器材（水中自行车、水中跑台、水中椭圆机、弹性地毯、水中平衡杠等）

水中运动可提供新的思路和可能性，为了了解它们的真正用途和潜力，必须用科学证据和实践验证来对它们进行全面和批判性的评估。

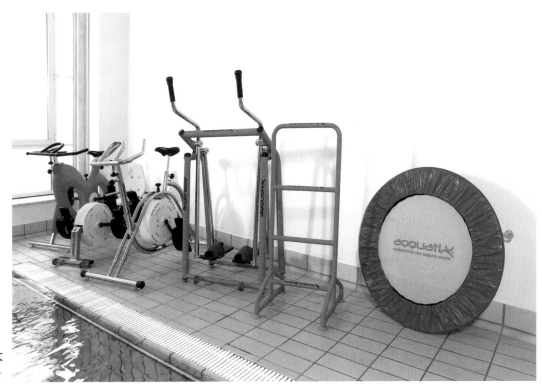

图 4.16　大型水中器材

专家观点

Marco Tornatore

意大利前游泳冠军和成人游泳项目纪录保持者，欧洲水疗协会总干事

从国际层面的行业角度来看，水中康复发展的主要领域是设施、设备、评估工具，还是其他方面？

总的来说，特别是在全球范围内考虑时，情况肯定是不一样的。它取决于每个国家的研究和发展的进展情况，即该领域的专业人员（物理治疗师、骨科医师、运动医学医师、康复医师、运动教练）通过实验室和现场测试以及日常经验产生的成果。行业是文化的反映，每个国家的专家都是文化敏感性的体现。美国在水疗研究和设备方面毋庸置疑处于世界领先地位。实际上，美国遵循着更传统的方案，而西班牙、意大利和葡萄牙等国家的从业者则采用更先进的方法，其中设备是非常重要的。但实际需要的是机械设备或简单的漂浮辅具，而不是高科技的解决方案（这可能在美国更普遍）。然而，我们可以断言，不存在真正的水中康复产业（现在它仍然是一个小众市场），因为真正的区分要素恰恰是水，这构成了康复方案之间的巨大区别，这些康复方案涉及或不涉及基于水疗池的康复步骤。因此，可以在水疗池的系统规划中确定一个真正的行业，并对其进行研究，从而完善许多在水中的运动。从实践上来说，是存在一个水疗池产业的，专门从事制造专用设备的业务。这一领域较大的限制是昂贵的费用，这些费用往往过高（如建造

一个室内水疗池，可能花费 12 万欧元，甚至可能达到 2 倍的价格，这仅仅是因为它是用于康复的）。如今，除了专业从事水疗池建造的公司，我们发现非常多的公司，特别是在西方国家，除大量生产机械设备（如水中功率自行车、水中跑台、水中椭圆机等）和小型辅助器材外，他们还帮助专业人员开发适当的监测系统（如 WiFi 心率监测，与运动分析软件相连的水中摄像机——通常是在意大利制造的），以帮助促进有效的功能康复计划。其中巴西就是一个例子，那里有广泛的水中康复和训练文化，但由于当地缺乏工业基础，需要从发达国家进口很多水疗产品。如果当地没有合适设备的情况下，建造一个符合当地情况的水疗中心好，还是建造一个只是少数专家认同的水疗中心更好？巴西的水疗机构和设备丰富，但由于缺乏了解水疗的专业人员而没办法大范围推广应用。在意大利，就水疗研究、实验和治疗方案发展而言，最具渗透性的领域是运动医学和运动科学，它们显然与健身和预防疾病或损伤有关。

康复是一个涉及有资质的专业人员（骨科医师、物理治疗师、康复医师）的学科。但在这个领域，在研究和实施水中康复项目方面，目前还没有那么多的困难。近年来，专业人员在研究陆上和水中康复方案之间的有效相互作用方面做出了重大努力。在不缺乏水疗专业人才的国家，但水疗作为一种辅助手段，仍有很大的进步空间。这种分离情况在意大利较为常见。因为在其他国家的康复领域中，

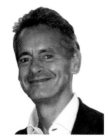

对水的性质和益处已经达成共识。因此，使用设备和水疗池（甚至公共泳池）进行康复在其他国家得到了更好的发展，这些国家的医疗和预防概念更多地基于其各自人口和机构的具体情况。

过去 15～20 年间，在规划和使用水疗设备方面取得了哪些进展？

20 世纪 80 年代，在国外，迈出的第一步是了解它们在垂直位水中运动的重要性。在欧洲，特别是在意大利，直到 20 世纪 90 年代我们才认识到这是患者康复的大好机会；在那个时期，水中健身的传播促进了这种发现。就这样，在意大利，第一个康复水疗池诞生了，其特点是有 3 个不同的深度，尺寸相当小，水温为 32～34℃。为了使水中康复更有效，我们使用了小型设备和漂浮背心，或其他可提供不同程度阻力的辅助设备，或使用弹力带，因为水中运动相对于陆上活动较"不受束缚"。此外，在被动阶段，水的阻力有时会"帮助"它。从用于传统水中活动的浮板、浮标和浮盘，再到其他用于水中健身的器材，在 10 多年的时间里，设备更加专业化。

1992—1993 年，意大利从美国进口了允许负荷变化（促进或阻碍运动水流）的器材。但是，欧洲在第二年的年底就得到了一个快速的发展，尽管这些发展主要体现在用于下肢和上肢功能康复的小型设备上。一

般来说，许多用于水中健身的器材也适用于康复领域。最早的专用设备是手工制作的，它们可很好地用于锻炼内旋和外旋、外展和内收，或锻炼四肢各关节的屈伸等。对于脊椎，我们的目标是在深水中治疗，最初使用氯丁橡胶浮体，然后快速发展至使用具有更大漂浮能力的漂浮带。然而，直到 2000 年，新一代的设备才开始使用，其中很多设备对于患者的身体和运动康复，或者对于特殊类型患者的训练，如肥胖患者和腰痛患者等都是足够的。第一个水中自行车进入意大利国内市场（在国外，尤其是在美国，它们第一次出现在 20 世纪 90 年代初，但没有获得显著的成功），但在之后 4~5 年的时间里，许多公司推出了水中功率自行车、水中跑台（2007 年）和水中行走模拟器等。

由不锈钢材质制成的大型设备确实出现了爆炸式增长，与此同时，其他类型的设备也出现了，它们均可用于水中功能康复。由于某些投资的需求和促进其出口的市场全球化，这些产品发展成产业化生产的规模。在这一领域，欧洲，尤其是意大利，已经变得比美国更高产，而美国仍受制于传统的、不那么先进的解决方案。2011 年，大型设备经历了一次技术改革，对康复领域的需求做出了越来越多的反应：如更加实用的水中跑台（不锈钢基本上已经被新的塑形材料取代），它们易于管理、可移动、更安全；水中功率自行车，除了强度的

调节外，还有一个控制系统，可以通过可变颜色的 LED 灯，根据踏板每分钟转动的次数，来确定骑行的强度；还有水中卧式自行车、用于本体感觉的水中弹性蹦床、残疾人士专用设备、水中本体感觉训练板和其他用于四肢的设备等。在这个阶段，小器械的质量也非常高，主要为了适合在水中使用而生产；随着工业进一步发展，模具的制作，以及使这些器械的形式、设计和使用的材料都得到了更大的发展。所有这一切都得益于水中测力仪器，其既可对单个患者进行实时测量，还可对患者进行远程测量。意大利制造的产品在全球市场中脱颖而出。下一步，我们可以期待的是，像水中功率自行车和水中跑台这样的设备都将配备特定的监测仪器，让使用这些设备的患者更容易监测身体的负荷情况。

近年来，水疗池的概念是否发生了改变，还是传统观念占主导？

虽然在过去的七八年里水疗设备经历了一个重要的发展时期，但水疗池除了在今天更常见之外，并没有得到很大的更新，而且修建水疗池的成本一直在下降。成本的增加仅仅是由于在水疗池中加入了额外的元素，如玻璃墙（舷窗）和强大的、可改变的水流喷射装置，后者可提供阻碍移动或前进的水流。理想的水疗池应该有凸起的池边（即地上的或部分在地上的），因为这样有助于专业人

员为患者进行治疗；3 个深度（低：90~100cm；中：130~140cm；高：200cm 及以上）仍然是优化水中康复方案不可缺少的参考深度。在过去的 10 年里，为了使患者获得更好的功能康复而对许多传统的水疗池进行了改造。如果对患者来说水温较低（如水温为 27~28℃），则可使用轻型潜水服或莱卡 T 恤将患者的体温保持在高于水温的 2~4℃。换句话说，这是一个正在发展的情况：在未来的 5 年里，我们将看到相关公司生产的水疗设备更加集中和专业化。目前，除了传统的水疗系统，水疗池行业将越来越多地采用与康复相关的技术和创新。有一个普遍的概念，"小 = 更有利的"，小型至中型水疗池通常更适合于功能康复；对于重点客户（如医师、物理治疗师、非专业承包商），小型到中型水疗池比大型系统能提供更大的回报，因为它们的能源消耗和价格较低。换句话说，即使是一个小的水疗池，也需要明智的项目指导，这将导致在今后 20 年中对运营成本和服务质量方面产生积极的结果。对于任何康复中心在规划建设水疗池时，这最后这一点应该是必须考虑的和决定性的因素。截至 2014 年，至少有 40% 的新康复中心建造了水疗池，因为越来越多的人意识到，如果没有水疗池，患者康复的选择和可能性将是不完整的。

（廖麟荣　译，丛芳　审，王俊　校）

参考文献

1. Skinner AT, Thomson AM. La rieducazione in acqua. Tecnica Duffield. Roma: Marrapese; 1985.

2. Turchi P. Piscine e vasche riabilitative: considerazioni tecnologiche e progettuali. Atti del convegno "Riabilitazione 2000 l'era dell'acqua". Pordenone 6 Maggio 2000.

3. Kierzek A. Priest Sebastian Kneipp and his hydrotherapeutic method. Point of view after over one hundred years. Przegl Lek 2005; 62(12): 1583-5.

4. Zorzi GA, Bloccari L, Sartor F, Fedele L, Lenarduzzi F. Il coefficiente crenologico in idrochinesiterapia: considerazioni sulle caratteristiche fisico-chimiche delle acque utilizzate. Atti del convegno "Riabilitazione 2000 l'era dell'acqua". Ed G.A. Zorzi, Pordenone 6 Maggio 2000.

5. Zorzi GA, Bloccari L, Sartor F et al. Idrochinesiterapia: caratteristiche chimiche e fisiche delle acque. Il Fisioterapista 2002; 2: 19-33.

6. Conferenza Stato-Regioni. Atto d'intesa 16 gennaio 2013, GU 3 marzo 2003, n. 51 e successive integrazione "Disciplina Interregionale delle piscine" 16 dicembre 2004.

7. Craig AB. Temperature regulation in immersion. Biomechanics and medicine in swimming. Champaign: Human kinetics; 1983: 89-95.

8. Bullard RW, Rapp GM. Problems of body heat loss in water immersion. Aerosp Med 1970; 41(11): 1269-77.

9. Sova R. Exercising in hot weather. The AKWA Letter 1989; 3(2).

10. Kenney WL. Considerations for preventive and rehabilitative exercise programs during periods of high heat and humidity. Exercise Standards and Malpractice Reporter 1989; 3(1): 1-7.

11. Costill DL. Effects of water temperature on aerobic working capacity. Res Q 1968; 39(1): 67-73.

12. National Multiple Sclerosis Society Client and Community Services Division. National Multiple Sclerosis Society: Aquatic Exercise Program. New York; 1993.

13. Sova R. Aquatic therapy temperatures, in www.atri.org.

14. Barbosa TM, Marinho DA, Reis VM, Silva AJ, Bragada JA. Physiological assessment of head-out aquatic exercises in healthy subjects: a qualitative review. J Sports Sci Med 2009; 8(2): 179-89.

15. Aquatic Exercise Association. Standards and guidelines for aquatic fitness programming. Nokomis: AEA; 2008.

16. Rigardo S. Gestione a bordo vasca e in acqua: ausili ed attrezzature. In: Atti II Congresso Nazionale di Idorkinesiterapia: "Il trattamento in acqua del paziente con patologie neurologiche", 1 ottobre 2005.

17. Ambrosini AB, Brentano MA, Coertjens M, Kruel LF. The effect of strenght training in hydrogymnastics in middle-age women. Int J Aquat Res Educ 2010; 4: 153-62.

18. Pinto SS, Cadore EL, Alberton CL et al. Cardiorespiratory and neuromuscular responses during water aerobics exercise performed with and without equipment. Int J Sports Med 2011; 32(12): 916-23.

19. Law LA, Smidt GL. Underwater forces produced by the hydro-tone bell. J Orthop Sports Phys Ther 1996; 23(4): 267-71.

20. Senati S. Aquafitness. Cesena (FO): Elika; 1998.

21. Pagni L. Ginnastica in acqua. FIN SIT; 1997.

22. de Souza AS, Pinto SS, Kanitz AC et al. Physiological comparisons between aquatic resistance training protocols with and without equipment. J Strength Cond Res 2012; 26(1): 276-83.

23. Zanolli S, Faccini P. KCE E WAT-JOB : nuove tecniche di riabilitazione motoria. Ciba-Geigy; 1996.

24. Goitz RJ, Towler MA, Buschbacher LP, Wilder RP, Thacker JG, Edlich RF. A new hydrofitness device for leg musculoskeletal conditioning. J Burn Care Rehabil 1988; 9(2): 203-6.

25. Sereni G, Reggiani E. Pinne e zavorra. Sport & Medicina 1997; 3: 50-2.

26. Giacomini F, Ditroilo M, Lucertini F, De Vito G, Gatta G, Benelli P. The cardiovascular response to underwater pedaling at different intensities: a comparison of 4 different water stationary bikes. J Sports Med Phys Fitness 2009; 49(4): 432-9.

27. Piacentini MF, Gianfelici A, Demarie S et al. Comparison of embolic parameters on three different hydrobikes and exercise intensities. Atti ECSS 12th Annual Congress, Jyvaskyla; 2007: 514.

28. Benelli P, Colasanti F, Ditroilo M et al. Physiological and biomechanical responses to walking underwater on a non-motorised treadmill: effects of different exercise intensities and depths in middle-aged healthy women. J Sports Sci 2014; 32(3): 268-77.

患者评估与管理

从前面章节的介绍中可以明显地看出，水疗对身体的益处包括以下几个方面：活动的自由度带来的心理效应，水赋予活动的安全性，以及重获原本认为已经失去的功能性能力。这些益处都可给患者带来新的动力和运动的欲望，成为恢复丧失功能的前奏。

然而，水并不能为所有人都带来积极的影响。例如，在某些情况下，看到水或由水引起的不稳定感可能会造成不安，这不但抵消了积极的影响，而且可能会造成消极的影响。

水疗时引起的呼吸困难、僵硬、血压降低或升高只是需要注意的一些消极的影响，更重要的是要评估是否有可能在其他时间或用其他方式进行水疗（或者，甚至不建议进行水疗）。

一些情况下，即使没有特别的不良反应，患者在水中站立和活动时，可能仍然会感到困难和不安（这可能与他们的性格、心理状况、身体情况、之前的意外事故或对环境不够熟悉有关），即不具备所谓的"水性"（也就是在游泳教育中所说的对水的"适应"）。在这些情况下，有必要随时评估患者的情况，从整体和单个训练中重新考虑制订康复方案。有时，可能需要进行几次额外的训练使者先熟悉水环境，以便以适当的方式开始康复训练。如果患者身体僵硬、活动时不换气、

不断寻找支撑点，并且无法正确执行动作和运动，那么进行系统化的训练将毫无意义。在这些情况下，应事先进行一些准备活动，让患者平静放松下来，以便为水中训练做准备，即使这样做可能会推迟康复计划的进度（但随后会使它更有效），但却可促进水疗康复的成功执行。

通过对患者进行水中初步评估，来了解他们在这种新环境中进行特定训练的能力以及是否存在特殊问题至关重要。

在评估之前可以先问几个问题，以便了解患者以前水中活动的经历以及他们对新训练环境的

水的多效性

已有研究表明，运动锻炼是一种真实有效的治疗方式，具有多效性，在某种程度上，在预防和治疗方面同时对多种危险因素或病理因素有效。这些作用使得运动锻炼与大多数药物治疗区别开来，药物治疗通常是针对一种或几种目标（如抗炎时使用抗炎药，治疗挛缩及僵硬时使用肌松药）。

通过水中运动可以强化治疗目的。由于水介质本身的特性，再加上与其他诸多因素共同发挥作用，水中运动增强了运动锻炼的预期效果，可在运动锻炼效果基础上添加额外效应。

在单一疗程或单次水疗中，可能会同时改善僵硬、疼痛、炎症、肿胀和挛缩等症状，这就是所谓的"水的多效性"。

治疗师应当在水疗池边还是水中？

人们常常争论，治疗师是应该和患者一起在水中，陪伴着患者并给予直接的指导，还是应该站在水疗池边，在池边跟着患者并进行指导，同时监督患者动作的执行情况。对于这个问题，必须综合考虑各自的优缺点。

当治疗师在水中时，患者的表现更好，治疗师也更容易进行分析和监测，但对运动的观察有限。患者可能会感到更加安全，但也会过于依赖治疗师的陪伴。当治疗师站在池边时，治疗师将会有一个更全面的视野，但也可能会被水的折射和运动引起的湍流所干扰；此时患者可能会感到不安全，但治疗师可以同时监督不同的患者。

此外，最重要的是必须根据以下因素来进行综合考虑：患者的类型（功能障碍程度、水性情况和身体状况）、环境情况（水疗池的尺寸，是否有可站立和行走的池边通道以便进行必要的指导和监督，水疗池的深度，有无楼梯和可供休息的设施，是否使用设备）、工作方法（是否有转移、牵引、示范，在水中是否需要协助，是否需要完全浸入水中进行锻炼或进行特定的水中运动）、水中患者的数量（在某些情况下可以组织小组训练，但如果患者需要治疗师的持续协助，则应该是一对一进行治疗）和康复阶段〔开始时，尤其是患者缺乏对水和（或）康复训练的信心时，则需要更直接的帮助；后期，治疗师有可能将规模较小或情况大致相同的患者分成小组来设计训练计划〕。针对这个问题没有绝对的答案，应综合考虑以上情况并根据患者的评估结果来确定。

态度（特定的病史有助于了解患者并指导训练过程）。评估由治疗师在水疗池边和（或）水中完成。首先在陆上时，应在静止和运动状态下对患者进行评估（以便初步了解他们的身体结构和组成，倾向性和代偿情况，以及神经运动协调能力），然后让患者自然地进入水中，此时可评估他们的漂浮能力、紧张或放松的倾向性、水中的运动能力及在水中使用不同体位（主要评估水平位和垂直位，但不限于此）的能力（表 5.1）。

表5.1	患者的评估

● 初次评估：医疗情况、运动史、水中运动经验和康复治疗情况
● 陆上评估：身体结构、活动能力、对待镇痛的态度和代偿
● 水中评估（治疗师需要根据设施、环境、患者及其身体状况进行评估）：包括在水中的信心、对水中运动的熟悉程度，对不同深度水疗池的态度，在水中管理自己身体的能力，放松或紧张的倾向性，自我保护机制

水疗患者的管理通常很复杂（表 5.2）：从更衣室开始，患者有时需要在治疗师的协助下进行穿衣或脱衣。治疗师的任务是减少患者的不适感，并尽可能多地让患者独立完成日常活动：所有患者都只是暂时的功能障碍，仅需暂时的帮助。

表5.2	患者的管理

● 更衣室协助
● 在水疗池边和水中陪伴，以了解环境、熟悉楼梯及其深度
● 与康复小组商议制订水中运动方案（根据患者的反应进行调整，治疗师应积极参与）
● 协助患者离开水疗池和更衣室

例如，可以让下肢疼痛的患者坐下脱裤子，建议有脊柱疾病的患者穿着没有鞋带的鞋子以避免在脱鞋时脊柱过度屈曲，接受过肩部手术的患者穿衬衫时可能需要帮助。

接下来，至少在最初的训练中，治疗师应陪同患者前往水疗池，并向患者介绍新环境的情况，

如水疗池的尺寸、水温、深度和支撑点等，尤其是在关键区域。此时，方便的通道及清晰的指引和标识将对患者有帮助。

进/出水疗池的安全管理是必需的，即便是在水疗池边运动也是需要注意安全的，所以训练初期可能需要 1~2 名治疗师在场。水疗池的设计也要考虑这些因素，例如安装扶手并注意地面防滑。可以通过升降台、普通的楼梯或水疗池边的通道进出水疗池，以最大限度地保证患者安全。

患者入水后，治疗师应与他们互动：治疗师站在水中可为患者带来安全感，更重要的是还可以通过直接接触来为患者提供支撑。可用于控制和刺激运动的支撑方法有很多：支撑越靠近近端（骨盆或肩部），则训练越集中于躯干部位；支撑越靠近远端（踝部或手），则训练越侧重于整体（图 5.1~5.3）。

在有支撑的漂浮（仰卧、俯卧或垂直位）情况下，可以有不同的训练体位：每个体位都有其独特的生物力学和肌肉激活特点，不同体位的选择和使用顺序将取决于患者的状况和所设定的目标。

如果要治疗伤口正在结痂的患者，必须使用防水绷带来保护伤口：市场上有各种各样的防水绷带，但没有一种能在高温下完全贴附于皮肤。因此，在伤口没有完全愈合的情况下不建议进行水疗，或者应该与医师讨论水疗的风险/益处后再决定。

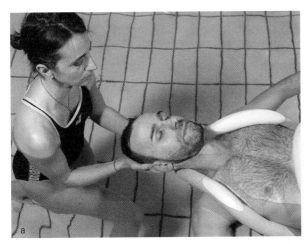
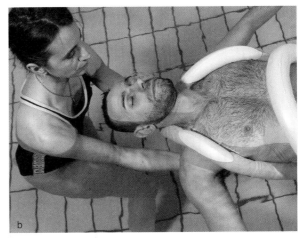
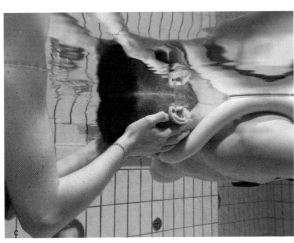
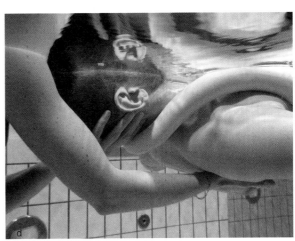

图 5.1　头部和肩部支撑示例（a~d）

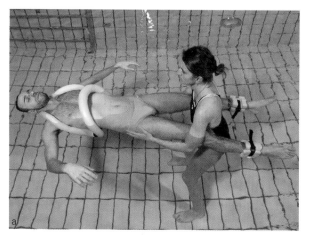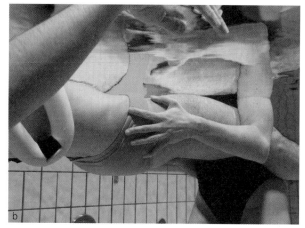

图 5.2　骨盆支撑示例（a 和 b）

　　对于特殊患者（在专用设施中接受治疗的患者），如大小便失禁的患者，可以通过穿着防泄漏套装、使用安全套和肛门卫生棉条来控制分泌物。

　　所有类型的病理情况都值得深入分析，并设计个体化的康复方案以满足特定需求。因此，治疗师必须与患者保持互动，并根据患者的感觉、反应

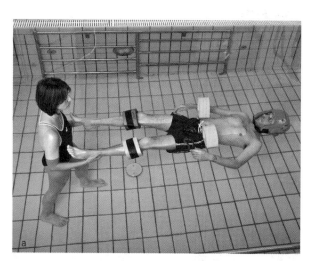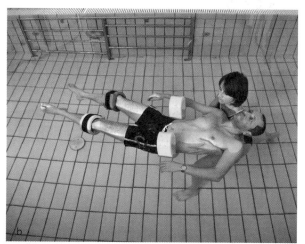

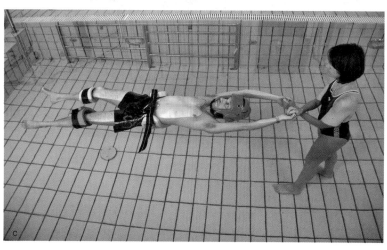

图 5.3　脚踝、躯干和手部支撑示例
（a~c）

及其在水中的运动能力来制订训练计划，我们还应考虑在水中调整运动和环境，可能会带来的负荷变化情况（表4.1），但要与上述因素相关的环境和结构"变量"整合以进行综合治疗（表5.3）。

表5.3　康复方案的管理：训练间的协调
● 手法治疗
● 使用仪器的物理治疗
● 药物治疗
● 陆上治疗性运动（健身房或居家训练等）
● 水疗训练（水中运动治疗）
目标：使各种治疗协调、协同和同步化
避免：治疗过程中出现训练重叠、超负荷、冲突及治疗缺乏顺序性

将水疗整合入康复方案

正如先前所强调的，由于水介质的特殊性使得水中运动具有其自身的特点和特质。但是，水疗可以与其他功能治疗和物理治疗相结合，发挥协同治疗作用，以帮助患者获得更好的疗效。

如今，医务人员和治疗团队通常将水疗作为骨科疾病、神经系统疾病、退行性病变和代谢异常等疾病的辅助治疗方法。但是近年来，这种方法出现了滥用的趋势。虽然有些方案进行了调整，但并不适用于所有疾病。他们也许缺乏对水介质潜能的认识，也可能对水中所承受的负荷、需要的能力和关注点方面缺乏必要的调整和变化（尤其是在特殊和常规康复方案的设计和协调方面）。

简单来说，制订水疗方案需要考虑生理、生物力学和方法学等方面的知识。请记住，制订训练具体内容时不仅要考虑它所适用的环境（水），而且还应该关注它所影响的个体、个体需求以及所提出的目标（表5.4）。

此外，运动方案一旦设立，就必须监测患者

的反应、病理进展情况以及相关的障碍程度并调整运动方案。

从这个意义上说，康复方案必须是个体化的，而且必须考虑到一系列的变量，有些变量在所有训练方案中都是常见的，有些则是水疗特有的。正如前文所述，在制订水中训练方案时，首先必须考虑患者的水性级别（在水环境中的自主性和信心）、水中运动史、水疗环境系统的特征（水深、水温、尺寸等）、现有设备（具体数量）、与其他训练的关系以及康复方案的疗程。除了这些方面，还必须考虑患者当前或既往相关的病理状态类型、程度、进展和预后，以及患者的年龄、性别、人体测量学特点、身体和运动特征。最后，还应考虑患者的短期和长期目标以及一般的功能情况、工作和运动需求，同时也要考虑社会心理因素[1]。

表5.4　水中运动方案：评估要素
● 当前或既往相关的病理状态类型、程度、进展以及临床预后和注意事项
● 年龄、性别、人体测量学特点、生理和心理特征
● 对水的态度、水性级别以及目前和既往水中运动的经验
● 短期、中期和长期目标
● 功能需求（治疗、运动或个人）
● 参与人员
● 与康复方案中其他治疗、训练和疗程的关系
● 水疗池的特征（水深、水温、水疗池尺寸，是否为康复或多功能水疗池）
● 可用设备
● 进度（疗程、周期、整个治疗方案）

水的环境依赖效应有时是非常有效的（对于某些人来说，仅浸在水中就可能有治疗效果），但是水疗只是康复方案中可用的资源之一，还应结合其他的治疗方法。

水疗方案应由整个康复团队商定，并与患者

共同讨论，结合设施和水疗池的环境来制订[2]。

水中运动的构成与陆上运动并无不同，其目标和策略仍然是根据临床推理得出[3]，并在初始或中期评估中加以确定。

在制订了总体康复方案、确定了患者的基本情况以及部分与总体目标后，还必须选择操作方法和治疗的顺序，并强调患者在水疗方面的细节，协调不同的训练（表5.3）。

水疗训练方案可能会减少或强化，中止或延长；它不是一成不变的方案，而且很容易适应。正如每个患者对负荷的反应能力也可能有每日的主观差异一样，不同患者在完成同样的训练量时将采用不同方式，所以水中运动治疗极具可塑性和弹性，这为重新制订和调整总体康复方案提供了有效支持。

因此，治疗师必须监测患者的情况并制订每日的工作计划：可以适当缩短或延长水疗的时间；水疗是在陆上运动之前还是之后进行，可以根据所追求的疗效来决定。

可以通过改变运动的难度、特定设备和装置的使用、运动的速度和范围、运动的平面和方向以及重复的次数和组数来调节运动强度，还可以通过调整整体运动或分解运动、交替刺激损伤关节和邻近关节以及不同的肌群来调节运动强度。

在手法治疗和陆上训练之前，可将水疗训练作为准备活动，也可以将水疗作为健身训练结束后放松肌肉和缓解关节紧张的方法；有时也可能会细分训练，仅在水中完成某些运动，而将其他运动留到陆上来完成；此外，它可能是一天中最重要的康复治疗或其他训练的后续治疗，也可能是当天的唯一训练[4]。

最后，可以在康复方案的第一阶段进行水疗，也可以在不同阶段的不同训练任务中使用水疗，并根据需要进行调整。由于水所带来的便利性（主要是减轻机械负荷）和水疗的益处，不必将其视为仅在严重障碍和困难时才用的方法。应该利用水疗的特性，在不同时间提供不同目的的训练，并与陆上训练相结合。

许多疾病都可以从水中运动受益，但只有很少的疾病能完全或主要在水中得到治疗。几乎总是需要利用自然环境来完成康复方案，使水中运动与陆上训练相协调。

水中运动与陆上训练之间真正的相互作用应该是互补的，并应从一开始就寻求训练与康复目标的最大交互作用。

为达到这个目的，治疗师需要通力协作，与不同的康复专业人员进行积极的沟通。

不同治疗方法之间的协调是基础，可提高每一种治疗方法的效果：如果管理和协调得当，一个完整康复方案的最终结果并不是通过简单地综合各种治疗方法而达到，而是通过每一种治疗方法的协同作用来达到[5]。

下面列出了一系列参考建议，治疗师可根据环境情况和实际工作的需求参考取用（表5.5）。

表5.5　水中康复训练：构成与组织

构成与组织

确认什么?
- 总体计划（运动计划阶段）
- 每日计划（其他治疗，何时何地）
- 具体的环境情况（何种设施、水温及设备等）
- 患者当前的状况
- 训练期间设施内是否有其他患者
- 治疗师的协助（治疗师在水中或池边）

准备什么?
- 工作时间表（训练分析计划）
- 确定每次治疗的目标
- 设备
- 确定治疗时间
- 检查更衣室和水疗池的出入口
- 训练前的准备工作（如入水前热身或采用特定方法进行热身）和训练后整理（如在专用房间中进行休息、水力按摩或冷疗）
- 效果验证方法（问卷、具体结果、简单的询问）

训练准备工作表

训练阶段
- 热身/适应阶段
- 初步阶段/激活阶段
- 主要阶段
- 整理阶段
- 最后阶段
- 其他训练

注意：为每个部分提供具体的训练和使用设备的参考，包括使用的设备、练习组数、重复次数、休息的时间和方法、注意事项，以及水疗池的参数，如水深、水温、湍流等

确定水疗训练的主要目标和部分或补充目标（针对训练的个别部分）

训练的目标
- 神经运动的激活，运动功能的恢复
- 松动全身和局部，恢复关节活动性及关节活动范围
- 改善肌张力，加强肌力
- 改善本体感觉、神经运动控制、平衡、核心稳定性、姿势控制
- 伸展身体
- 使脏器、全身和局部适应水中运动
- 让患者得到放松、整理，从而促进功能的恢复，减轻总体负荷

水中运动治疗评估记录表

　　以下是水中运动治疗评估记录表模板，由治疗师填写，也可用于在康复方案的特定阶段预先设计康复训练方案。这样做的目的是为治疗师提供额外的工具和实际参考，显然应根据环境情况、患者特点、所涉及的疾病、具体问题以及康复方案的阶段来调整。

水中运动治疗评估记录示例

患者：＿＿＿＿＿＿＿＿＿＿＿＿＿＿＿＿＿＿＿＿＿＿＿＿＿＿＿＿＿＿＿＿＿

年龄：＿＿＿＿＿＿＿＿＿＿　性别：＿＿＿＿＿＿＿＿＿　职业：＿＿＿＿＿＿＿＿

其他特征：＿＿＿＿＿＿＿＿＿＿＿＿＿＿＿＿＿＿＿＿＿＿＿＿＿＿＿＿＿＿＿＿

诊断：＿＿＿＿＿＿＿＿＿＿＿＿＿＿＿＿＿＿＿＿＿＿＿＿＿＿＿＿＿＿＿＿＿＿

协助需求：＿＿＿＿＿＿＿＿＿＿＿＿＿＿＿＿＿＿＿＿＿＿＿＿＿＿＿＿＿＿＿＿

期望：＿＿＿＿＿＿＿＿＿＿＿＿＿＿＿＿＿＿＿＿＿＿＿＿＿＿＿＿＿＿＿＿＿＿

禁忌证和注意事项（与水中运动有关）说明：＿＿＿＿＿＿＿＿＿＿＿＿＿＿＿＿
＿＿＿＿＿＿＿＿＿＿＿＿＿＿＿＿＿＿＿＿＿＿＿＿＿＿＿＿＿＿＿＿＿＿＿＿

环境情况（水深、水温等）：＿＿＿＿＿＿＿＿＿＿＿＿＿＿＿＿＿＿＿＿＿＿＿
＿＿＿＿＿＿＿＿＿＿＿＿＿＿＿＿＿＿＿＿＿＿＿＿＿＿＿＿＿＿＿＿＿＿＿＿

训练周期和（或）阶段：＿＿＿＿＿＿＿＿＿＿＿＿＿＿＿＿＿＿＿＿＿＿＿＿＿

设备：＿＿＿＿＿＿＿＿＿＿＿＿＿＿＿＿＿＿＿＿＿＿＿＿＿＿＿＿＿＿＿＿＿＿

训练编号：＿＿＿＿＿＿＿＿＿＿＿＿＿＿＿＿＿＿＿＿＿＿＿＿＿＿＿＿＿＿＿＿

训练的主要目标：＿＿＿＿＿＿＿＿＿＿＿＿＿＿＿＿＿＿＿＿＿＿＿＿＿＿＿＿
＿＿＿＿＿＿＿＿＿＿＿＿＿＿＿＿＿＿＿＿＿＿＿＿＿＿＿＿＿＿＿＿＿＿＿＿

其他目标：＿＿＿＿＿＿＿＿＿＿＿＿＿＿＿＿＿＿＿＿＿＿＿＿＿＿＿＿＿＿＿＿
＿＿＿＿＿＿＿＿＿＿＿＿＿＿＿＿＿＿＿＿＿＿＿＿＿＿＿＿＿＿＿＿＿＿＿＿

运动时长：＿＿＿＿＿＿＿＿＿＿＿＿＿＿＿＿＿＿＿＿＿＿＿＿＿＿＿＿＿＿＿＿

热身/适应环境*（持续时间：＿＿＿＿＿＿＿＿＿＿＿＿）
＿＿＿＿＿＿＿＿＿＿＿＿＿＿＿＿＿＿＿＿＿＿＿＿＿＿＿＿＿＿＿＿＿＿＿＿
＿＿＿＿＿＿＿＿＿＿＿＿＿＿＿＿＿＿＿＿＿＿＿＿＿＿＿＿＿＿＿＿＿＿＿＿

准备/激活部分*（持续时间：＿＿＿＿＿＿＿＿＿＿＿＿）
＿＿＿＿＿＿＿＿＿＿＿＿＿＿＿＿＿＿＿＿＿＿＿＿＿＿＿＿＿＿＿＿＿＿＿＿
＿＿＿＿＿＿＿＿＿＿＿＿＿＿＿＿＿＿＿＿＿＿＿＿＿＿＿＿＿＿＿＿＿＿＿＿

主要部分*（持续时间：＿＿＿＿＿＿＿＿＿＿＿＿）
＿＿＿＿＿＿＿＿＿＿＿＿＿＿＿＿＿＿＿＿＿＿＿＿＿＿＿＿＿＿＿＿＿＿＿＿
＿＿＿＿＿＿＿＿＿＿＿＿＿＿＿＿＿＿＿＿＿＿＿＿＿＿＿＿＿＿＿＿＿＿＿＿

最后部分*（持续时间：＿＿＿＿＿＿＿＿＿＿＿＿）
＿＿＿＿＿＿＿＿＿＿＿＿＿＿＿＿＿＿＿＿＿＿＿＿＿＿＿＿＿＿＿＿＿＿＿＿
＿＿＿＿＿＿＿＿＿＿＿＿＿＿＿＿＿＿＿＿＿＿＿＿＿＿＿＿＿＿＿＿＿＿＿＿

其他操作*（持续时间：＿＿＿＿＿＿＿＿＿＿＿＿）
＿＿＿＿＿＿＿＿＿＿＿＿＿＿＿＿＿＿＿＿＿＿＿＿＿＿＿＿＿＿＿＿＿＿＿＿
＿＿＿＿＿＿＿＿＿＿＿＿＿＿＿＿＿＿＿＿＿＿＿＿＿＿＿＿＿＿＿＿＿＿＿＿

注：*填写要完成的训练和要使用的设备，以及每次练习的组数、重复次数、练习时间和休息时间。

患者：＿＿＿

年龄：29岁　　性别：男　　职业：职业运动员

其他特征：运动员体态（肌肉发达，运动能力佳）

诊断：前交叉韧带（ACL）重建术后

协助需求：无特殊需求

期望：尽早不使用拐杖，并在同一水平（恢复到受伤前的状态）上重新开始竞技运动

禁忌证和注意事项（与水中运动有关）说明：患者不适应在水中训练

环境情况（水深、水温等）：水疗池有2个深度（1.80m和1.35m），水温为32～33℃，可进行逆水流行走

训练周期和（或）阶段：术后第15天，刚拆除手术缝合线

设备：浮力背心、浮条、浮板、踝部阻力训练器材、肋木

训练编号：1

训练的主要目标：适应水并评估在水中的运动能力，在深水区活动，正确行走

其他目标：促进血管功能恢复，开始恢复活动性（最重要的是伸展功能），减少术后关节积液

运动时长：60分钟

热身/适应环境（持续时间：15分钟）

身穿浮力背心和（或）利用浮条在深水区中进行低强度行走和跑步（已具备该活动能力）。在水疗池边进行5分
　　钟踏车运动，在水中行走5分钟，慢跑5分钟

准备/激活部分（持续时间：10分钟）

穿浮力背心于深水区中，并在冠状面和矢状面缓慢活动下肢：每组重复10次，交替进行（健侧肢体2组，患
　　侧肢体2组，矢状面、冠状面交替进行）

下肢外展和内收：2组×15次/组

在腋拐支撑下站在水疗池边缘屈曲和伸展膝关节，且屈曲角度不超过90°：2组×10次/组

主要部分（持续时间：20分钟）

向前、向后、横向和高抬腿行走训练：5分钟

患者身穿浮力背心和（或）使用浮条在深水区中进行低强度的踏车：踏车1分30秒，休息30秒，共3组

在深水区中短跑，同时监测跑步的步幅和步频：5分钟

在浅水中，双脚踩在浮板上，小心地屈曲和伸展膝关节：2组×10次/组

最后部分（持续时间：10分钟）

在肋木上小心地进行适度的下肢屈伸活动，并进行下肢的亚极量伸展（根据需要进行，但应由治疗师监督）

其他操作：水力按摩膝关节（5分钟）

患者：_____

年龄：69岁　　性别：女　　职业：家庭主妇

其他特征：身材矮小，肌肉不发达，很有上进心；在水中运动没有特殊问题

诊断：髋关节置换术后（后外侧入路）

协助需求：无特殊需求

期望：不跛行，能够穿鞋

禁忌证和注意事项（与水中运动有关）说明：患者在陆上进行了3个月的训练，但没有达到预期效果，随后
　　开始接受水疗

环境情况（水深、水温等）：水疗池有2个深度（1.40m和1.20m），水温为32～33℃

训练周期和（或）阶段：第2周期，术后第4个月

设备：浮力背心、浮条、浮板、水中自行车、水中跑台和蹦床

训练编号：5

训练的主要目标：强化肌肉，行走再教育，恢复关节活动性，尤其是下肢屈曲活动范围

其他目标：减轻疼痛，恢复关节活动性以及下肢的一般功能

运动时长：55分钟

热身/适应环境（持续时间：15分钟）

上肢扶住水疗池边缘，双下肢进行踏车运动：每组运动时间为1分30秒，休息30秒，共3组

在浅水中进行不同方向和位置的低强度行走、慢跑、向前/向后行走：预计5分钟

准备/激活部分（持续时间：5分钟）

身穿浮力背心和（或）使用浮条以不同的频率和幅度在深水中跑步：每组运动时间为1分30秒，休息30秒，共3组

主要部分（持续时间：25分钟）

在浅水中，将双手支撑在水疗池边缘，健侧腿和患侧腿交替进行正面和侧向的活动：2组×10次/组

足下踩着浮板，膝关节摆在合适的屈伸位，下肢外展时进行环绕运动，大腿外展、后伸同时屈曲膝关节：每个
　　动作约1分钟

浅蹲至70°～80°：2组×6次/组

单腿静态站立：每侧10秒，进行3组

低强度水中自行车训练：5分钟

水中跑台上行走，并逐渐增加速度，或是在蹦床上原地行走：10分钟

最后部分（持续时间：10分钟）

在水中进行下肢牵伸运动，特别是髋关节的内收和屈曲肌群

患者：_____

年龄：18岁　　性别：女　　职业：舞蹈演员

其他特征：患者年轻，对运动刺激反应极佳

诊断：踝扭伤史

协助需求：无特殊需求

禁忌证和注意事项（与水中运动有关）说明：根据患者具体活动的需要，建议采用水疗以加快恢复时间

环境情况（水深、水温等）：水疗池仅能提供浅水（1.40m）康复，水温为32℃

训练周期和（或）阶段：水中运动第2周（在损伤后第7天开始首次水中运动）

设备：浮板、踝部阻力训练器材、水中自行车、水中跑台、蹦床

训练编号：5

训练的主要目标：减轻水肿，活动踝关节，恢复踝关节活动性并增强肌力

其他目标：通过水疗提供本体感觉刺激进行神经肌肉控制训练；开始行走再教育训练

运动时长：50分钟

热身/适应环境（持续时间：15分钟）

水平坐位，手臂支撑，且在踝关节无负重时进行下肢踏车和环绕运动：5分钟，水平位重复5分钟

垂直位，健侧肢体支撑，双手扶住水疗池边缘，患侧脚踝在无负重情况下进行适当的运动（如关节环绕、屈
　伸运动）：5分钟

准备/激活部分（持续时间：5分钟）

尽量保持足底触地和垂直姿势，半蹲位进行下肢的前向和侧向活动：2组×6次/组

主要部分（持续时间：20分钟）

患者足下踩着浮板，用健侧腿支撑，手既不触及水疗池边缘也不扶扶手，屈曲膝关节，在不同角度下进行踝
　关节的屈伸运动；内收大腿，踝关节进行不同角度的环转运动。3组×10次/组：其中1组的运动在闭眼和
　（或）将手放在颈部后面进行

行走：以不同的方法行走10~12m，包括向前和向后走，踮着足尖走，用足跟走，旋转步，侧步，交叉步，
　走"S"形和"之"字形，用足的内外侧行走等；每次都以正常步态回到起点。重复同样流程2次，并在第二
　次时将手放在颈部后面和（或）使用踝部阻力训练器材

慢跑：向前和向后跑，沿"S"形跑，改变方向跑，带着球跑；每次都以正常步态回到起点

分别利用水中自行车、水中跑台以及蹦床进行训练，其中用水中自行车训练时注意控制脚和脚踝的活动范围；
　在水中跑台上慢跑；在蹦床进行下肢屈伸运动：每种设备使用3分钟

最后部分（持续时间：5分钟）

伸展小腿和大腿，并根据需求活动踝关节

根据需求适当小心地活动下肢并伸展下肢至最大范围

其他操作：踝部水力按摩（5分钟）

患者：＿＿＿＿＿＿＿＿＿＿＿＿＿＿＿＿＿＿＿＿＿＿＿＿＿＿＿＿＿＿＿＿＿＿＿＿＿＿＿

年龄：55岁　　性别：男　　职业：公务员

其他特征：习惯久坐不动

诊断：L5~S1椎间盘突出导致持续性腰痛，无须手术治疗

协助需求：无特殊需求；患者有时因为疼痛而难以行走和维持直立位

禁忌证和注意事项（与水中运动有关）说明：无特别禁忌证，患者"水性"一般

环境情况（水深、水温等）：水疗池有2个深度（2.0m和1.4m），水温为28~29℃

训练周期和（或）阶段：为期3个月的课程的第3周，每周2次

设备：浮力背心、浮条、浮板、通气管

训练编号：6

训练的主要目标：减轻并监测疼痛症状，恢复脊柱和躯干的关节活动性，伸展和放松后侧的运动链

其他目标：增强腹肌力量，逐步进行生理性行走再训练

运动时长：45~50分钟（与水温有关）

热身/适应环境（持续时间：5分钟）

在深水中患者用手臂支撑，垂直位下大腿缓慢地运动（环转、踏车、外展和内收）以达到活动骨盆和髋关节的
　　目的

在浅水中向前和向后慢走

准备/激活部分（持续时间：5~10分钟）

在浅水中进行下肢前向和侧向的活动

在深水中，患者身穿游泳背心，腋下夹着浮条，缓慢跑步和行走

主要部分1（持续时间：15分钟）

在深水中，患者用双臂支撑，肩部朝向水疗池边缘，大腿在水平位和垂直位下缓慢地做屈伸运动：2组×10次/组

将浮条置于患者腘窝下，活动下肢，需要达到完全的伸展和屈曲角度：2~3分钟

在浅水中，患者在浮板支撑下前屈躯干，并进行侧向倾斜和旋转：2组×10次/组

主要部分2（持续时间：10分钟）

在深水中患者面朝水疗池边缘，在工作人员、浮力背心和（或）其他稳定设备（如漂浮带）的辅助下，进行姿
　　势控制训练，以伸展和调整躯干

在浅水中交替进行2~3组，每组重复4~6次的慢速且有控制的半蹲运动以加强腹部肌肉的核心稳定性，速度和
　　次数可根据患者的情况调整

在深水中进行低强度的跑步训练，强度可根据患者的情况进行调整

最后部分（持续时间：10分钟）

在浅水中将浮板置于患者颈部下方、腰骶部、腘窝下和（或）脚踝处，由治疗师进行转移和牵引以使患者达
　　到最大限度的放松

在浅水中伸展脊柱以及整个后侧运动链（使用通气管和护目镜在仰卧位和俯卧位下进行）

患者：_____

年龄：*48岁*　　性别：*女*　　职业：*仓库管理员*

其他特征：*无*

诊断：*肩关节盂唇损伤术后*

协助需求：*无特殊需求*

禁忌证和注意事项（与水中运动有关）说明：*过去常参加水中运动，因此能习惯水中运动*

环境情况（水深、水温等）：*水疗池有2个深度（1.6m和1.2m），水温为33 ℃*

训练周期和（或）阶段：*水中运动第1周，术后第4周开始首次水中运动*

设备：*水中手杖、浮板、水中哑铃*

训练编号：*2*

训练的主要目标：*活动肩关节和手臂*

其他目标：*恢复关节活动性和肌力*

运动时长：*30~35分钟*

热身/适应环境（持续时间：5分钟）

行走时保持上下肢在矢状面的协调运动；手臂保持在身体两侧不动，进行肩部的环绕运动；同样保持手臂在身体两侧，进行手臂垂直位的环绕运动。以上运动在适当深度的水中进行，运动时患者双脚支撑，身体完全浸没在水中

准备/激活部分（持续时间：5分钟）

在浅水中，患者肩部完全浸入水中，手臂在冠状面和矢状面运动：8~10次/组，每个动作进行2组

患者手臂向前举，手里持浮板或手杖，与前一个练习的姿势相同，上肢进行前、后、左、右的运动，注意运动时手臂前屈不可达到最大范围：2~3分钟

主要部分（持续时间：15分钟）

将肩部完全浸入浅水中，在水平面进行手臂的外展和内收运动：2~3分钟

将肩部完全浸入浅水中，患侧手臂贴在躯干的一侧，进行手臂的内旋和外旋运动：手上没有任何物品的情况下，2组×10次/组；手持浮板的情况下，2组×8次/组；手持哑铃的情况下，2组×6次/组。双上肢同时进行内旋或外旋以便于健、患侧的比较

将肩部完全浸入深水中，手臂在前方做蛙泳动作：3分钟

将肩部完全浸入浅水中，身体前倾，手握浮板，在垂直和水平面进行双上肢的屈伸交替运动：1组×3次/组

最后部分（持续时间：5分钟）

小心地伸展肩部和肘部

由治疗师在水中进行患者肢体的按摩和被动活动

患者处于仰卧漂浮姿势，将手臂摆在90°外展位，进行放松训练

患者：＿＿＿＿＿＿＿＿＿＿＿＿＿＿＿＿＿＿＿＿＿＿

年龄：14岁　　**性别**：男　　**职业**：学生，滑板运动员

其他特征：患者仍处于生长发育期，肌肉不发达，对疼痛非常敏感

诊断：桡骨头骨折术后

协助需求：由于患者年龄小，应该更关注训练的管理工作

禁忌证和注意事项（与水中运动有关）说明：无特殊

环境情况（水深、水温等）：水疗池的深度为1.4m，水温为32℃

训练周期和（或）阶段：水中运动第3周，术后第6周开始首次水中运动

设备：球、水中手杖、浮条、浮板、水中哑铃、面罩和通气管

训练编号：4

训练的主要目标：恢复关节活动性，局部松动

其他目标：增强肌力

运动时长：35~45分钟

热身/适应环境（持续时间：5分钟）

向前和向后行走或慢跑，并且手臂在躯干两侧或前方自由活动

拿起一个球，活动手臂，将它扔出一段距离后再拿回来

准备/激活部分（持续时间：5分钟）

从最小的关节角度开始肘关节的屈伸和旋前旋后自由运动，利于后期逐渐增加活动范围

主要部分（持续时间：20分钟或30分钟）

患者肩部完全浸入浅水中，手持手杖或浮条，手臂放在身体前面，在垂直位下屈曲和伸展手臂：4组×10次/组

患者将手臂放于身体两侧，手持哑铃，上肢和肩胛骨在冠状面进行外展和内收运动：3组×10次/组

在浅水中慢跑并伴随手臂的自由摆动：3分钟

患者将手臂放于身体两侧，手持哑铃，后伸上肢：3组×10次/组

手持浮板，肘关节屈曲90°放在身体两侧，进行前臂旋前旋后运动：3组×10次/组

在深水中慢跑，伴随手臂自由摆动：3分钟

患者双足着地，面朝水疗池边缘，手扶水疗池边缘，尝试用身体的重量来屈曲和伸直手臂：3组×6次/组

工作人员在水中被动活动患者手臂：5~10分钟的屈伸和旋前旋后运动

患者将手臂放于身体两侧，手持哑铃，屈曲和伸展肘关节，以加强肱二头肌和肱三头肌的力量：每组重复10次，每组肌肉群进行3组

最后部分（持续时间：5分钟）

戴面罩和通气管，在俯卧漂浮姿势下前屈肩关节

戴面罩和通气管，在俯卧漂浮下蛙泳

戴面罩和通气管，手臂戴上小型漂浮板进行肘关节屈伸运动

在水中伸展肘关节和腕关节（延长前臂肌肉）

患者：_____

年龄：69岁　　**性别：**男　　**职业：**退休工人

其他特征：患者非常活跃

诊断：脑卒中后（右侧偏瘫：肌张力中度增加，上肢僵硬重于下肢；无失语，也无认知障碍）

协助需求：在家属或治疗师的帮助和监督下，使用助行器在室外行走，使用拐杖在室内行走；患者无法独立居住，洗漱和穿衣均需要帮助

禁忌证和注意事项（与水中运动有关）说明：无特殊

环境情况（水深、水温等）：水疗池有3个深度（2.0m、1.4m和1.2m），水温为33℃

训练周期和（或）阶段：患者发病已经5个月，他是从发病后第4个月时开始接受水中运动治疗的。在第1周水疗时，每周进行2次，每次有5个循环，以循序渐进的方式进行，共进行了6个月。

设备：浮板、浮条、球

训练编号：10

训练的主要目标：监测并缓解上肢关节僵硬，改善行走和平衡障碍

其他目标：加强下肢肌力，恢复脊柱和躯干的关节活动性

运动时长：45分钟

热身/适应环境（持续时间：10分钟）

在浅水中缓慢地向前和向后行走

手拿浮板或在浮条的支撑下进行躯干前屈运动：3组×10次/组

手拿浮板或在浮条的支撑下进行躯干旋转运动：3组×10次/组

患者面朝水疗池边缘，手握住扶手，一侧足部支撑在肋木上，进行膝关节屈伸运动：10次/组，双脚分别进行3组

主要部分（持续时间：30分钟）

在没有（或几乎没有）治疗师的帮助下，半弯腰：5组×10次/组

上下楼梯，并不断增加小楼梯的高度：3组×10次/组为1期，进行4期

双脚或单脚支撑，在没有治疗师的帮助下，保持平衡：5×10秒+5×10秒

坐在长凳上进行大腿的屈伸运动：10组×10次/组

手握扶手，并屈曲和放松手臂：5组×10次/组

拿着球，转动躯干，将球向左向右传给治疗师，先在浅水中进行，后在中等深度的水中（1.2m和1.4m）进行：
　　5组×10次/组

在中等深度的水中浸没肩关节模拟蛙泳运动：10组×10次/组

手放在水疗池边缘，模拟在深水中踏车：3组×1分钟/组

双手放在水疗池边缘，在深水中（2.0m）进行下肢的外展和内收运动（冠状面）：10组×10次/组

最后部分（持续时间：5分钟）

水平位下将浮板置于患者颈后部、腰骶部、腘窝下和（或）踝关节处，由治疗师在浅水中转移患者进行伸展以
　　达到最大的放松

患者：＿＿＿＿＿＿＿＿＿＿＿＿＿＿＿＿

年龄：72岁　　性别：男　　职业：退休工人

其他特征：患者久坐不动，缺乏运动积极性

诊断：帕金森病稳定期（药物控制良好）

协助需求：利用助行器可以独自行走；如果有护士或家属陪同，可以不带设备行走。患者不能独立生活，洗漱和穿衣均需要帮助

禁忌证和注意事项（与水中运动有关）说明：水中运动控制得很好，没有特殊禁忌，但要注意患者在水疗池和更衣室里的活动

环境情况（水深、水温等）：水疗池有3个深度（2.0m、1.4m和1.2m），水温为33 ℃

训练周期和（或）阶段：患者处于慢性期（水中运动治疗持续6个月），要求每周2次水中运动和1次陆上运动

设备：浮板、浮条、球、水中哑铃

训练编号：46

训练的主要目标：改善行走和平衡障碍，监测并减轻关节僵硬

其他目标：加强下肢肌力

运动时长：50分钟

热身/适应环境（持续时间：10分钟）

在浅水中缓慢地向前和向后行走

面向水疗池边缘，手握扶手，一侧足部脚支撑在肋木上进行膝关节的屈伸运动：10次/组，双侧分别进行3组

双足背屈（屈曲角度小）：10次/组，双侧分别进行5组

手拿漂浮板或在浮条的支撑下进行躯干前屈运动：3组×10次/组

手拿漂浮板或在浮条的支撑下进行躯干旋转运动：3组×10次/组

主要部分（持续时间：30分钟）

上下楼梯，并不断增加小楼梯的高度：3组×10次/组为1期，进行4期

双脚或单脚支撑，在没有治疗师的帮助下保持平衡：5×10秒+5×10秒

单脚支撑并微屈膝关节：10次/组，双侧分别进行5组

坐在长凳上进行大腿的屈伸运动：10组×10次/组

双手放在扶手上，弯曲和放松手臂：5组×10次/组

拿着球，转动躯干，并将球传给治疗师，先在浅水中进行，后在中等深度的水中（1.2m和1.4m）进行：5组×10次/组

中后期时，治疗师在浅水中引导患者，使其身体不稳以诱发平衡反应

在中等深度的水中，手持浮条或哑铃，浸没肩部后进行手臂屈伸运动：3组×10次/组

在中等深度的水中，手拿两个哑铃，肩部浸于水中，手臂在水平面进行水平外展和内收运动：3组×10次/组

双手放在水疗池边缘，模拟在深水中跑步：3组×1分钟/组

在深水中，双手放在水疗池边缘，下肢在冠状面进行内收和外展运动：5组×10次/组

最后部分（持续时间：10分钟）

水平位下将浮板置于患者颈后部、腰骶部、腘窝下和（或）踝关节处，由治疗师在浅水区中转移患者并进行伸展以达到最大的放松

患者：_____

年龄：54岁　　性别：女　　职业：办公室职员

其他特征：患者久坐不动，运动缺乏积极性，在体育馆里进行集体运动有困难

诊断：代谢综合征（肥胖：155 cm，92 kg，高血压、高胆固醇血症）

协助需求：由于患者明显超重，建议协助其进出水疗池

禁忌证和注意事项（与水中运动有关）说明：无特殊禁忌证，但要注意患者在水疗池和更衣室里的活动

环境情况（水深、水温等）：水疗池有2个深度（1.8和1.3m），水温为29 ℃

训练周期和（或）阶段：第1周期的水中运动计划，每周3~4次，持续3个月

设备：浮板、浮条、水中跑台、水中自行车、水中椭圆机、水中哑铃

训练编号：3

训练的主要目标：全身运动，增加热量消耗

其他目标：增强上下肢肌力，恢复运动（快走、跑步）以改善患者出水疗池困难的情况

运动时长：55分钟

热身/适应环境（持续时间：10分钟）

在浅水中缓慢地向前和向后行走或慢跑：5分钟

有时进行只使用下肢的自由泳或使用浮板游泳：5分钟

主要部分1（持续时间：20分钟）

使用大型器械（水中跑台、水中自行车）在浅水中连续进行有组织的运动，身穿游泳背心，手持哑铃在深水
　　中跑步，顺序如下：5分钟（跑台上进行，并不断增加强度）+2分钟（伸展后侧链——小腿和臀部肌肉）

　　休息1分钟

5分钟（以不同的姿势骑自行车，并配合手臂活动）+2分钟（伸展前侧链——膝部伸肌和髂腰肌）

　　休息1分钟

8分钟（身穿游泳背心，手持哑铃，在深水中跑步）

主要部分2（持续时间：15分钟）

在深水中，垂直位下患者背靠水疗池边缘，抬起下肢并进行下肢屈伸运动（对腹肌有益的锻炼）：以平稳的节
　　律进行，2组×10次/组

在浅水中手持哑铃扭转躯干（核心稳定性练习）：2组×8次/组（以稳定的强度和速度进行）

在浅水中手持哑铃伸展手臂（核心稳定性练习）：2组×8次/组（以稳定的强度和速度进行）

在浅水中交替进行下肢的侧向和前向活动（当一侧下肢运动时用另一侧下肢支撑）：10次/组，每侧肢体每次运动
　　1组

浅水中下蹲，膝关节屈曲到90°：2~3组×6次/组

最后部分（持续时间：10分钟）

牵伸身体的各个部位

根据需要选择游泳

患者：_____

年龄：60岁　　性别：女　　职业：家庭主妇

其他特征：患者瘦小，肌力差

诊断：早期骨质疏松症

协助需求：无特殊需求

说明、禁忌证和注意事项（与水中运动有关）：无特殊禁忌证；在浅水中运动效果最好

环境情况（水深、水温等）：水疗池深度为1.35m，水温为32℃

训练周期和（或）阶段：第一阶段的第2周期，水中活动计划由3个递增阶段组成

设备：踝部阻力训练器材、水中哑铃、浮板、平衡水板、水中台阶、蹦床

训练编号：6

训练的主要目标：增加平衡和神经运动控制

其他目标：增强上下肢肌力

运动时长：50分钟

热身/适应环境（持续时间：10分钟）

根据需要行走（改变位置和方向）：5分钟

以同样的方式跑步或慢跑：5分钟

主要部分（持续时间：30分钟）

在各种姿势下摆动手臂（放在身体两侧或颈后），向前和向后行走（用足尖走、用足跟走、旋转步、交叉步
等）：第1组不用任何设备、第2组单脚配戴踝部阻力训练器材行走、第3组双脚配戴踝部阻力训练器材行
走：5～10分钟

配戴踝部阻力训练器材后进行下蹲动作：3组×6次/组

手持哑铃旋转和倾斜躯干（核心稳定性练习）：3组×6次/组

上下楼梯，并逐渐加快速度：3组×2分钟/组（每组运动结束后牵伸下肢不同肌群）

单脚支撑，屈曲膝关节到100°～110°再缓慢伸直，首先脚支撑在水疗池底部，然后支撑在蹦床上：运动时间
大约5分钟

下肢负重，手里拿着哑铃，在浅水中跑步，每隔20秒交替跳跃一次（在跳跃过程中，放下哑铃，然后跑步时再
拿起哑铃）：2组×3分钟/组

最后部分（持续时间：10分钟）

牵伸脊柱和下肢，两个部位交替运动

根据需要使用水中自行车：5分钟

专家观点

Fabrizio Borra

雷诺、法拉利、麦克拉伦的 F1 赛车世界冠军 Fernando Alonso 的私人治疗师

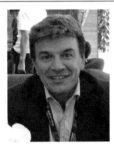

您是意大利第一个将水疗用于患者和运动员康复的人。这种想法从何而来？

1988 年，著名脊椎治疗师 J.P. Meersseman 把我和我的朋友兼同事 Bruno Lorenzini 介绍给当时担任美国国家田径代表队的教练 Craig Nelson，当时教练正从意大利前往首尔参加奥运会。Mike Powell、Carl Lewis 等人负责跳跃组，教练发现运动员经常因为超负荷运动而出现问题，并向我们解释了如何利用水疗的各种益处来设计特定的水中伸展方法，并成功地缓解了运动员超负荷运动引起的问题。

如今看到人们在水里跑跳已成为一件很正常的事情，但我可以向你保证，在过去，除游泳外在水中做其他运动几乎是不正常的，更不用说在水里跑步了。

我们在布雷西亚工作的大楼里有一个水疗池，于是 Bruno 和我开始尝试水中运动。由于这个水疗池是为了游泳而建，因此存在很多限制，但很快我们产生了一个非常重要的想法，正如接下来的几年所看到的，这个想法扮演着越来越重要的角色。

几年后（1991 年的夏天），作为我出色工作的礼物，曾在当时的 Forli 篮球队效力的球员 Bob Mc Adoo，给了我一次去洛杉矶旅行的机会，顺便在洛杉矶湖人队（Los Angeles Lakers）进行一段时间的培训。在洛杉矶我有机会见到他们当时的和现任的教练 Gary Vitti，在这 20 年里，我和他建立了亲密的友谊。

Gary Vitti 让我在当时最重要的运动创伤中心之一——森提内拉医院的克兰 - 约贝骨科诊所接受培训。在那里，我第一次看到了专门为训练和骨科康复而设计的水疗池（我记得在那个时候，只有极少数的中心使用水疗，而且仅限于神经系统疾病领域）。

同年，在洛杉矶，我再次遇见 Craig Nelson，他负责监督圣塔莫尼卡和加州大学洛杉矶分校俱乐部的运动员，在那里我可能遇到了美国最早的水疗训练师之一，Linda huey，她后来撰写了水疗领域的第一本书。

回到意大利后，利用美国的经验，我决定在 Forli 的大楼里建造一个水疗池，这也许是意大利第一个专门用来进行水中运动的水疗池，目的是让人们充分利用水中运动所带来的益处。

当时主要的需求是有一个可以减少重力负荷和能够进行早期功能恢复的环境，以使患者从一个阶段过渡到另一个阶段，同时逐渐增加负荷与水的深度，直到患者可以达到完全负荷。因此，为了患者在训练中能够一直处于水平面，我设计了 3 个不同深度的水疗池，考虑到理想的水温（游泳池水太凉了、热疗池水太热了），我将水温设置在 32 ~ 33℃。在地面建立 90cm 的高度是方便治疗师与患者进行眼神交流，因为大多数训练中，治疗师都待在水疗池外。

我记得那时是把等速肌力训练作为运动训练基本工具的年代，很少有人考虑用水作为训练媒介。当年，我被等速运动组织邀请在全国学术大会上做报告，这可能是意大利第一次关于水疗的报告。在为期 3 天的大会后，组委会将水疗纳入报告的计划，最后一天的大会是在周日，当时有 10 人出席。

现在，我们很高兴看到，学术会议开始组织有关水疗研究的专题学术活动。

如何将水中及陆上治疗纳入康复方案？

在我的工作中，我常用这样一个例子向大家介绍，如果将两种训练有效地结合起来，一种在水中，一种在陆上，那么，它们的累积疗效将会是任何一种训练的 2 倍以上。

训练的重点在于如何整合这两种环境，这可能不存在固定的规则，但有必要了解每种环境的优缺点以及需要怎样的技术支持。

我们必须提醒自己，水是一种治疗媒介（其他还有手法治疗、仪器治疗等），在以目标为导向的康复过程中可以根据患者的主观反应将它和其他方法整合起来。

最初，我们用水的主要目的是减少重力负荷，以能够进行早期功能恢复。后来发现在水中活动还可以减少姿势代偿，这也是水疗的巨大优势之一。

20多年来，我坚持认为，如果使用得当，水疗还有一个很重要的优点，那就是与维持皮层和皮层下的运动记忆有关。

在您丰富的经验中，是否有特别有意义的、具体的例子，让您在使用水疗法时感到安慰和鼓舞？

当然，第一个对水疗的运用有重要价值的案例是对 Marco Pantani 的训练，他是胫腓骨复合性骨折的患者，接受了外固定支架治疗。

这个想法在当时有些疯狂，即使当时患者小腿有外固定支架，在有适当的预防措施（一个防水袋）下治疗师对患者进行了水中训练。结果显示，水疗不仅在骨折愈合方面，而且在维持有效的肌肉收缩和平衡方面非常有用，这成为他后来重返体育专项运动的决定因素。

在禁止肢体负重的治疗阶段，水疗最大的优点就是能够启动协同各方面作用的工作：包括不同损伤组织的血管形成，肌肉、姿势、心血管训练，以及运动员的"心理情感"方面等。

从那时起，显而易见，在患者运动训练阶段可以充分利用水疗，而且如果方案运用恰当的话将对患者产生很好的疗效，在特定条件下甚至也可能对组织愈合有所帮助，并缩短愈合时间。

（张春军　译，王欣　审，廖麟荣　校）

参考文献

1. Engel GL. The need for a new medical model: a challenge for biomedicine. Science 1977; 196(4286): 129-36.
2. Edlich RF, Abidin MR, Becker DG, Pavlovich LJ Jr, Dang MT. Design of hydrotherapy exercise pools. J Burn Care Rehabil 1988; 9(5): 505-9.
3. Barrows HS, Feltovich PJ. The clinical reasoning process. Med Educ 1987; 21(2): 86-91.
4. Rigardo S, Zanazzo M. L'interazione tra terapie a secco e terapie in acqua. In: Atti del 1° Congresso nazionale di idrokinesiterapia; 2003 dic 13; Biella, Italia; 24-7.
5. Cuesta-Vargas AI, García-Romero JC, Arroyo-Morales M, Diego-Acosta AM, Daly DJ. Exercise, manual therapy, and education with or without high-intensity deep-water running for nonspecific chronic low back pain: a pragmatic randomized controlled trial. Am J Phys Med Rehabil 2011; 90(7): 526-34.

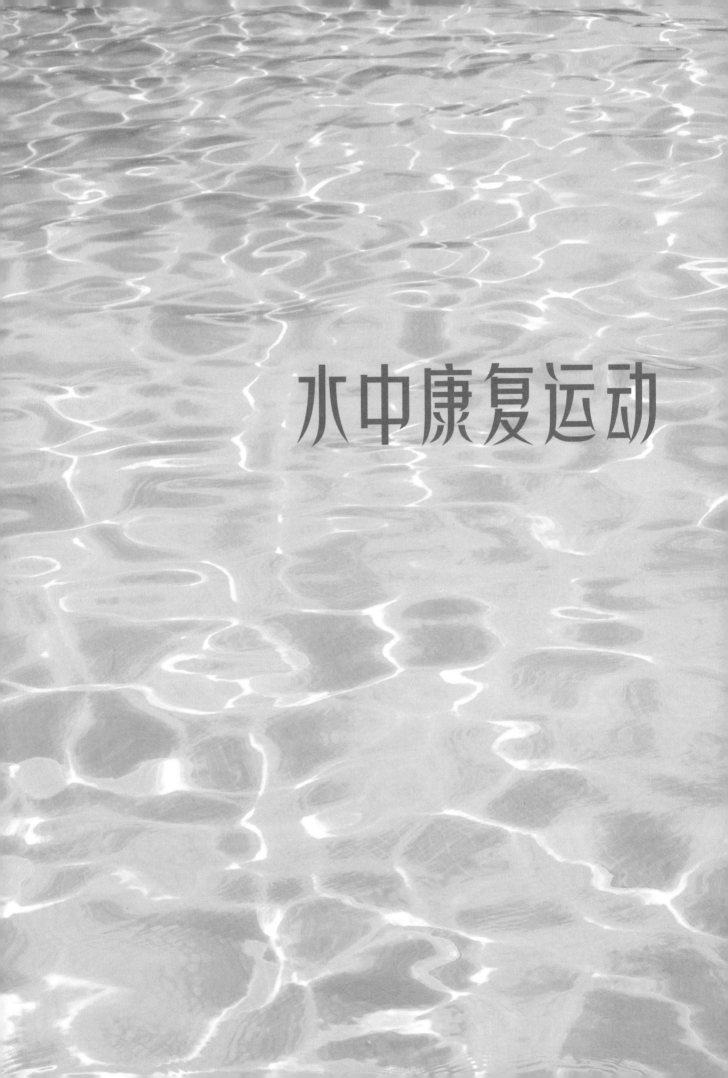

水中康复运动

在过去的 10 年里，水中康复得到了广泛的传播，在广大领域和不同学科实践中证实了它的有效性以及在康复应用中的可能性[1-4]，但水疗还存在一些限制和争议（如没有可参考的方案，运动负荷难以量化，方法不统一，患者的水性不同等）[5-8]。由于水中环境提供的便利，水中康复活动往往比陆上的康复活动更能增进与患者之间的信任[9]。针对不同疾病的具体的治疗方案正在逐步增加。治疗方案与以下因素有关。

- 患者类型（年龄、性别、病史、人体测量学特点、身体特征等）。
- 疾病情况（急性损伤、慢性损伤或其他类型的损伤）。
- 治疗类型（术前、术后、预防性）。

在接下来的章节中，将介绍几种可用于不同治疗方案的练习，并按关节区域进行划分，其中有一章是关于使用特定"水疗"设备的练习。

很明显，许多运动都可以在使用不同的设备或不使用设备（记住水本身就是一种工具）的情况下进行。例如，水中抬高上肢时可以在手臂无任何辅助下进行，也可以使用浮板、哑铃、手杖或手套；进行下肢的屈伸运动时，可以在腿部无任何负重下进行，也可以在下肢不同位置使用踝部阻力训练器材来产生不同的效果，还可以将浮条置于下肢不同部位，或者将浮板放在脚下等。

水可以提供非常灵活的选择，将大量的运动相互整合在一起使用，使它们适用于不同的治疗建议，并将操作方法应用于不同的情况，因此，每位患者的训练都是个体化的。

同时需要记住的是，通过改变运动范围来进行关节运动也是可能的，就像通过改变运动速度或采用不同的流体动力学设备来改变运动强度一样。

最后，在接下来的章节中按关节区域细分运动，目的是便于向大家介绍，因为提到的许多运动不仅刺激一个功能区，还涉及很多的解剖区域；水疗可以在不同情况和不同条件的康复方案中应用和实施。

（张春军　译，王欣　审，廖麟荣　校）

参考文献

1. Pigliapoco P, Benelli P, Cesaretti L. Aquatic rehabilitation for orthopedic trauma: part 1. Aquatic Therapy Journal 2005; 7(2): 21-4.
2. Pigliapoco P, Benelli P, Cesaretti L. Aquatic rehabilitation for orthopedic trauma: part 2. Aquatic Therapy Journal 2006; 8(1): 17-9.
3. Thein JM, Brody LT. Aquatic-based rehabilitation and training for the elite athlete. J Orthop Sports Phys Ther 1998; 27(1): 32-41.
4. Prins J, Cutner D. Aquatic therapy in the rehabilitation of athletic injuries. Clin Sports Med 1999; 18(2): 447-61, ix.
5. Becker BE. Aquatic therapy: scientific foundations and clinical rehabilitation applications. PM R 2009; 1(9): 859-72.
6. Kamioka H, Tsutani K, Okuizumi H et al. Effectiveness of aquatic exercise and balneotherapy: a summary of systematic reviews based on randomized controlled trials of water immersion therapies. J Epidemiol 2010; 20(1): 2-12.
7. Kamioka H, Tsutani K, Mutoh Y et al. A systematic review of nonrandomized controlled trials on the curative effects of aquatic exercise. Int J Gen Med 2011; 4: 239-60.
8. Barker AL, Talevski J, Morello RT, Brand CA, Rahmann AE, Urquhart DM. Effectiveness of aquatic exercise for musculoskeletal conditions: a meta-analysis. Arch Phys Med Rehabil 2014; 95(9): 1776-86.
9. Bartels EM, Lund H, Hagen KB, Dagfinrud H, Christensen R, Danneskiold-Samsøe B. Aquatic exercise for the treatment of knee and hip osteoarthritis. Cochrane Database Syst Rev 2007; (4): CD005523.

第六章

以目标为导向的水中运动治疗

水中关节活动和松动

浸入水中进行运动，对扩大关节活动范围效果显著[1]。

浮力的减重效应、抗重力肌群肌张力的下降、水温和水对人体的"按摩"作用而产生的肌肉放松效应，有利于获得最大的关节活动范围。

在针对关节活动性的运动中，浮力是最为重要的因素。根据不同的恢复阶段，以不同方式使用浮力，具体如下。

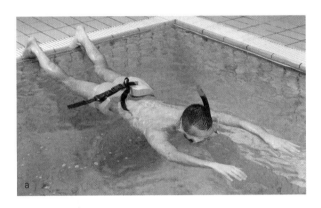

- 辅助和支撑（在初始阶段的主动运动中）。
- 阻力（在训练的最后阶段）。

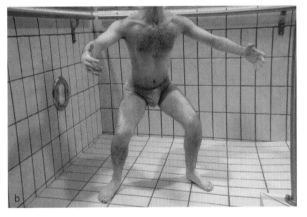

可以通过改变患者的体位或使用漂浮器材或下沉器材来调整运动强度（图 6.1）。

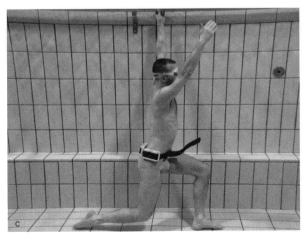

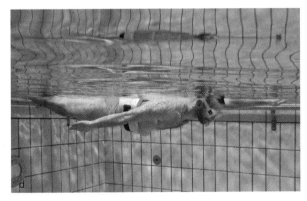

图 6.1　漂浮器材或下沉器材（a~d）

水中肌力训练

当陆上运动或对患者关节有过度负荷的情况是禁忌证时，水可作为肌肉康复的介质。同时，水中康复也可作为一般康复方案的补充或优化。陆上康复强化肌肉的基本原理（至少某些部分）也适用于水中康复[2]。

尽管受重力、重复次数和组数、运动执行速度以及不同介质阻抗的影响，但水中负荷和陆上负荷的确定方式相一致。可以确定的是，与空气相比，水的阻力显然更大。

记住，在水中，重力的减少是由于浮力的作用，而在水中运动时，介质阻抗、湍流、涡流和流体静力影响着运动的速度和方向。选择的范围与原理则与陆上一样。

所有的等长和等张肌肉收缩模式[3]（除了等速收缩法[4]）、强直刺激法、本体感觉神经肌肉促进技术以及开链与闭链运动，都可较容易地被采用，或被改良后应用到水疗康复中（即使神经肌肉刺激可能与陆上有所不同，相同运动引起不同的肌肉模式的激活）。

可以通过增加运动的组数（运动的数量）、提高动作速度或增加水中运动器材使局部作用面积增加，从而增加水中运动的难度（阻力增加，工作负荷增加），实现运动进阶[5]。也可通过改变患者的体位或水深来调节强度或作用类型（图6.2）。如先前强调的那样，所施加的负荷不同于陆上康复训练那样精确量化，这就构成了水中康复的一个要素：参与者必须凭经验治疗。

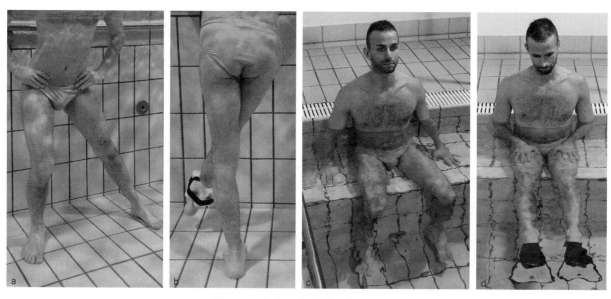

图6.2　水中肌力训练示例（a~d）

从减重到负重的进阶

水疗池是因伤病导致负重受限的患者进行康复的理想环境：事实上，浮力对体重的影响以及在微重力条件下进行运动的优势是显而易见的（图 6.3）。

在条件允许的情况下，进阶从本质上是通过运动中水深的变化来实现的。在大部分渐进式康复方法中，推荐逐步进阶到出水后的陆上负荷训练（图 6.4）。

在达到可承受负荷和（或）在陆上正常行走后，可以在水中进行关节活动，以为动态训练和增强式训练做准备[6, 7]。水疗池的使用使这种负荷的分级进阶和逐步调整成为可能，其他方式则难以实现。

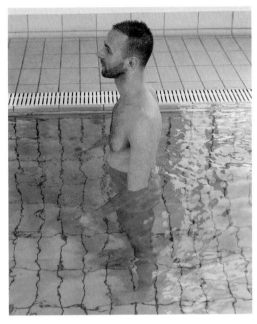

图 6.3　水中减重训练

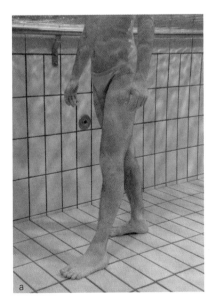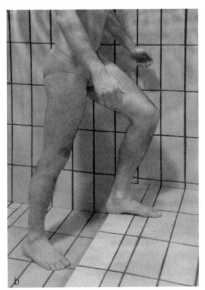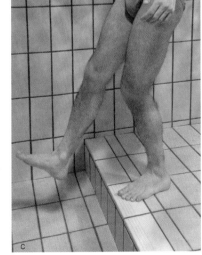

图 6.4　水中渐进式行走训练（a~c）

水中心血管功能调节训练

心血管康复是许多康复训练方案的组成部分，不仅适用于运动员，也适用于其他有着不同疾病和需求的患者。

静水压力对人体各个器官的整体作用，特别是作用于胸腔并最终作用于心血管系统的效应，加上微重力条件对骨骼肌系统提供的优势，使水环境成为最佳训练手段。

可以对上肢进行不同速度的长时间温和运动，或类似地，采取双脚在池底支撑或在深水中进行的下肢运动，其主要影响因素是速度和持续时间。也可以穿戴救生器具进行运动以稳定体位。最常见的运动是水中踏车、水中行走、水中跑步和"越野滑雪"（图6.5）。也建议采用其他方法，使用上肢结合特定器材（浮板、水中哑铃、踝部阻力训练器材等，详见第七、八和九章）进行辅助，在协调能力

和代谢负荷方面增加难度。近年来，已经推出了一套器材（"大型器材"，详见第四、七、八和九章）用于水中有氧健身和一般机体适能提升计划（水中自行车、水中跑台和可附着在水疗池边缘的特定类型的弹力器材）。如果可行，可以组织患者进行循环训练，或利用独立单一器材进行基础有氧代谢负荷的运动训练，这些预防和康复训练方案可能会刺激患者的无氧能量代谢机制（如通过弹力器材牵拉时进行水中跑步，或使用水疗池边缘的喷水装置进行逆流水中行走和跑步等）。

运动的组织和进阶与陆上康复训练相似：跑步或连续的中低强度运动，不同重复方式的间歇训练，不同强度相交替的运动，以及多样化的循环训练。总的来说，各种陆上训练体系都可以很容易地被采用，或被改良后应用到水中运动进行训练。

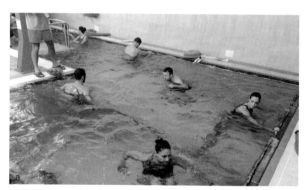
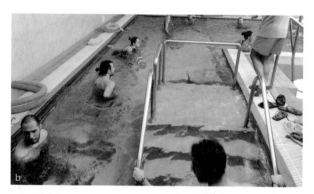
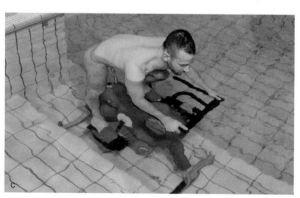
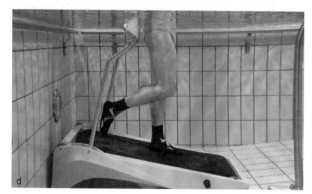

图6.5 水中心血管功能调节训练（a~d）

水中神经肌肉控制和本体感觉训练

在水中，可采用多种形式的运动来进行本体感觉训练，包括下肢、上肢以及脊柱参与的运动，从而刺激神经感觉系统并促进感觉传入。可使用多种器材（浮管、浮板、球等）实现运动的变化和调节，但重要的是，我们需要意识到相对于陆上神经肌肉控制训练，在水中进行的此类训练，在针对恢复功能方面具有部分或完全的非特异性特征（图6.6）。

我们认为，这种类型的水中康复是同样有效的，并建议应用于特定康复方案之中，这不仅是因为水中康复能够比陆上康复更早地实施，还因为水疗对运动神经的刺激有益（利用不同的环境，神经感觉刺激可能会增加并产生变化），并且可服务于多种功能训练的目的，如可以在同一运动中发展神经肌肉控制、核心稳定性和姿势控制（详见后面的章节）。

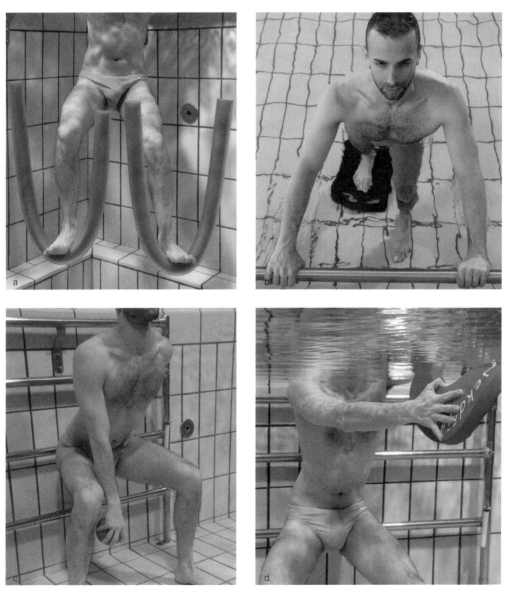

图6.6　水中神经肌肉控制和本体感觉训练（a~d）

水中核心稳定性训练

提高躯干的控制和稳定性是所有康复方案的基本组成部分。在水中，可以在独特的环境中激活身体，在没有约束力或支撑点的情况下，可试图重置习惯性本体感觉传入纤维。

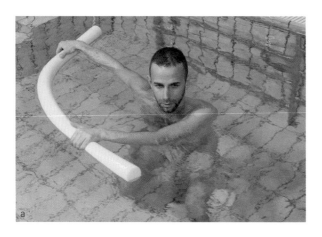

针对以下症状的康复方案，水中核心稳定性运动是绝对具有可行性和有效性的：多区域（肩部、脊柱、下肢）关节不稳定。在相对去负荷的情况下，通过局部和整体上的刺激训练，帮助有效地实施康复方案（图6.7）。

常用的运动姿势是无支撑状态下的垂直或水平悬浮姿势，但也可在有支撑的情况下进行不同的运动，利用介质阻抗，进行水中神经肌肉激活的不同类型训练。

需要注意的是，如何在水环境中站立和运动，这些动作会受到各种流体静力和介质阻抗的影响，这就构成了一种对核心稳定性以及一般姿势和运动控制的"自然"刺激训练。

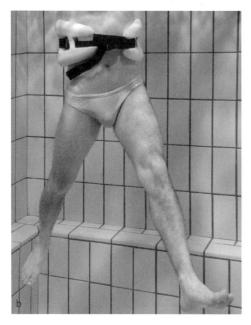
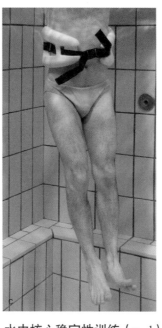
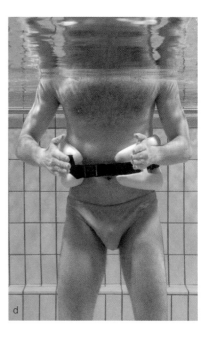

图 6.7　水中核心稳定性训练（a~d）

水中放松训练

在需要肌肉放松的所有情况中，水中康复可能都是有效的。如前所述，浸入水中和缓慢地运动可降低肌张力，尤其是长时间的姿势保持会强化这种效应。

在高强度运动的情况下，留在水中可使能量得到一些恢复，同时刺激泌尿系统和代谢循环，从而促进恢复过程。在这些情况下，必须有一个相当"暖和"的水温（30℃及以上）才能获得理想的结果。有时，在患者身体的特定部位以渐进强度使用水流喷射是有用的，且可产生愉悦感。

可备选的运动方法为：在低速下进行大幅度的关节活动，以及在容易完成和保持的体位上寻求最大限度的放松，如由特殊的浮管或漂浮器材支撑患者位于仰卧位，必要时由治疗师帮忙处于更好的位置（图6.8）。显然，这些运动的方法（体位、松动、使用器材或支撑等）应根据基本病症和涉及部位的不同而有所差异。

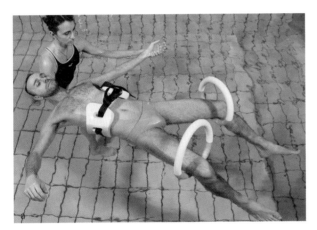
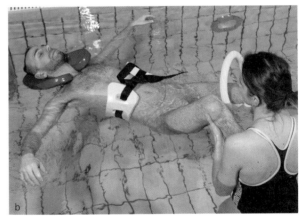
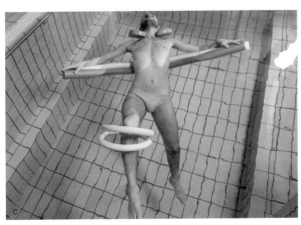
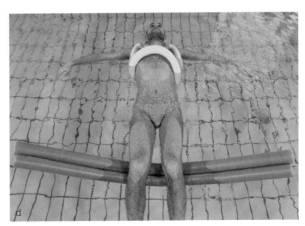

图 6.8　水中放松训练（a~d）

以康复为目的的水中跑步技术

　　除了已在第三章中提到的，以及在参考文献中列举的、广受欢迎的深水中跑步技术（高抬腿跑或"越野滑雪"）之外，为了有效应用，在此也介绍一些技术和方法，以便将不同方式的水中跑步应用到康复方案中。

　　当进行水中跑步时，患者必须保持直立挺胸姿势，尽管速度的增加会使患者趋于转变为水平浮起的姿势（由于力和水流的相互作用而不可避免地产生）。此时可以改变运动的节奏和持续时间，考虑是否使用漂浮器材，也可以增加或减少下肢的运动范围。利用上肢的推进力和稳定性可以额外调节运动。

　　水中"越野滑雪"是一项全身运动，可以同时（但也可单独）运动上肢和下肢，引发核心稳定性的全面参与。该技术要求在漂浮时以及上下肢体交替运动期间保持躯干直立。运动强度可以通过增加或减少放置在四肢或躯干上的漂浮器材来调整，也可以通过改变肘关节和膝关节的屈曲程度来调节。在后者中，关节如果完全伸直，会使运动难度加大。

　　在"垂直踢腿"中，肌肉用力和继而产生的心血管负荷增大，需要更多的力来控制躯干（核心稳定性）。

　　踢腿动作必须从髋关节发力，尽可能小范围屈曲膝关节并保持踝关节跖屈。患者在姿势稳定中，上肢的作用和脚蹼的使用可增加运动的难度[B1,B2]。

　　最常用的运动也许是在深水中"踏车"，在这种运动中，下肢运动更像画圈动作。该运动可以在垂直或倾斜的姿势下进行。

（廖婷　译，黄犇　审，丛芳　校）

参考文献

1. Templeton MS, Booth DL, O'Kelly WD. Effects of aquatic therapy on joint flexibility and functional ability in subjects with rheumatic disease. J Orthop Sports Phys Ther 1996; 23(6): 376-81.
2. Petrick M, Paulsen T, George J. Comparison between quadriceps muscle strengthening on land and in water. Physiotherapy 2001; 87(6): 310-7.
3. Burke DG, MacNeil SA, Holt LE, MacKinnon NC, Rasmeussen RL. The effect of hot or cold water immersion on isometric strenght training. J Strength Cond Res 2000; 14: 21-5.
4. McWaters JG. Deep water exercise for health and fitness. Laguna Beach (CA): Publitec Editors; 1988: 8-9.
5. Canderolo JM, Caromano FA. Revisão e atualização sobre a graduação da resistência ao movimento durante a imersão na água. Rev Fisioter Brasil 2004: 5(1): 73-6.
6. Stemm JD. Effects of aquatic simulated and dry land plyometrics on vertical jump height. Oregon: Microform Publ; 1995.
7. Donoghue OA, Shimojo H, Takagi H. Impact forces of plyometric exercises performed on land and in water. Sports Health 2011; 3(3): 303-9.
B1. Killgore GL. Deep-water running: a practical review of the literature with an emphasis on biomechanics. Phys Sportsmed 2012; 40(1): 116-26.
B2. Masumoto K, Applequist BC, Mercer JA. Muscle activity during different styles of deep water running and comparison to treadmill running at matched stride frequency. Gait Posture 2013; 37(4): 558-63.

第七章
上肢水中运动治疗

浅水区中的垂直姿势

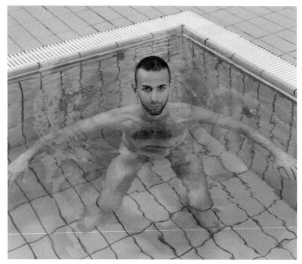

图 7.1　水中垂直姿势

当在不同水位高度进行治疗时，下肢应适当弯曲以便让肩关节浸入水中。为此，有效的做法是要求患者用下巴或嘴接触水面；下肢可以在冠状面（图 7.1）或矢状面分开。

尤其在治疗的开始阶段，可以让患者的背部靠在水疗池墙壁上。

请记住，在上肢水平放置（即 90°）的情况下，力臂以及因此在肩关节上产生的弯曲力最大（图 7.2）。

胸部前屈可使肩胛骨 – 肱骨角度增加超过90°（图 7.3）。

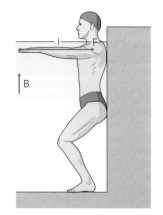

图 7.2　水中靠墙垂直姿势
I—力臂；F—支点；B—浮力

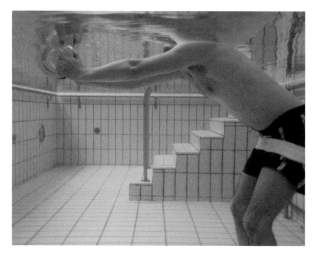

图 7.3　水中躯干前屈姿势

患者可以单侧或双侧同时完成这个运动。由于此动作较为简单，可以在疗程的初期，即与水环境的"接触"阶段，作为热身动作，或用于那些无法把头浸入水中的患者。

双腿弯曲并在矢状面或冠状面分开，以使肩关节完全浸入水中。上肢在肩胛骨平面上保持放松数分钟。此动作的目的是"感受"浮力，浮力可以将手臂浮在水面（图7.4）。

使用漂浮物有利于固定体位和放松四肢（图7.5）。

在此姿势，肘关节、腕关节和手指关节轻微屈曲（图7.6）。

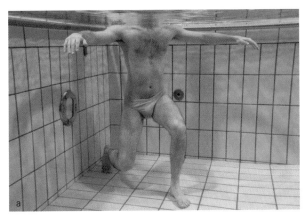
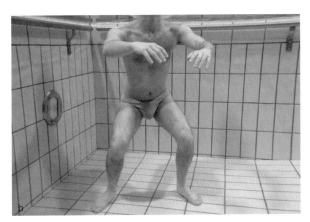
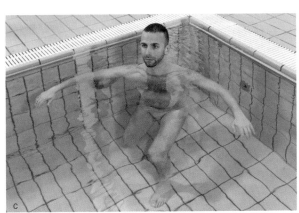
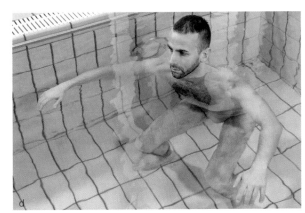

图7.4　水中垂直姿势感受浮力（a~d）

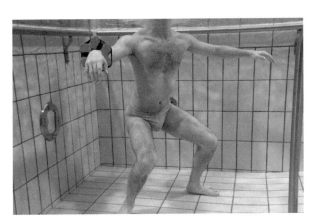

图7.5　水中垂直姿势使用漂浮物固定

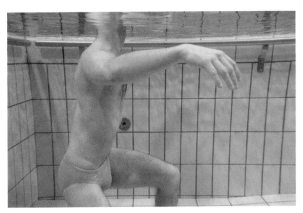

图7.6　水中垂直姿势前臂微屈

双腿弯曲并在矢状面或冠状面分开，以使肩关节完全浸入水中。上肢漂浮并保持放松。手臂在水平面进行内收和外展（图 7.7）。

动作的速度、手和手指的位置以及漂浮物的使用决定了肩关节内收和外展的训练强度（图 7.8）。

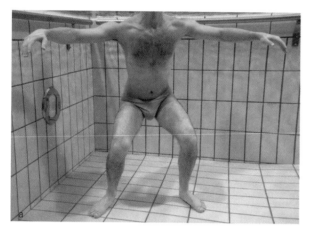
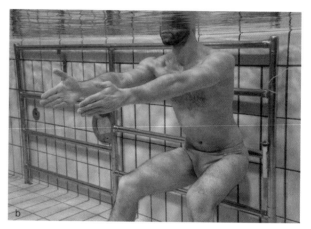

图 7.7　水中垂直姿势进行上肢水平内收与外展运动（a 和 b）

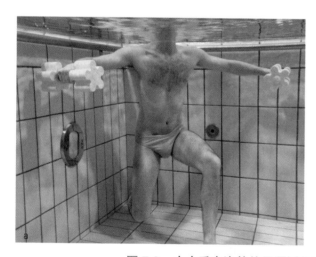
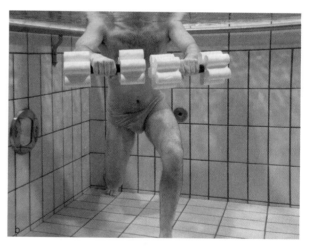

图 7.8　水中垂直姿势使用漂浮物进行上肢内收和外展运动（a 和 b）

双腿弯曲并在矢状面分开，以使肩关节完全浸入水中，上肢在肩胛骨平面上放松并保持数分钟（图 7.9a）。

双上肢均往下压，保持手臂伸展（图 7.9b和 c）。

在动作的初期，可以调整肩胛骨平面从而改变上肢的角度（图 7.10）。此运动也可在手臂屈曲下完成。

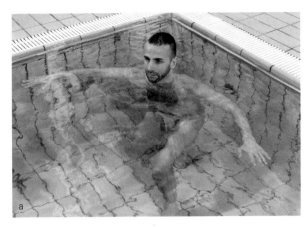

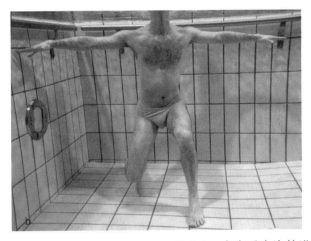

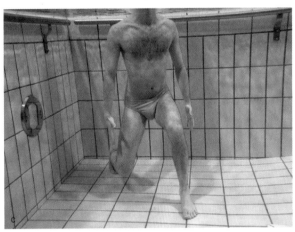

图 7.9　水中垂直姿势进行肩关节内收运动（a~c）

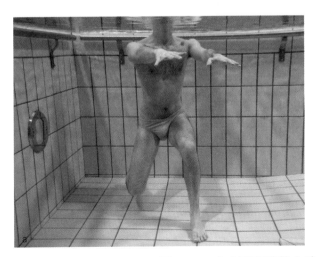

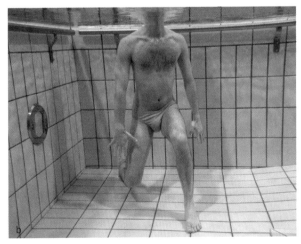

图 7.10　水中垂直姿势上肢不同角度下的运动（a 和 b）

可以利用漂浮物向下压水。漂浮器材可调节运动强度，在手臂下降阶段增加阻力，在上抬阶段提供助力（图7.11）。

在佩戴小型漂浮器材的情况下，此运动可单侧完成（图7.12）。

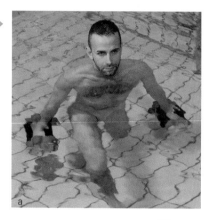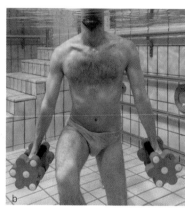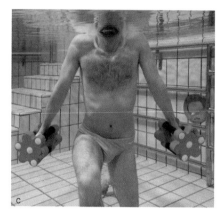

图 7.11   水中垂直姿势使用漂浮物进行压水运动（a~c）

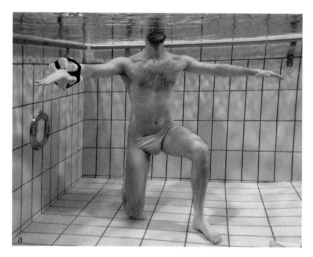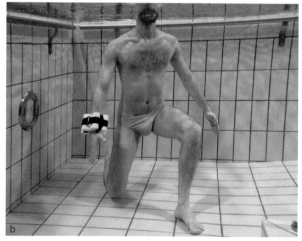

图 7.12   水中垂直姿势佩戴小型漂浮器材进行单侧上肢运动（a 和 b）

双腿弯曲并在矢状面分开，以使肩关节完全浸入水中，上肢向前伸展并支撑在漂浮器材上（图 7.13）。

将上肢保持在肩胛骨平面上，进行肩关节的回缩和前伸（图 7.14）。在不使用漂浮器材的情况下，也可以完成相同的运动。

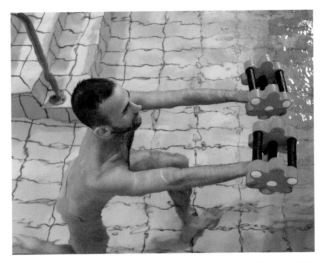

图 7.13　水中垂直姿势使用漂浮器材进行上肢前伸运动

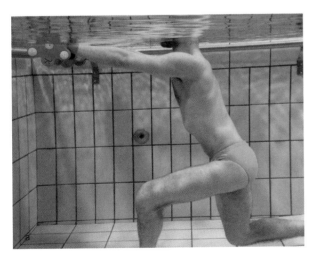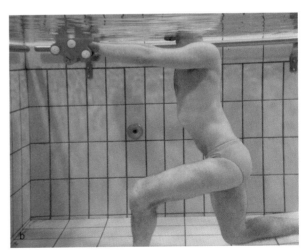

图 7.14　水中垂直姿势使用漂浮器材进行上肢回缩和前伸运动（a 和 b）

双腿弯曲并在冠状面分开，使肩关节完全浸入水中，上肢向前伸展（图7.15）。

双臂交替左右沿水面滑动。使用漂浮器材可调节运动强度（图7.16）。

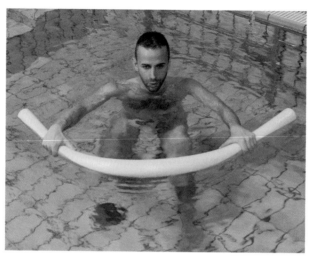

图7.15　水中垂直姿势使用浮棒进行上肢前伸运动

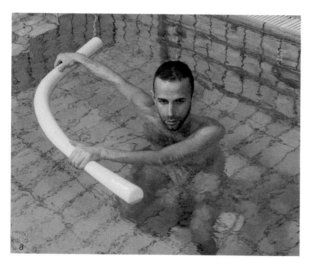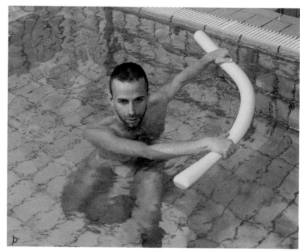

图7.16　水中垂直姿势使用浮棒进行上肢水平面移动（a和b）

双腿弯曲并在冠状面或矢状面分开，以使肩关节完全浸入水中，上肢使用漂浮器材并向前伸展（图7.17）。

进行上臂的屈伸运动，同时将漂浮器材向前推（图7.18）。

动作完成的速度和漂浮器材的形状决定了运动强度（图7.19）。

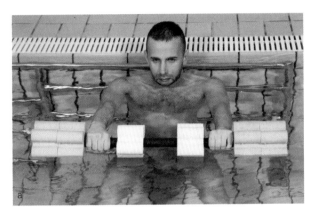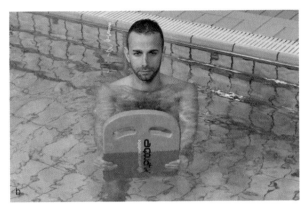

图7.17　水中垂直姿势使用漂浮器材进行上肢前伸运动（a和b）

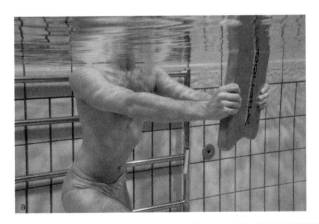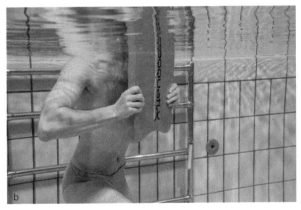

图7.18　水中垂直姿势使用漂浮器材进行上肢屈伸运动（a和b）

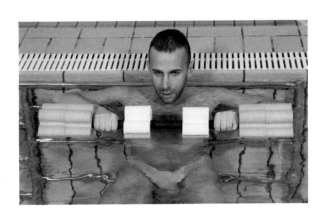

图7.19　水中垂直姿势使用漂浮器材进行上肢运动

双腿弯曲并在冠状面分开，以使肩关节完全浸入水中，双上肢向前伸展并用大型漂浮器材支撑（图7.20）。

双上肢同时在水平面沿左右方向横向推动漂浮物（图7.21）。

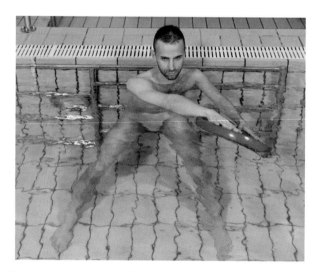

图7.20　水中垂直姿势使用大型漂浮器材进行上肢运动

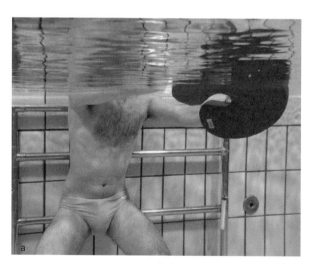 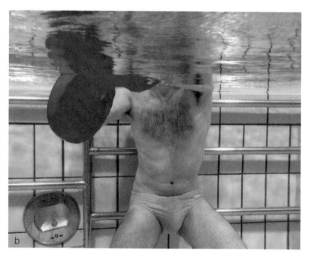

图7.21　水中垂直姿势使用漂浮物进行双上肢水平面运动（a和b）

双腿弯曲并在冠状面分开，以使肩关节完全浸入水中，双上肢向前伸展（图7.22）。

在患者的身体状况、身高和水位允许的情况下，胸部前屈使肩关节屈曲大于90°。臀部肌肉保持支撑在水池墙壁栏杆上，手臂伸展，双手合拢，手指交叉，肩关节屈曲（图7.23）。

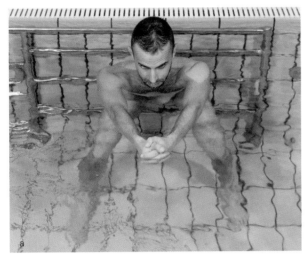
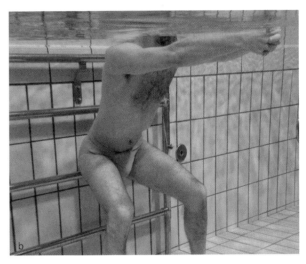

图7.22   水中垂直姿势进行双上肢前伸运动（a和b）

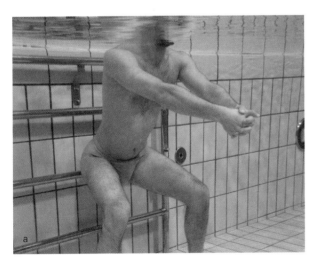
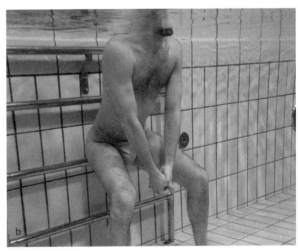

图7.23   水中垂直姿势胸部前屈进行肩关节前屈运动（a和b）

可使用漂浮器材改变运动的强度，在下降阶段增加阻力，在上抬阶段增加助力（图 7.24）。

此运动可单侧进行（图 7.25）。

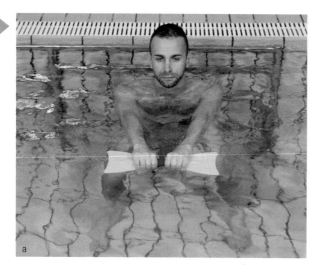
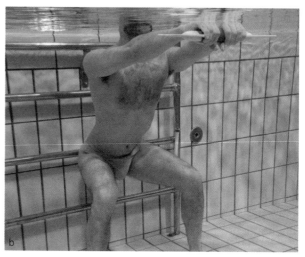

图 7.24 水中垂直姿势使用漂浮器材进行双上肢下压运动（a 和 b）

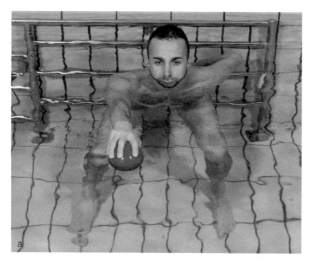
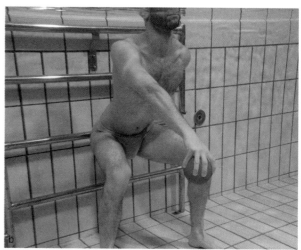

图 7.25 水中垂直姿势单侧手握浮球进行运动（a 和 b）

双腿弯曲并在冠状面分开，以使肩关节完全浸入水中（图 7.26）。

背部支撑靠在水疗池壁上，双手放在漂浮器材上，并且上肢必须向前伸展（图 7.27a）。

胸部前屈，漂浮物沿着水面滑动，使肩关节屈曲角度增加（图 7.27b）。

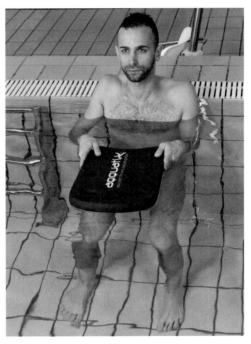

图 7.26　水中垂直姿势双下肢屈曲，使用浮板进行双上肢运动

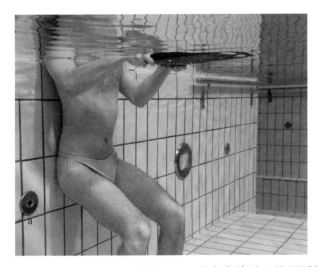
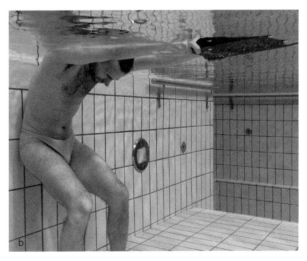

图 7.27　水中靠墙站立使用浮板进行双上肢前伸运动（a 和 b）

双腿弯曲并在矢状面分开，以使肩关节完全浸入水中，双上肢肩关节内收且肘关节屈曲90°。双肩向内和（或）向外旋转。可通过使用提供阻力的器材来调整运动强度（图7.28）。

此运动亦可单侧进行。通过改变手的位置或动作速度来改变运动强度（图7.29）。

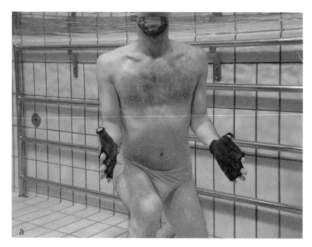
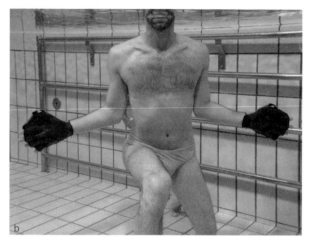

图7.28　水中垂直姿势进行双侧肩关节内旋和外旋运动（a和b）

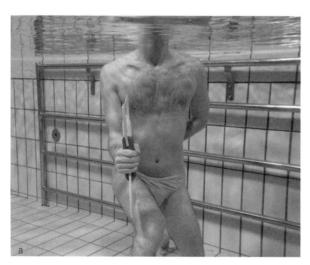
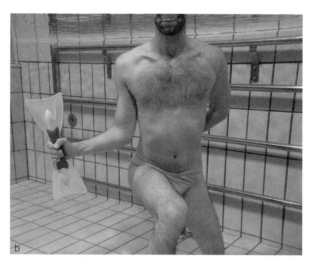

图7.29　水中垂直姿势进行单侧肩关节内旋和外旋运动（a和b）

　　双腿弯曲并在矢状面分开，以使肩关节完全浸入水中，并且双上肢向前伸展。做蛙泳划水的动作（图7.30）。可通过改变运动范围或速度来调节运动强度。

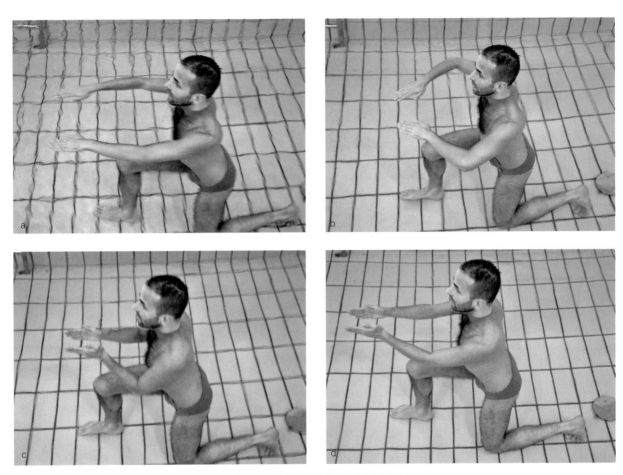

图 7.30　水中垂直姿势进行蛙泳划水运动（a~d）

双腿弯曲并在矢状面上分开，以使肩关节完全浸入水中，并且双上肢在两侧维持伸直位。

肘部伸直并把漂浮器材推向池底。可以通过改变所用工具的漂浮程度来调节运动强度：浮力越大，运动难度越大（图7.31）。

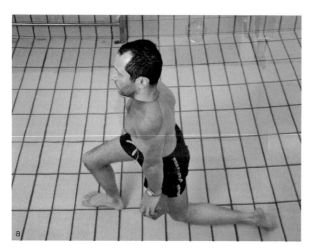 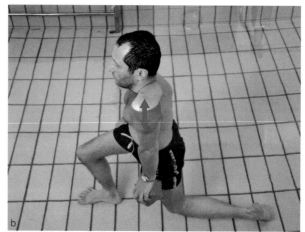

图 7.31 　水中垂直姿势使用漂浮器材进行双上肢下压运动（a 和 b）

双腿弯曲并在冠状面分开，以使肩关节完全浸入水中，并且双上肢向前伸展。身体转向水疗池边，双手握住肋木（或扶手），肩关节进行前伸和回缩运动（图7.32）。

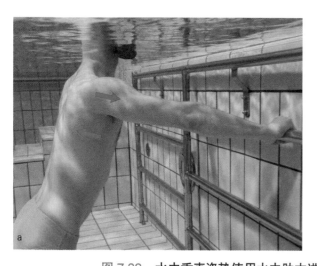 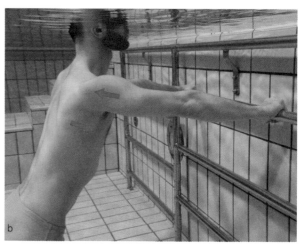

图 7.32 　水中垂直姿势使用水中肋木进行双肩关节前伸和回缩运动（a 和 b）

双腿弯曲并在冠状面分开，以使肩关节完全浸入水中，并且双上肢向前伸展。身体转向水疗池边，双手握住肋木（或扶手），手臂进行屈曲和伸展（图7.33）。

此运动也可单侧进行（图7.34）。抓握方式也可以从旋前变为旋后。

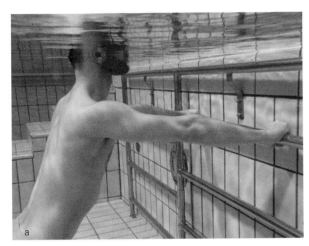 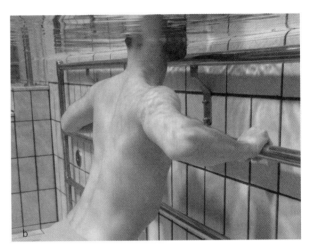

图7.33 水中垂直姿势使用水中肋木进行双侧上肢屈曲和伸展运动（a和b）

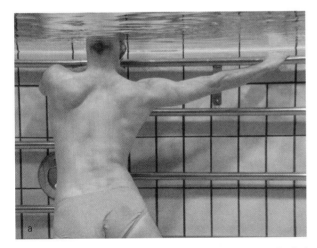 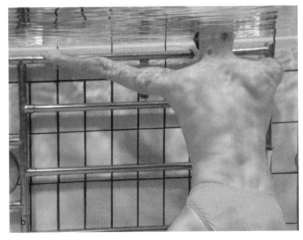

图7.34 水中垂直姿势使用水中肋木进行单侧上肢屈曲和伸展运动（a和b）

浸入水中的垂直姿势

此类运动需要水疗池的水深足以使患者完全浸入水中（1.7~2.0m），最好使用4~6kg的重力腰带来稳定患者。使用水下面罩可使患者睁开眼睛（更好的舒适度和更加平衡）并自动遮住鼻子（图7.35）。

在肩关节的活动范围达到一定程度之后进行全浸入式运动，这对于完成肩关节屈曲终末角度非常有用。需要注意的是，肩部屈曲的力很小，这是因为力臂减小了，并且，它越接近垂直轴和（或）关节部位，它的作用力就越小（准确地说是由于力臂减小了）（图7.36）。

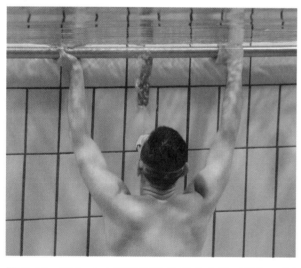

图7.35 浸入水中垂直姿势使用水中扶手进行双侧肩关节屈曲到终末角度的运动

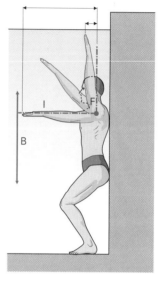

图7.36 肩关节屈曲时的力臂与作用力示意图
I—力臂；F—支点；B—浮力

健侧转向水疗池边，健侧手握住扶手。患侧手臂放松，肢体在浮力的作用下朝水面靠近（图7.37）。

检查肘关节、腕关节和手指关节的位置，以确定肢体是否放松；该姿势需保持数秒钟（图7.38）。使用漂浮器材有利于肩关节屈曲（图7.39）。

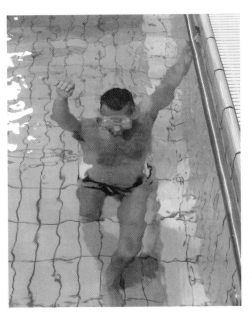

图 7.37　浸入水中垂直姿势健侧手握住水中扶手，进行患侧肩关节前屈运动

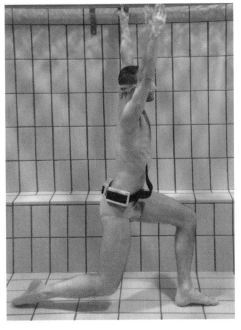

图 7.38　浸入水中垂直姿势健侧手握住水中扶手，进行患侧肩关节前屈并维持的运动

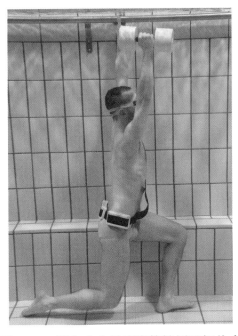

图 7.39　浸入水中垂直姿势健侧手握住水中扶手，使用漂浮器材进行肩关节前屈运动

健侧转向水疗池边，健侧手向上伸展抓住扶手；患侧手也向上伸展（图 7.40a）。

为了伸展肩关节，患者在肩胛骨平面上主动下推（图 7.40b 和 c）。

该运动可通过使用漂浮器材来调整，漂浮器材可抵抗伸展并有利于肩关节屈曲（图 7.41）。

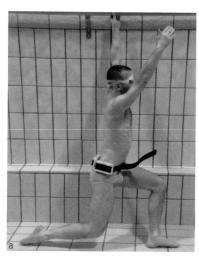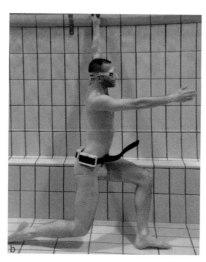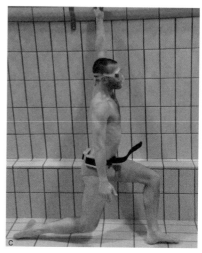

图 7.40　浸入水中垂直姿势健侧手握住水中扶手，进行患侧肩关节在肩胛平面上的主动运动（a~c）

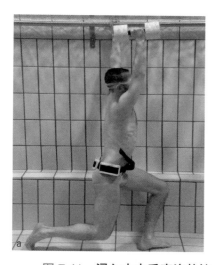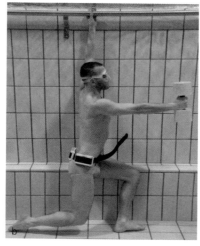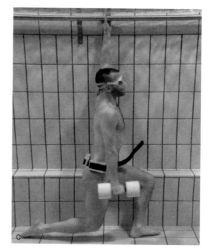

图 7.41　浸入水中垂直姿势健侧手握住水中扶手，使用漂浮器材进行患侧肩关节屈曲运动（a~c）

健侧转向水疗池边，健侧手向上伸展抓住扶手；患侧手也向上伸展（图7.42a）。患者屈曲并伸展患侧肘关节和肩关节（图7.42b和c）。

该运动可通过使用漂浮器材来调整，漂浮器材可抵抗伸展并有利于肩关节屈曲（图7.43）。

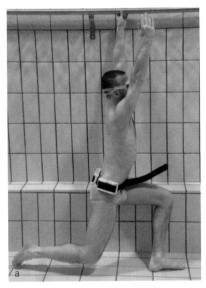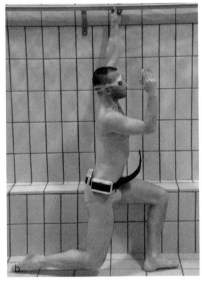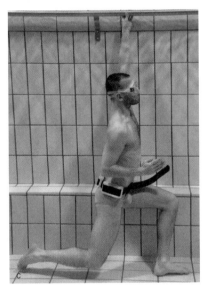

图 7.42   浸入水中垂直姿势健侧手握住水中扶手，进行患侧上肢伸展运动（a~c）

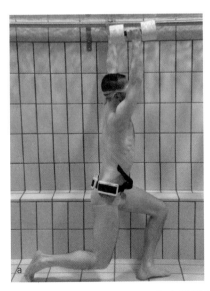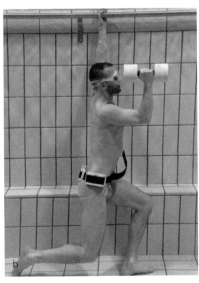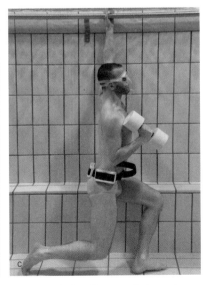

图 7.43   浸入水中垂直姿势健侧手握住水中扶手，使用漂浮器材进行患侧上肢抗阻伸展运动（a~c）

身体转向水疗池边,双手握住扶手;身体完全浸入水中,手臂向上伸展。患者双侧上肢进行屈伸动作(图7.44)。

此运动亦可改为单侧手臂屈曲(图7.45)。

做同样的动作,而抓握扶手的方式也可从旋前位改为旋后位(图7.46)。

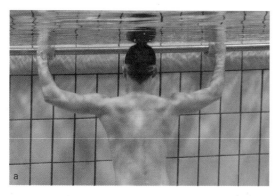
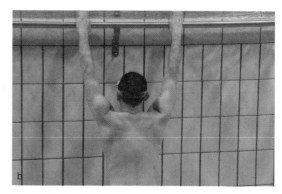

图7.44　浸入水中垂直姿势双手握住扶手进行双上肢屈伸运动(a和b)

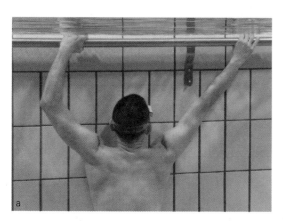
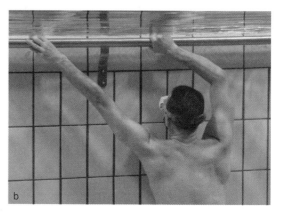

图7.45　浸入水中垂直姿势双手握住扶手进行单侧上肢屈伸运动(a和b)

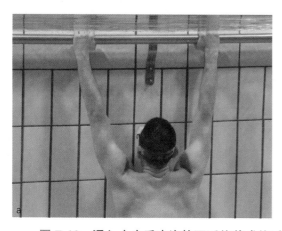
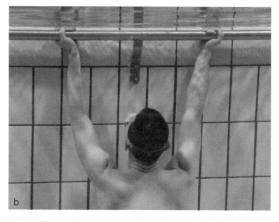

图7.46　浸入水中垂直姿势双手旋前或旋后位握住扶手进行双侧上肢屈伸运动(a和b)

漂浮状态下的俯卧姿势

这些运动需要肩关节几乎全部伸展。为了更轻松、更好地完成动作（颈椎对齐排列并可长时间在水中停留），建议使用面罩和通气管。使用漂浮带以更好地稳定躯干；双脚固定在墙壁和水疗池边缘之间（图 7.47）。需要记住的是，随着屈曲增加，上肢力臂也会增加，因此在这个姿势下肩关节屈曲的力会更强（图 7.48）。如果双手握住水疗池边，躯干和下肢由漂浮物支撑和稳定并自由漂浮，力臂也会增加，因此肩关节屈曲的力也增加（图 7.49）。

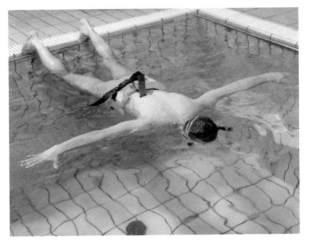

图 7.47　漂浮俯卧姿势

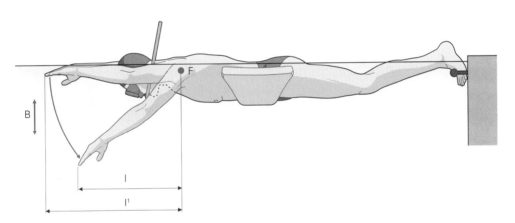

图 7.48　漂浮俯卧姿势时肩关节屈曲增加，力臂也会增加
I—力臂；I¹—增加的力臂；F—支点；B—浮力

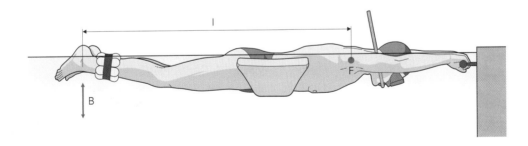

图 7.49　漂浮俯卧姿势时，力臂增加，肩关节的屈曲受力也增加
I—力臂；F—支点；B—浮力

患侧手臂放松，双脚固定在水疗池壁和扶手之间。"感受"浮力，并把上肢带向水面。该姿势应保持几分钟。此运动可以在手臂外展90°或肩关节最大屈曲位下进行（图7.50）。也可以通过让患者握住小型漂浮器材而改变运动强度。

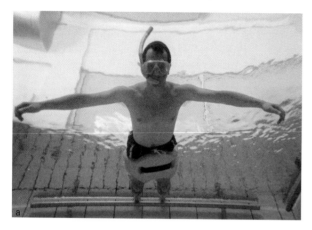
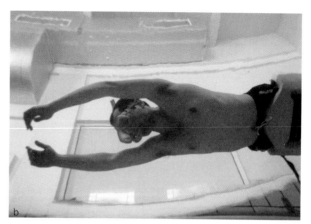

图7.50　漂浮俯卧姿势，肩关节外展90°或处于最大屈曲位（a和b）

肩关节处于最大屈曲位，双脚固定在水疗池壁和扶手之间。

手臂向前推（在水中）以达到肩关节的最大伸展角度。此运动可以同步对称、单侧或交替对称地进行（图7.51）。也可以通过让患者握住小型漂浮器材而改变运动强度。

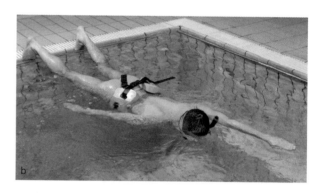
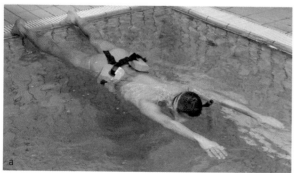
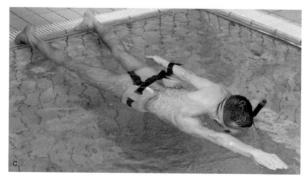

图7.51　漂浮俯卧姿势在肩关节最大屈曲位下进行运动（a~c）

　　双脚固定在水疗池壁和扶手之间。使用救生带、面罩和通气管可以让身体背侧更好地对位。肩关节处于最大屈曲位（图 7.52）。

　　肩关节在冠状面进行内收和外展（图 7.53）。也可以通过让患者握住小型漂浮器材而改变运动强度。

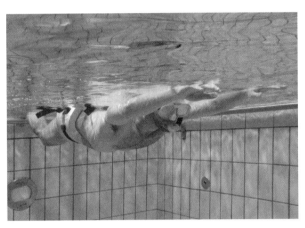

图 7.52 漂浮俯卧姿势双脚固定，双侧肩关节处于最大屈曲位

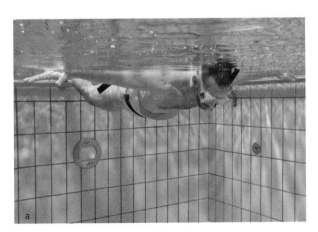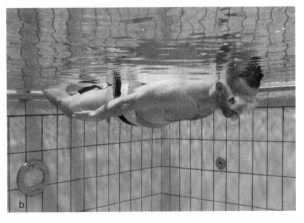

图 7.53 漂浮俯卧姿势双脚固定，双上肢在冠状面进行内收和外展运动（a 和 b）

双脚固定在水疗池壁和扶手之间。使用救生带、面罩和通气管可以让身体背侧更好地对位。手臂外展90°，在水平面进行内收和外展（图7.54）。

也可以通过让患者握住小型漂浮器材而改变运动强度（图7.55）。

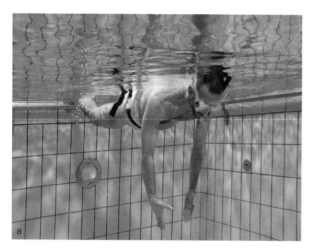 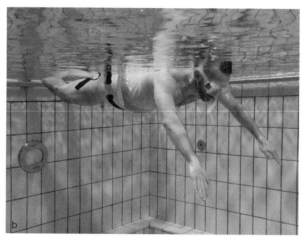

图 7.54　漂浮俯卧姿势双脚固定，进行双侧肩关节水平内收和外展运动（a 和 b）

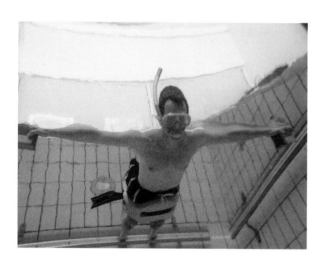

图 7.55　漂浮俯卧姿势双脚固定，双手握住漂浮器材进行肩关节水平内收和外展运动

肩关节处于最大屈曲位，双脚固定在水疗池壁和扶手之间。进行蛙泳划水的动作（图 7.56）。此运动也可以通过改变运动范围来调整强度。

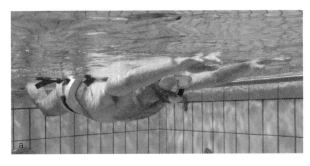
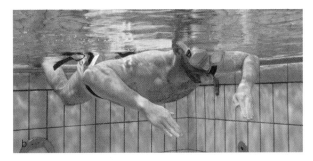
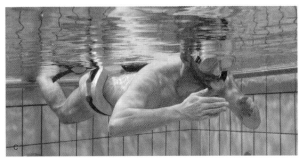
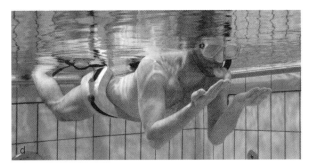

图 7.56 漂浮俯卧姿势双脚固定，双上肢进行蛙泳划水运动（a~d）

手臂向前伸展（朝向池底），双脚固定在水疗池壁和扶手之间。肩关节进行前伸和回缩。此运动也可在单侧或双侧并使用漂浮物改变浮力的情况下进行（图 7.57）。

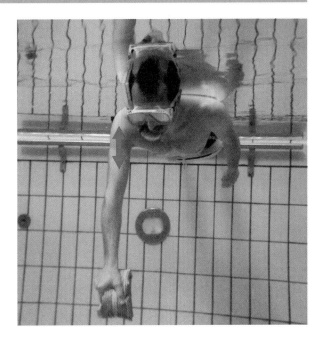

图 7.57 漂浮俯卧姿势双脚固定，单侧手握漂浮器材进行肩关节前伸和回缩运动

手臂向前伸展（朝向水疗池底），双脚固定在水疗池壁和扶手之间。患者进行双侧或单侧肘关节的屈伸（图7.58）。也可以采用调节浮力大小的器材来调节运动强度。

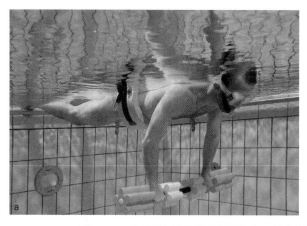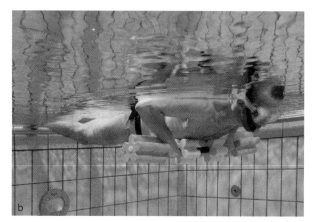

图 7.58　漂浮俯卧姿势双脚固定，使用漂浮器材进行双侧肘关节屈伸运动（a 和 b）

双手抓住扶手，下肢自由漂浮并由漂浮器材保持稳定。

患者对称地屈伸肘关节（牵引）。该运动也可以以交替不对称的方式进行（图7.59）。

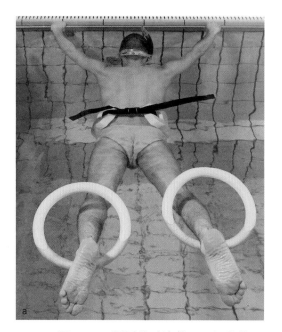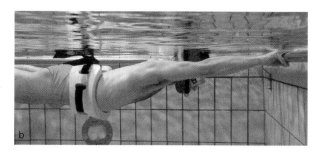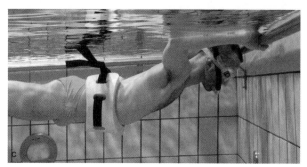

图 7.59　漂浮俯卧姿势双手握住扶手，使用漂浮器材进行双侧肘关节屈伸运动（a~c）

浸入水中的仰卧姿势

在这种姿势下，浮力可支撑手臂（图 7.60）。这些运动极大地促进了肩关节的屈曲，可以在前期的治疗中采用。

但是，这些运动需要患者对水有很好的信心，建议仅对水性极好的人进行训练。

治疗师必须帮助患者完成开始的姿势并让其能够重现。患者必须佩戴重力腰带以保持稳定，并戴好水下面罩以保持眼睛睁开并遮住鼻子（图 7.61）。

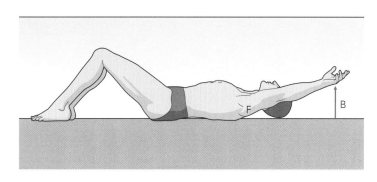

图 7.60　浸入水中的仰卧姿势
F—支点；B—浮力

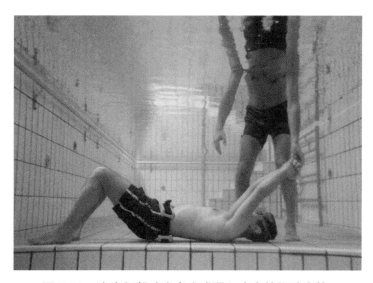

图 7.61　治疗师帮助患者完成浸入水中的仰卧姿势

在此运动中必须要有治疗师协助患者，支撑患者的健侧并帮助他们采取仰卧姿势（图7.62）。在浅水中（水深小于1m）进行此运动可能会更简单。

双手合拢，手指交叉，然后将双手以所谓的"午睡"姿势（图7.63）放在前额部（或颈部后面）。

患者放松身体并尝试将躯干向后仰卧至最大限度（图7.64），保持几秒钟（持续憋气）。

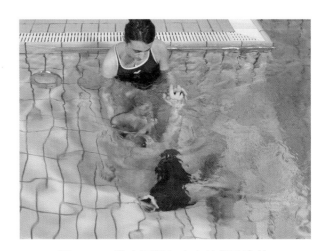

图 7.62　浅水区浸入水中的仰卧姿势

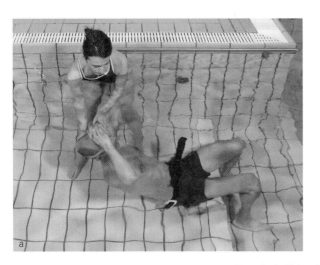

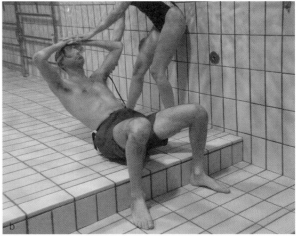

图 7.63　浸入水中的仰卧"午睡"姿势（a 和 b）

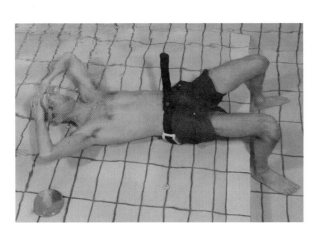

图 7.64　浅水区浸入水中的最大限度的仰卧姿势

在此运动中必须要有治疗师协助患者，支撑患者的健侧并帮助他们采取仰卧姿势。在浅水中（水深少于1m）进行此运动可能会更简单。双手合拢，手指交叉，肘关节半屈曲，肩关节最大限度屈曲（图7.65）。该运动可每换气一次之后重复做一次，也可一口气完成多次肩关节屈伸，这取决于运动要达到的目标和患者憋气的能力。

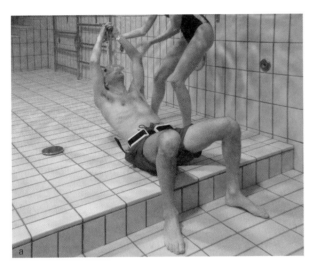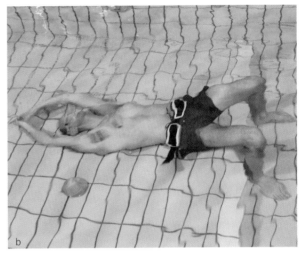

图7.65　浅水区浸入水中的仰卧姿势及肩关节最大限度的屈曲运动（a和b）

漂浮状态下的仰卧姿势

患者通过置于下肢、躯干和头部的漂浮器材保持固定（图 7.66）。

一般情况下不需要支撑下肢，浮力就足以支撑。这个姿势是在运动结束时用来放松的，可以在治疗师的辅助下完成（图 7.67）。

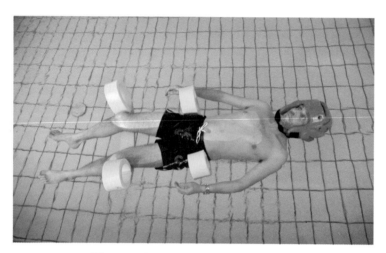

图 7.66　使用漂浮器材的漂浮仰卧姿势

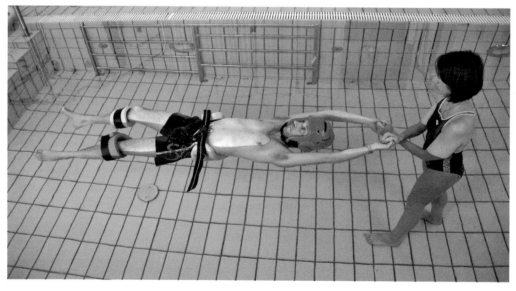

图 7.67　使用漂浮器材，在治疗师帮助下完成漂浮仰卧姿势

漂浮器材穿戴在患者的颈部、腰部和腘窝处。肩关节外展 90° 保持数分钟，"感受"浮力支撑（图 7.68）。

此运动也可在肩关节屈曲时进行。治疗师可屈曲患者手指、腕关节和肘关节，以此来帮助患者摆好姿势，并检查患者是否充分放松（图 7.69）。

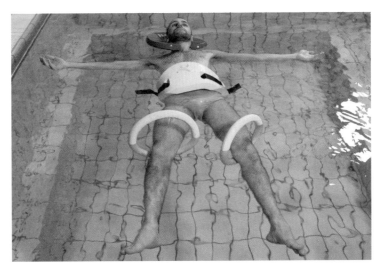

图 7.68 使用漂浮器材的漂浮仰卧姿势，双肩关节外展 90°

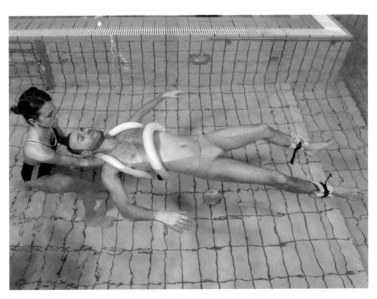

图 7.69 使用漂浮器材，在治疗师帮助下完成漂浮仰卧姿势

漂浮物穿戴在患者的腰部和腘窝处；肩关节保持 90° 外展（图 7.70）。

患者抵抗治疗师的徒手阻力，在冠状面进行肩关节的内收或外展训练（图 7.71）。

戴好面罩和通气管，此运动也可以在俯卧位下进行（图 7.72）。

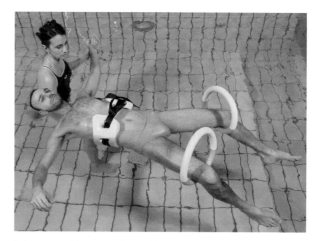

图 7.70　使用漂浮器材的漂浮仰卧姿势，在治疗师辅助下肩关节外展 90°

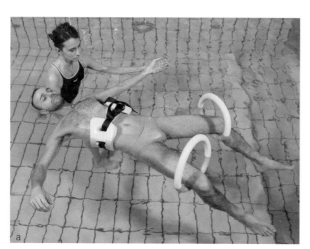
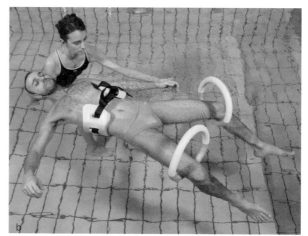

图 7.71　使用漂浮器材的漂浮仰卧姿势，进行肩关节的抗阻内收和外展运动（a 和 b）

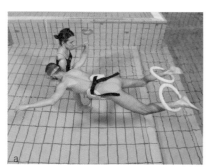
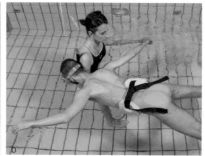
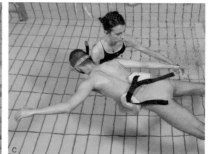

图 7.72　使用漂浮器材的漂浮俯卧姿势，进行肩关节的抗阻内收和外展运动（a~c）

　　漂浮物穿戴在患者的腰部和腘窝处；上肢伸展且肩关节处于最大屈曲位。患者抵抗治疗师的徒手阻力进行单侧手臂的屈伸（图 7.73）。

　　也可以对称地进行相同的上肢运动（图 7.74）。

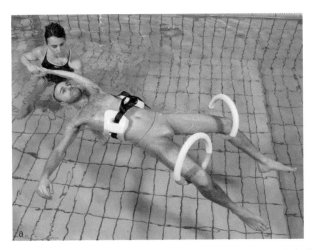
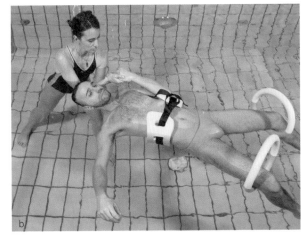

图 7.73　使用漂浮器材的漂浮仰卧姿势，进行单侧上肢抗阻屈伸运动（a 和 b）

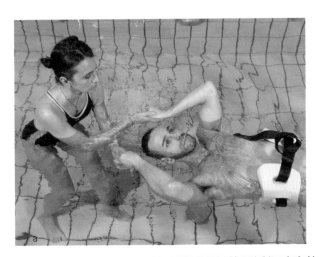
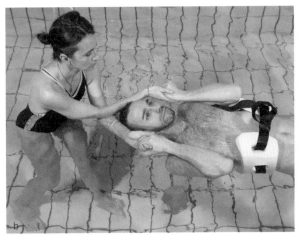

图 7.74　使用漂浮器材的漂浮仰卧姿势，进行双侧上肢抗阻屈伸运动（a 和 b）

需使用水深为 1.7~2.0m 的水疗池。此运动的目的不是增加关节活动性，而是改善稳定性和关节控制。

使用漂浮带有助于维持持续的漂浮姿势并使患者将注意力集中在上肢的运动上（图 7.75）。如果不用漂浮带则明显增加了运动强度，也增加了躯干和核心稳定性的参与程度（图 7.76）。这些运动也可以在安装了"逆向水流游泳"系统（可产生阻力水流）的水疗池中进行，该系统是专门为水中运动治疗而设计的。

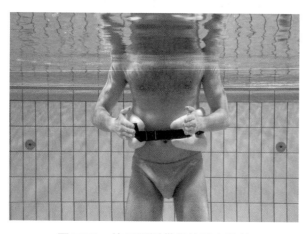

图 7.75　使用漂浮带维持垂直姿势

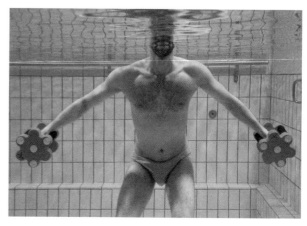

图 7.76　不使用漂浮带，在垂直姿势下进行运动

患者佩戴可维持稳定的漂浮带，然后向左右、前后或外侧方向，做对称或单侧划船运动（图 7.77）。漂浮器材并非必不可少，但确实有助于此运动的完成。

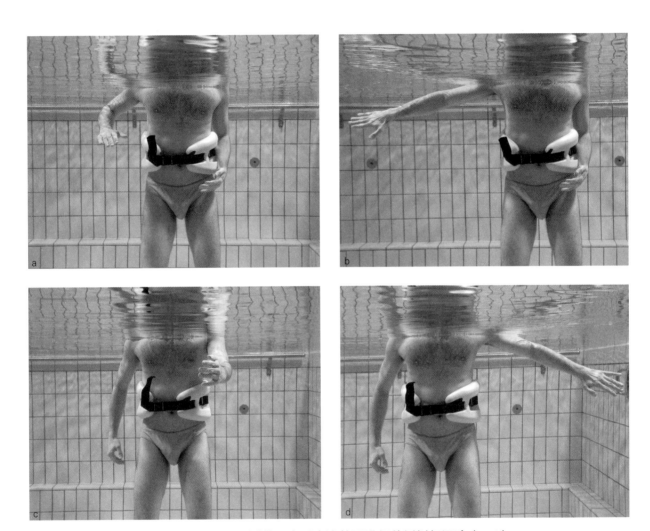

图 7.77 使用漂浮带，在垂直姿势下进行单侧划船运动（a~d）

患者佩戴手套和利于稳定的漂浮带，并进行划船动作以保持漂浮状态（图 7.78）。患者也可徒手完成相同的运动。漂浮器材并非必不可少，但确实有助于此运动的完成。

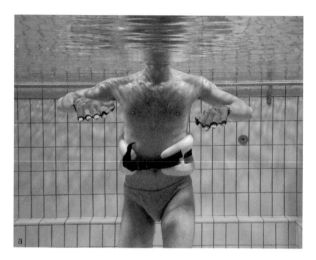
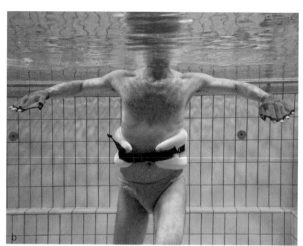
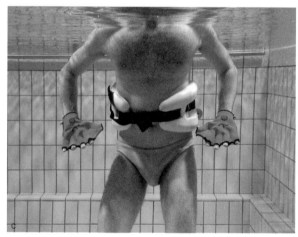
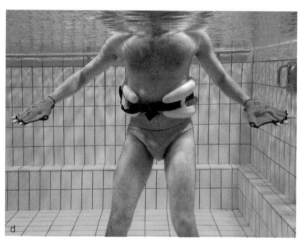

图 7.78　佩戴手套和漂浮带，在垂直姿势下进行划船运动，保持漂浮状态（a~d）

　　患者抓握两个漂浮物，手臂在冠状面进行肩关节内收和外展，以保持漂浮状态（图 7.79）。

　　也可在矢状面（图 7.80）或水平面进行相同的运动。

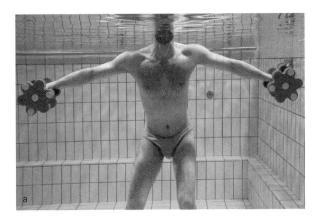

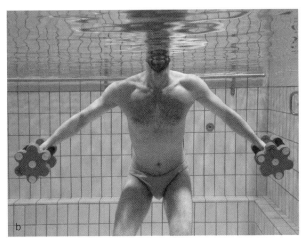

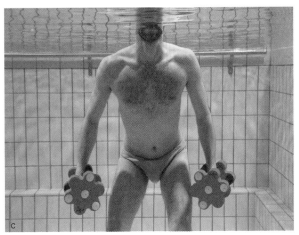

图 7.79　使用漂浮物，进行双肩关节内收和外展运动，保持漂浮状态（a~c）

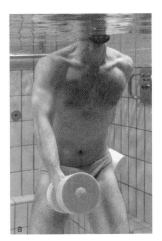

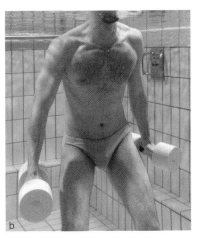

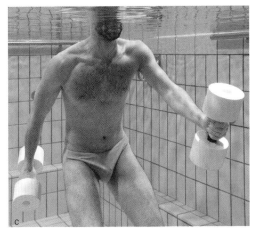

图 7.80　使用漂浮物，进行双肩关节前屈和后展运动，保持漂浮状态（a~c）

患者抓握两个大型漂浮器材，使躯干和下肢保持伸直的漂浮姿势（图 7.81）。

身体在矢状面（向前和向后）进行运动（图 7.82）。

此运动也可在冠状面（向右和向左）进行（图 7.83）。

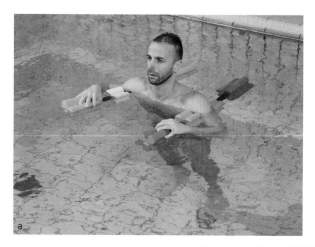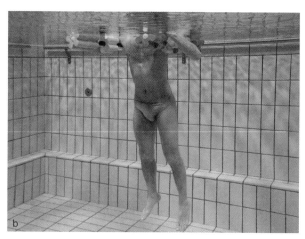

图 7.81　使用大型漂浮器材维持漂浮状态

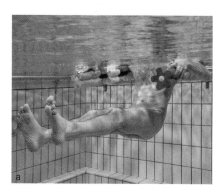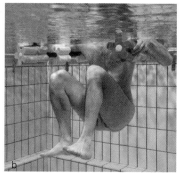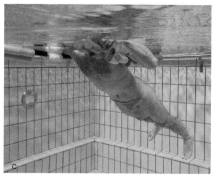

图 7.82　使用大型漂浮器材进行躯干前后向运动（a~c）

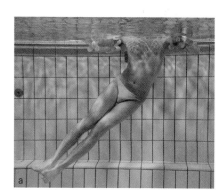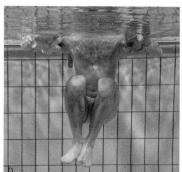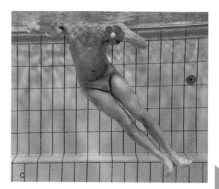

图 7.83　使用大型漂浮器材进行躯干左右向运动（a~c）

还可以在水平面（扭转）向左和向右进行运动（图 7.84）。

也可以只握住一个大型漂浮器材做此运动（图 7.85）。

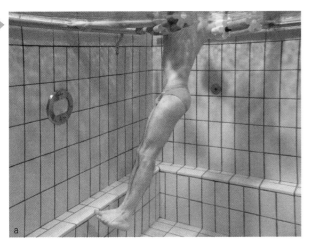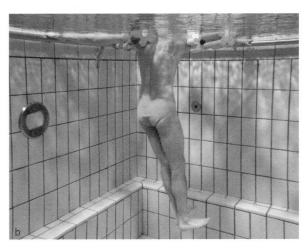

图 7.84　使用大型漂浮器材进行躯干扭转运动（a 和 b）

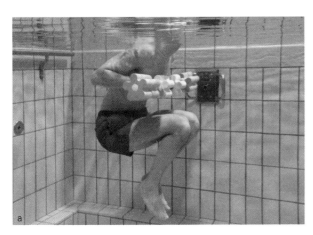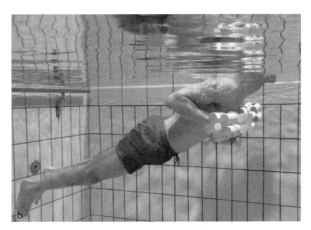

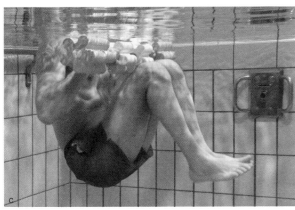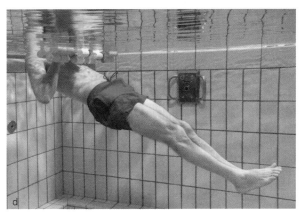

图 7.85　使用大型漂浮器材进行躯干前后向运动（a~d）

肘关节、腕关节和手指关节的运动

　　之前建议用于肩关节的所有运动对肘关节、腕关节和手指关节也都有用，因为它们属于同一运动链（图7.86）。通常，手指关节和腕关节的损伤和疾病会导致肿胀和水肿，而在水中，静水压力有助于血液回流，这对治疗非常有利。

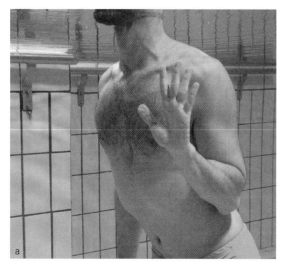 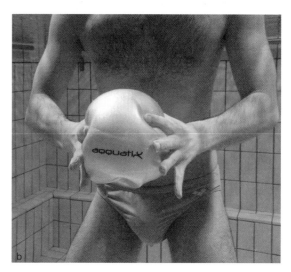

图 7.86　深水中垂直姿势，进行肘关节、腕关节和手指关节的运动（a 和 b）

在垂直姿势下，患侧手臂完全浸没水中并向水疗池底伸展（图 7.87a）。

屈伸肘关节伴前臂旋后（图 7.87b 和 c）。前臂旋前做上述同样的动作（图 7.88）。

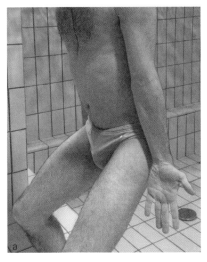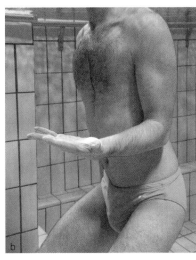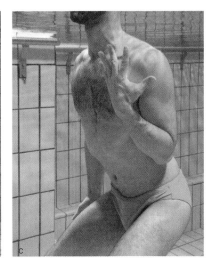

图 7.87　深水中垂直姿势，进行肘关节屈伸和前臂旋后运动（a~c）

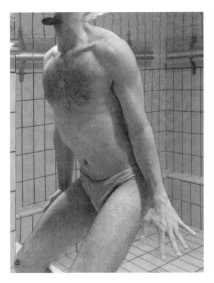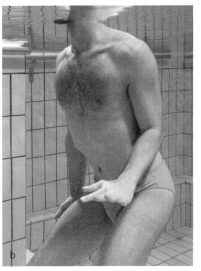

图 7.88　深水中垂直姿势，进行肘关节屈伸和前臂旋前运动（a 和 b）

可以通过抓住诸如浮板或手套之类的小型器　材来调整运动强度（图 7.89）。

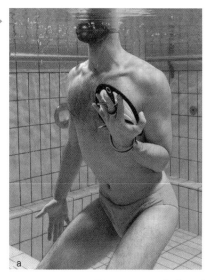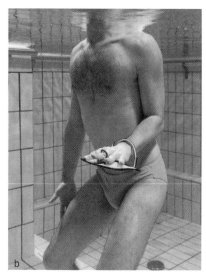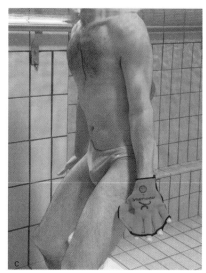

图 7.89　深水中垂直姿势，使用浮板或手套进行肘关节屈伸和手部运动（a~c）

肘关节、腕关节和手指关节的运动　　　　　　　　　　**运动7.37**

在垂直姿势下，患侧手臂完全浸没水中并向水疗池底伸展，前臂在旋后或旋前位进行肘关节屈伸（图 7.90）。也可以通过抓握小型器材来调整运动强度。

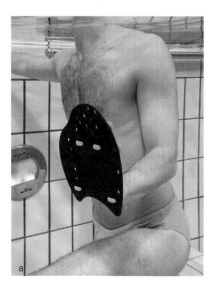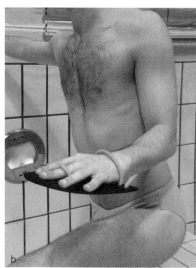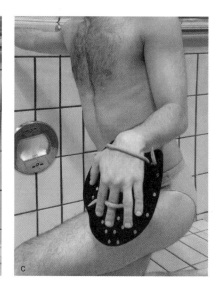

图 7.90　深水中垂直姿势，使用浮板进行腕关节屈伸运动（a~c）

在垂直姿势下，患侧手臂屈曲90°并完全浸没水中，患者进行前臂的旋前和旋后运动（图7.91）。

可以通过使用容易受到流体阻力影响的小型器材来调整运动强度。手臂伸展时也可以进行此运动。

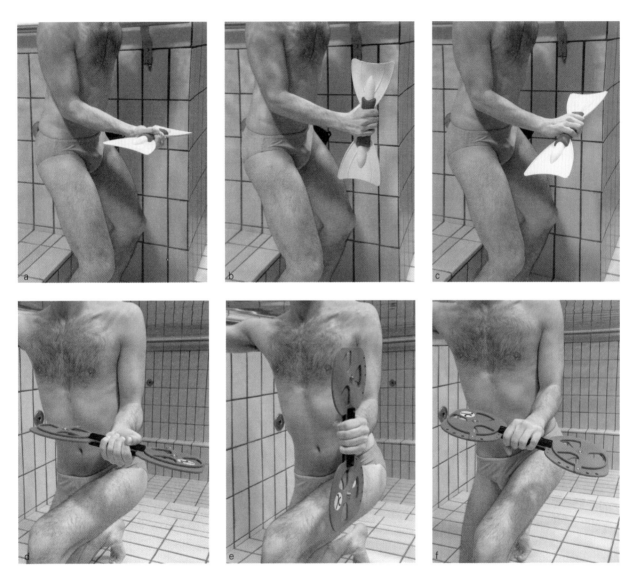

图 7.91　深水中垂直姿势，使用小型器材进行前臂旋前和旋后运动（a~f）

在垂直姿势下，患侧手臂屈曲 90° 并完全浸没水中，患者进行腕关节尺偏和桡偏运动（图 7.92）。可以通过使用容易受到流体阻力影响的小型器材来调整运动强度。手臂伸展时也可以进行此运动。

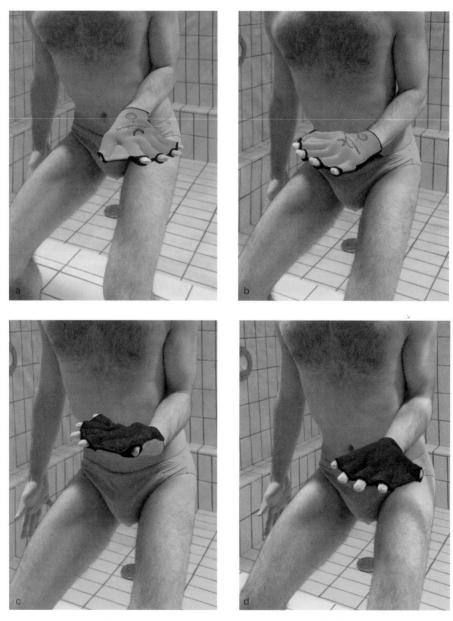

图 7.92　深水中垂直姿势，使用手套进行尺偏和桡偏运动（a~d）

在垂直姿势下，患侧手臂完全浸没水中，挤　　压海绵或充气器材进行训练（图7.93）。

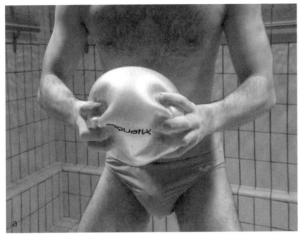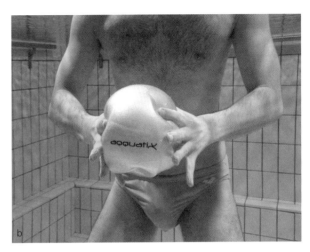

图7.93　深水中垂直姿势，进行手部挤压运动（a和b）

　　在垂直姿势下，患侧手臂完全浸没水中，将手指、腕关节或肘关节放在强度可变的水流喷射装置上（图7.94）。也可以同时进行微小的腕关节或手指运动［如指间捏合，腕关节和（或）手指的屈伸等］。

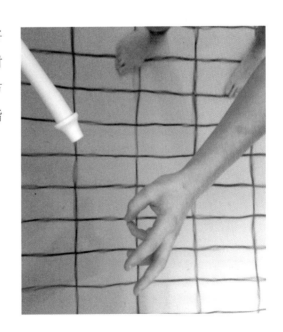

图7.94　利用水流喷射装置刺激肘关节、腕关节和手指关节

（黄犇　译，廖婷　审，王俊　校）

第八章
下肢水中运动治疗

减重水中运动

部分负重水中运动

使用大型器械的水中运动

减重水中运动

减重水中运动是指当人体进入水中后，根据浸入水中的深度不同，在浮力作用下进行的不同程度的减轻体重负荷的训练。如水中坐位，或身体水平、垂直漂浮在深水中时，体重不再是患者的负担，受累肢体（患侧）可以更好地运动。即使在微重力条件下也无法完成支撑的情况下，可以让患者进行这些训练以松动肢体和促进肌肉的恢复（图8.1）。此外，水的静水压力也可能会促进局部水肿的消退。

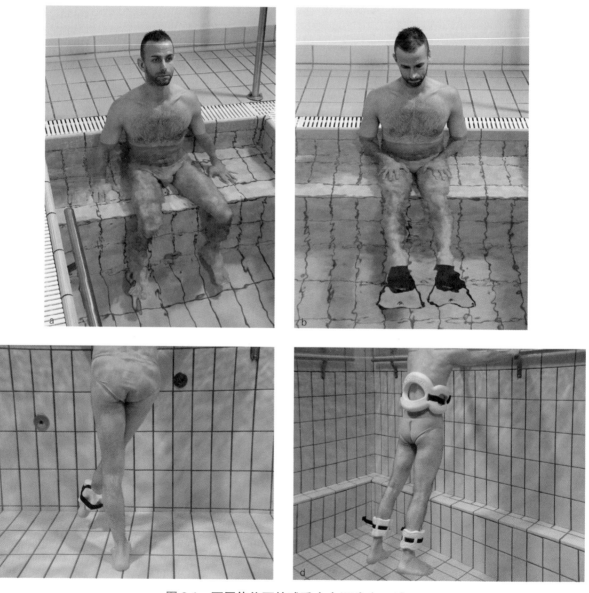

图 8.1　不同体位下的减重水中运动（a~d）

患者坐位，双下肢浸入水中，进行患侧膝关节的屈伸运动（图8.2）。

可以通过在患侧踝关节处添加漂浮器材来

改变训练强度，如图所示：抗阻屈膝，减重伸膝（图8.3）。

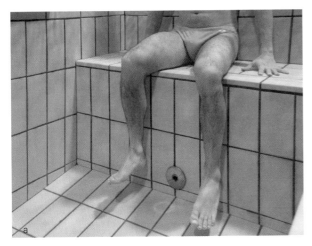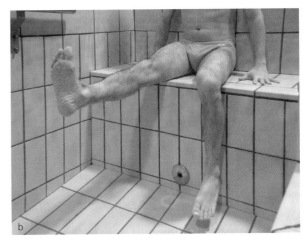

图8.2 水中坐位进行膝关节屈伸运动（a和b）

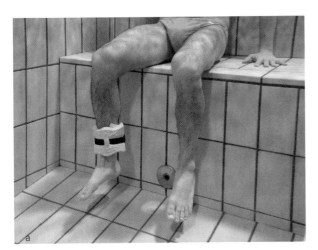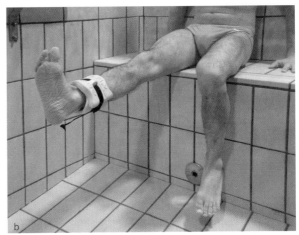

图8.3 水中坐位使用漂浮器材进行抗阻屈膝和减重伸膝运动（a和b）

　　患者坐位，双下肢浸入水中，在膝关节伸展或屈曲的状态下进行患侧踝关节的屈伸运动（图 8.4）。此运动可单侧或双侧同时进行，也可通过使用脚蹼来增加训练强度。

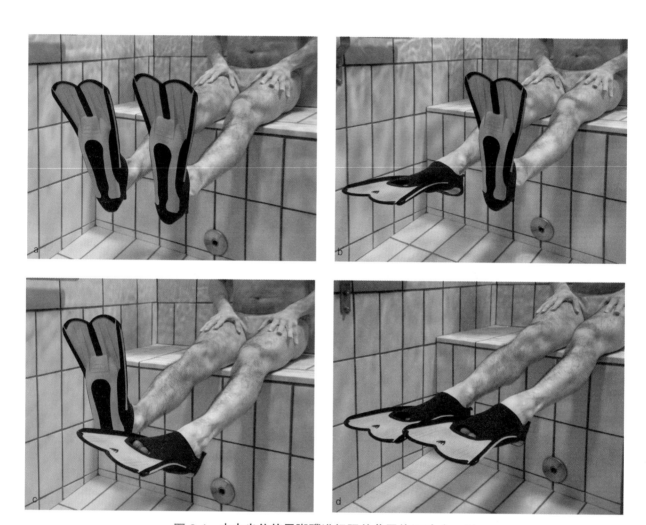

图 8.4　水中坐位使用脚蹼进行踝关节屈伸运动（a~d）

身体健侧贴近水疗池边缘，健侧手紧握水中扶手，保持垂直姿势（图 8.5）。

患者以健侧下肢支撑，患侧下肢在矢状面直腿完成髋关节的屈伸运动（图 8.6）。

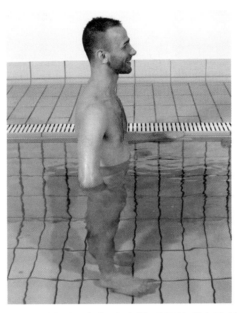

图 8.5　健侧手紧握水中扶手保持垂直姿势

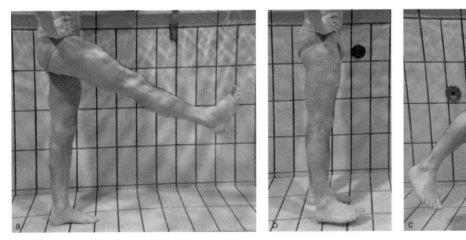
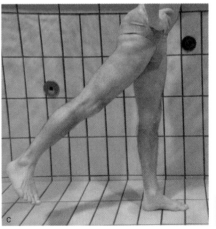

图 8.6　健侧下肢站立进行患侧髋关节屈伸运动（a~c）

可以通过控制运动速度的变化和使用漂浮器材 或可改变流体动力学的器材来调节运动强度（图8.7）。

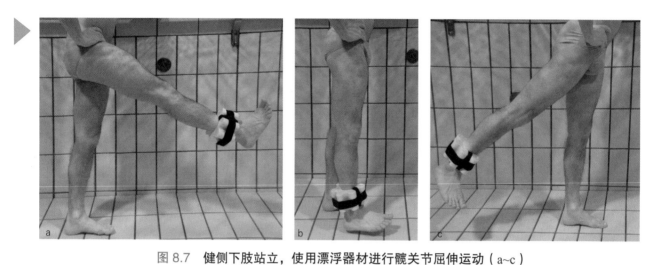

图 8.7   健侧下肢站立，使用漂浮器材进行髋关节屈伸运动（a~c）

身体面向水疗池边缘，双手紧握水中扶手， 保持垂直姿势（图8.8）。

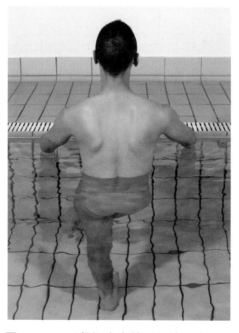

图 8.8   双手紧握水中扶手保持垂直姿势

患者健侧下肢支撑，患侧下肢在冠状面进行髋关节的外展、内收运动（图8.9）。

可以通过控制运动速度的变化和使用漂浮器材或可改变流体动力学的器材来调节运动强度（图8.10）。

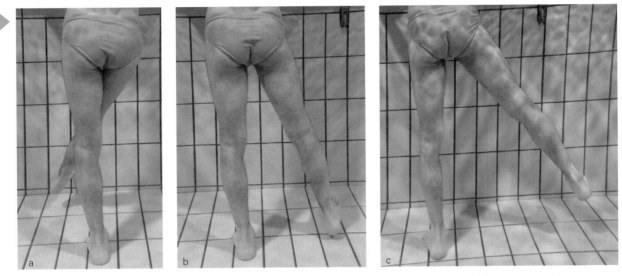

图 8.9　双手紧握水中扶手，健侧下肢站立，进行患侧髋关节外展和内收运动（a~c）

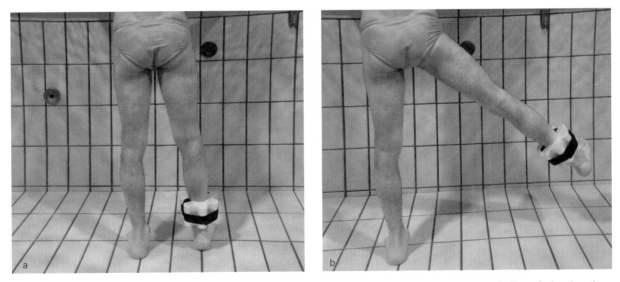

图 8.10　双手紧握水中扶手，健侧下肢站立，使用漂浮器材进行患侧髋关节外展和内收运动（a 和 b）

身体面向水疗池边缘，双手紧握水中扶手，保持垂直姿势（图8.11）。

患者以健侧下肢为支撑，患侧下肢同步完成髋、膝关节的屈伸运动（图8.12）。

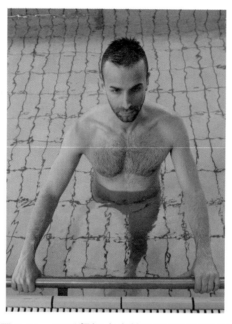

图 8.11　双手紧握水中扶手保持垂直姿势

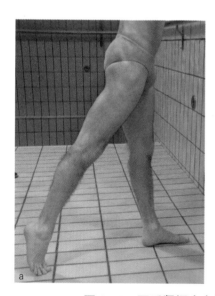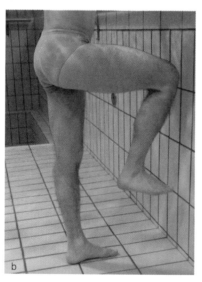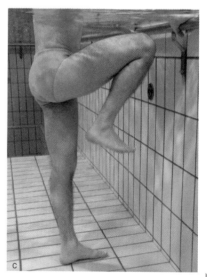

图 8.12　双手紧握水中扶手，健侧下肢站立，进行患侧髋、膝关节屈伸运动（a~c）

此运动可使用漂浮器材进行（图 8.13）。

将漂浮器材置于膝关节上方，以增加髋关节

的负荷（图 8.14）。

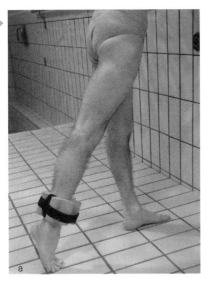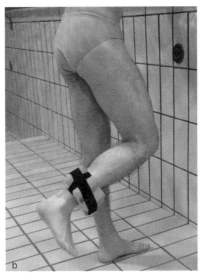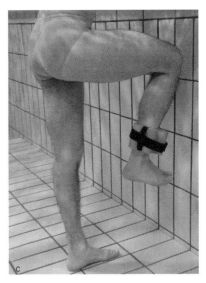

图 8.13　双手紧握水中扶手，健侧下肢站立，使用漂浮器材进行患侧髋、膝关节屈伸运动（a~c）

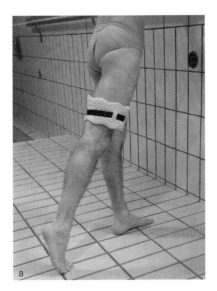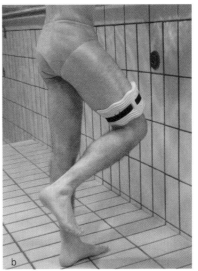

图 8.14　双手紧握水中扶手，健侧下肢站立，将漂浮器材固定于膝关节上方进行髋关节屈伸运动（a 和 b）

身体面向水疗池边缘，双手紧握水中扶手，保持垂直姿势，患侧足部踩住漂浮板（图8.15）。

患者以健侧下肢为支撑，患侧下肢控制浮板稳定的同时进行髋、膝关节的屈伸运动（图8.16）。浮板越不稳定，运动越难控制。与此同时，也可进行下肢的环转、踝关节的屈伸及旋前和旋后运动。

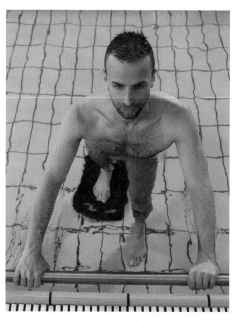

图8.15　双手握住水中扶手，患侧足部踩住漂浮板保持垂直姿势

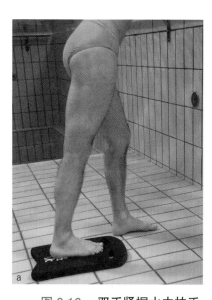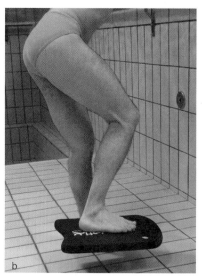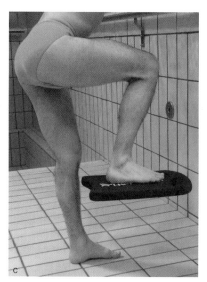

图8.16　双手紧握水中扶手，健侧下肢站立，患侧足部踩住漂浮板进行髋膝关节屈伸运动（a~c）

患者面向水疗池边缘，垂直站立，双手握紧水中肋木或扶手，患侧足部放置于肋木或长凳上（图 8.17）。

患者健侧下肢支撑，进行患侧髋、膝关节的屈伸运动（图 8.18）。

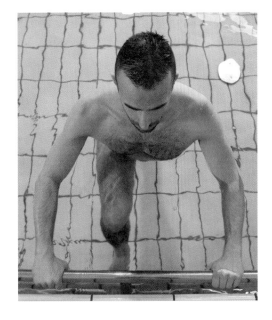

图 8.17 双手紧握水中肋木，患侧足部置于肋木上

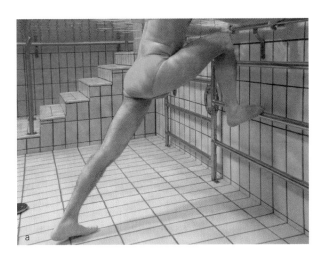

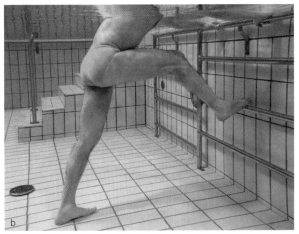

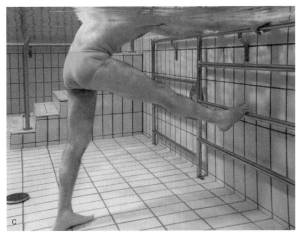

图 8.18 双手紧握水中肋木，健侧下肢站立，患侧足部置于肋木上进行髋、膝关节屈伸运动（a~c）

患者面向水疗池边缘，双手紧握水中扶手，利用漂浮带稳定躯干，漂浮于深水中。患侧下肢同时进行髋、膝关节的屈伸运动（图 8.19）。也可双侧下肢交替或同时对称进行这项运动。

虽然踝关节上使用浮子有利于髋、膝关节屈曲，但使伸展阻力大大增加（图 8.20）。

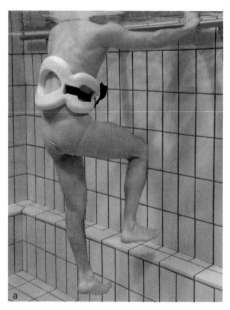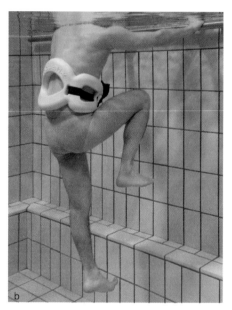

图 8.19　双手紧握水中扶手，使用漂浮带在深水中进行髋、膝关节屈伸运动（a 和 b）

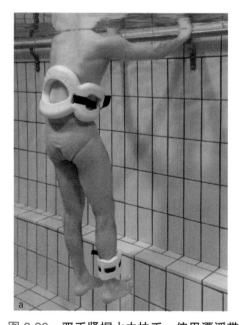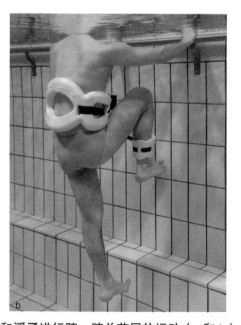

图 8.20　双手紧握水中扶手，使用漂浮带和浮子进行髋、膝关节屈伸运动（a 和 b）

　　患者面向水疗池边缘，双手紧握水中扶手，利用漂浮带稳定躯干，漂浮于深水中。患侧肢体在冠状面上进行髋关节的外展和内收运动（图8.21）。这项运动可通过使用漂浮器材进行。

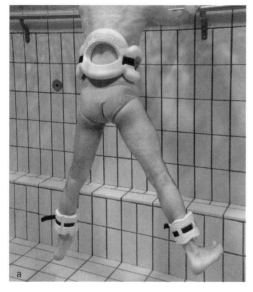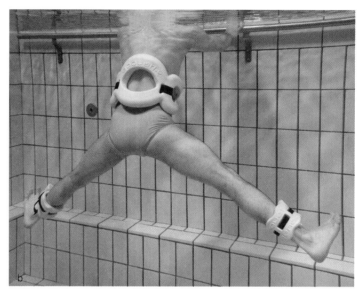

图 8.21　双手紧握水中扶手，使用漂浮器材在深水中进行髋关节外展和内收运动（a 和 b）

　　患者面向水疗池边缘，双手紧握水中扶手，利用漂浮带稳定躯干，漂浮于深水中。患侧肢体在矢状面上进行髋关节的屈伸运动（图8.22）。这项运动也可通过使用漂浮器材进行。

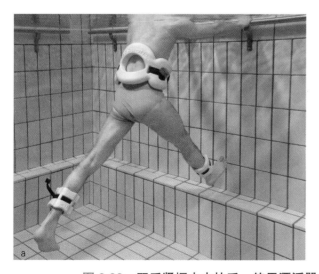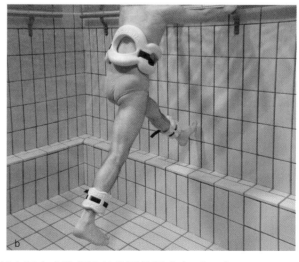

图 8.22　双手紧握水中扶手，使用漂浮器材在深水中进行髋关节屈伸运动（a 和 b）

　　患者身体面向水疗池边缘，双手紧握水中扶手，利用漂浮带稳定躯干，漂浮于深水中。双下肢以"蛙泳"姿势进行运动（图8.23）。

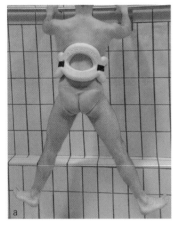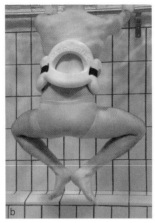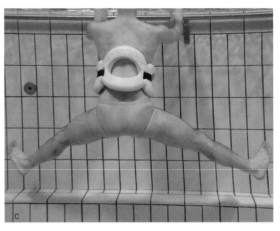

图 8.23　双手紧握水中扶手，使用漂浮器材在水深水中进行蛙泳运动（a~c）

　　患者双手松开水中扶手，身体靠一个固定在躯干上的漂浮带稳定地浮在深水中。患者在冠状面运动，患侧上肢保持伸展。将手从水疗池边缘移开可增加躯干肌肉的参与；此时，身体姿势变得不稳定，使得运动难度更大（此训练可增加躯干的稳定性，图8.24）。可以通过使用漂浮器材或水压设备来调整运动强度。

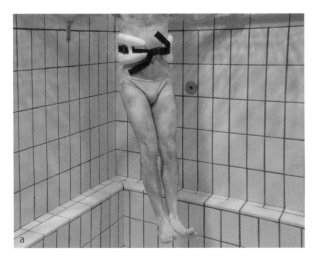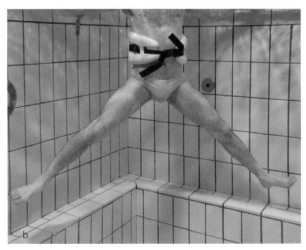

图 8.24　使用漂浮器材在深水中进行躯干稳定性训练（a 和 b）

　　患者双手松开水中扶手，身体靠一个固定在躯干上的漂浮带稳定地浮在深水中。双下肢在矢状面进行髋关节的屈伸运动（图 8.25）。

可以通过使用漂浮器材或水压设备来调整运动强度（图 8.26）。

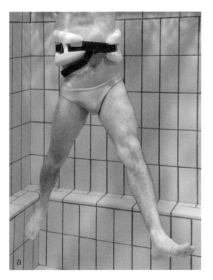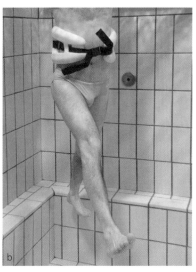

图 8.25　使用漂浮器材在深水中进行双侧髋关节小范围屈伸运动（a 和 b）

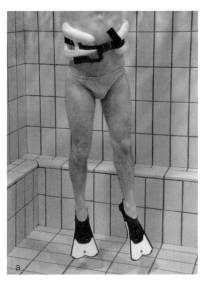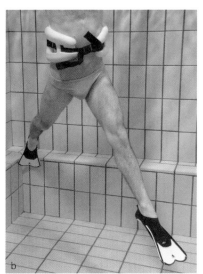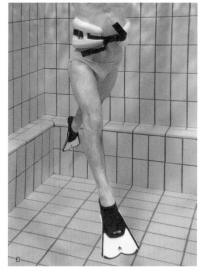

图 8.26　使用漂浮器材在深水中进行双侧髋关节大范围屈伸运动（a~c）

患者双手松开水中扶手，身体靠一个固定在躯干上的漂浮带稳定地浮在深水中。患者屈曲髋、膝关节使膝关节靠近胸部（图 8.27）。也可双侧下肢交替或同时对称进行这项运动。

可以通过使用漂浮器材来调整运动强度。为了增加髋关节的负荷，除了踝关节外，也可将浮子固定于膝关节上方（图 8.28）。

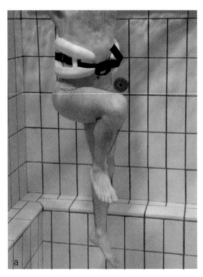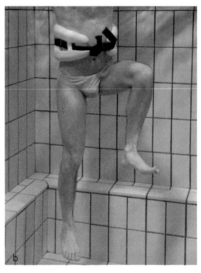

图 8.27　使用漂浮器材在深水中进行髋、膝关节小范围屈伸运动（a 和 b）

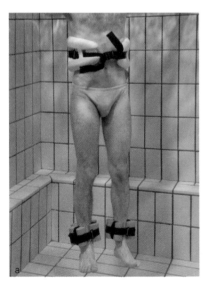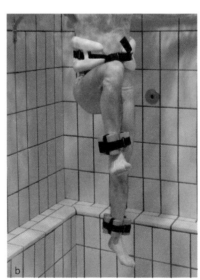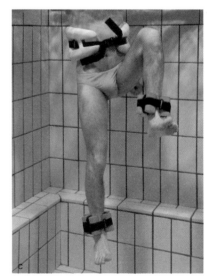

图 8.28　使用漂浮器材在深水中进行髋、膝关节大范围屈伸运动（a~c）

患者双手松开水中扶手，身体靠一个固定在躯干上的漂浮带稳定地浮在深水中。在水中进行跑步运动（深水中跑步，图8.29）。运动强度可由运动速度来调节。也可用双手抓住水中扶手使同样的运动变得容易一些。

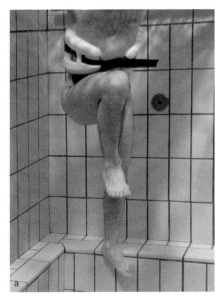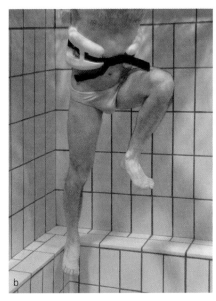

图8.29　使用漂浮器材在深水中进行跑步运动（a和b）

患者双手松开水中扶手，身体靠一个固定在躯干上的漂浮带稳定地浮在深水中。患者进行蛙式踢腿运动（类似水球守门员动作，图8.30）。运动强度可由运动速度来调节。也可用双手抓住水中扶手使同样的运动变得容易一些。

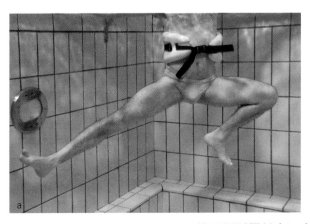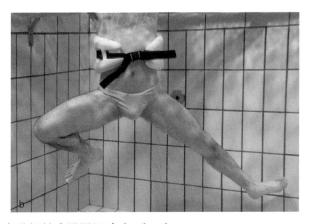

图8.30　使用漂浮器材在深水中进行蛙式踢腿运动（a和b）

患者双手松开水中扶手，身体靠一个固定在躯干上的漂浮带稳定地浮在深水中。患者进行类似骑自行车的运动（水中踏车，图 8.31）。运动强度可由运动速度来调节。也可用双手抓住水中扶手使运动变得容易一些。

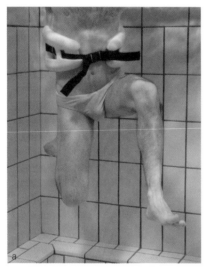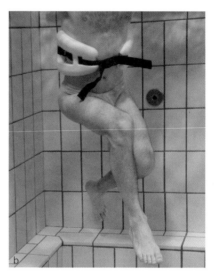

图 8.31   使用漂浮器材在深水中进行踏车运动（a 和 b）

患者双手松开水中扶手，身体靠一个固定在躯干上的漂浮带稳定地浮在深水中。双下肢在矢状面进行有节律的运动（在深水中进行"越野滑雪"，图 8.32）。运动强度可由运动速度来调节。也可用双手抓住水中扶手使运动变得容易一些。

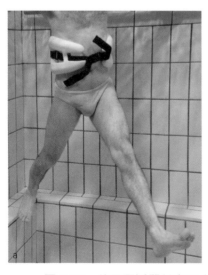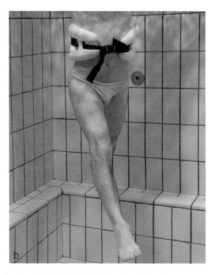

图 8.32   使用漂浮器材在深水中进行越野滑雪运动（a 和 b）

　　通过将漂浮器材固定在患者头部、躯干和健侧肢体，患者仰卧漂浮于水中。治疗师徒手对患侧肢体进行抗阻膝关节屈伸运动。此运动也可在俯卧位进行，但需要水中呼吸设备，如面罩与通气管（图8.33）。

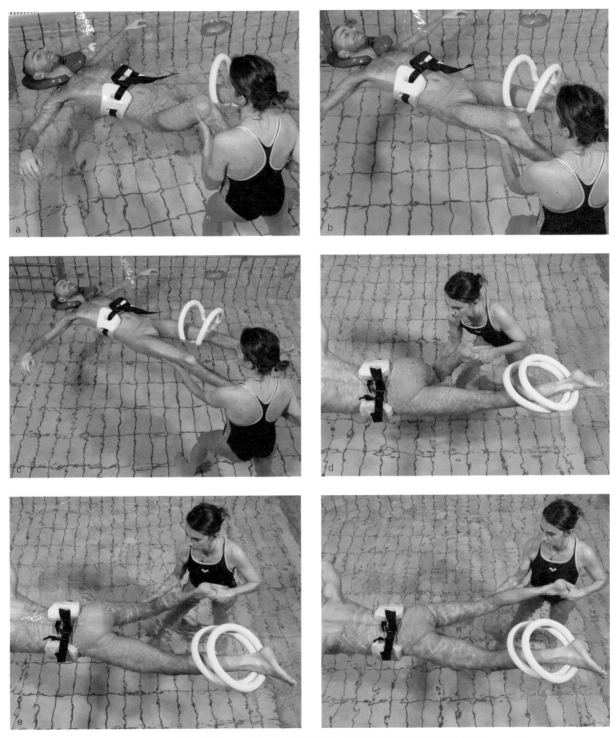

图8.33　使用漂浮器材，患者仰卧或俯卧下进行抗阻膝关节屈伸运动（a~f）

　　通过将漂浮器材固定在患者头部、躯干和健侧肢体，患者仰卧漂浮于水中。治疗师徒手对患侧肢体进行抗阻髋关节内收和外展运动。此训练也可在俯卧位进行，但需要水中呼吸设备，如面罩与通气管（图 8.34）。同样的运动也可以双侧同时进行。

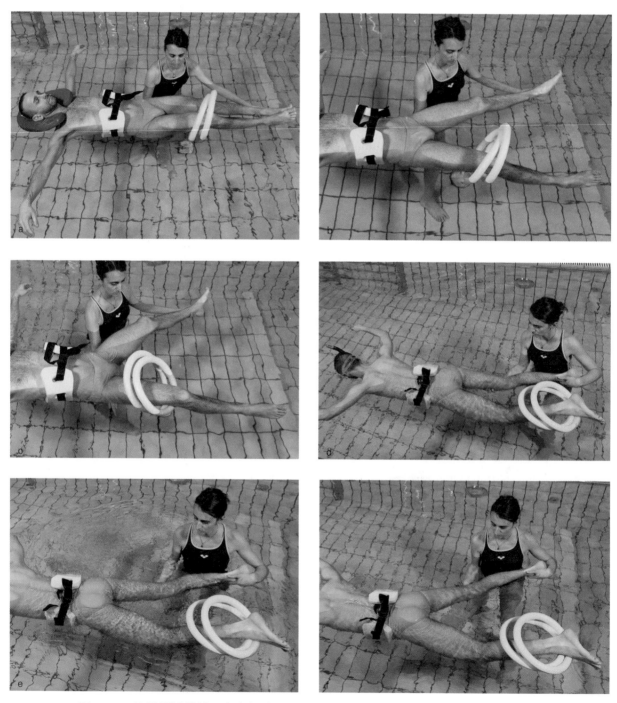

图 8.34　使用漂浮器材，患者仰卧或俯卧下进行抗阻髋关节内收和外展运动（a~f）

患者使用大型漂浮器材（置于腋下）垂直漂浮于深水中（图8.35）。利用水的浮力达到减重的目的，此姿势可以维持数分钟。也可在患侧踝关节上方置一小重物，以牵伸关节。

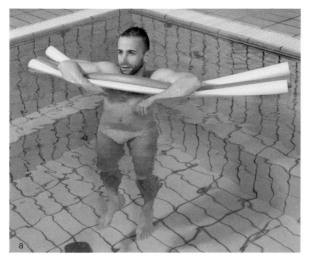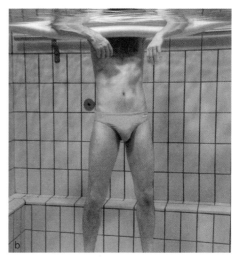

图 8.35　使用漂浮器材在深水中保持垂直姿势（a 和 b）

通过将漂浮器材固定在患者头部、躯干和健侧肢体，患者仰卧漂浮于水中（图8.36）。患侧下肢自然下沉数分钟。也可在患侧踝关节上方置一小重物，以增加髋关节的伸展。

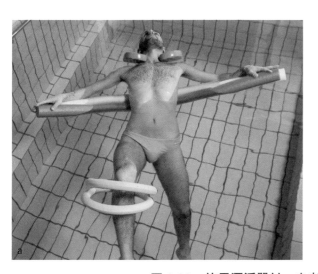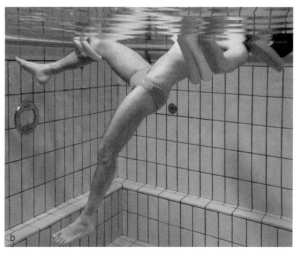

图 8.36　使用漂浮器材，患者保持仰卧漂浮姿势（a 和 b）

部分负重水中运动

局部关节的负荷与水的深度成正比。患者在水疗池中训练时受到浮力作用，与正常自然条件下相比，负重会减少。这使得所有处于自然承重水平的活动可以进行，如站立、行走，甚至难度更大的运动也可以进行，如跑步和跳跃。

水介质可以起到支撑作用，减少了患者对跌倒的恐惧感，使影响行走和平衡的一些问题在水中更容易被解决。尤其是对于老年人和神经系统疾病患者。

此外，越深的水域，静水压力越大，其就越有利于促进血液和淋巴回流（图 8.37）。

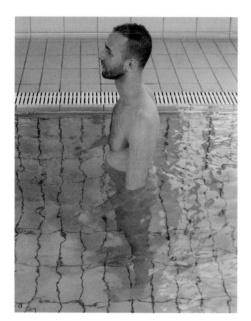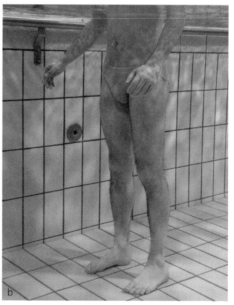

图 8.37 不同水深的训练（a 和 b）

患者侧身直立于水疗池边，进行前进和后退的行走训练（图8.38）。步长、步速可根据患者情况调整。也可以在进行训练时闭上眼睛。

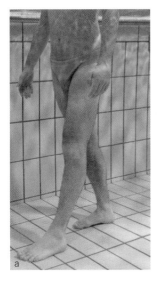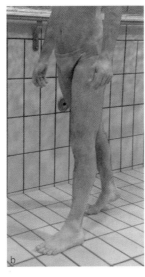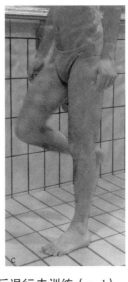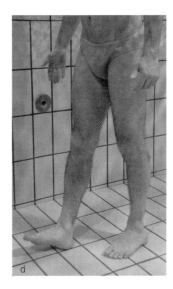

图 8.38 　水中前进和后退行走训练（a~d）

患者侧身直立于水疗池边，用足跟进行前进和后退的行走训练（图8.39）。步长、步速可根据患者情况调整。也可以在进行训练时闭上眼睛。

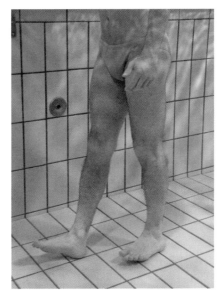

图 8.39 　水中用足跟进行前进和后退行走训练

　　患者侧身直立于水疗池边，用足尖进行前进和后退的行走训练（图 8.40）。步长、步速可根据患者情况调整。也可以在进行训练时闭上眼睛。

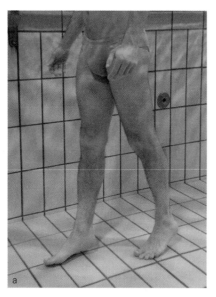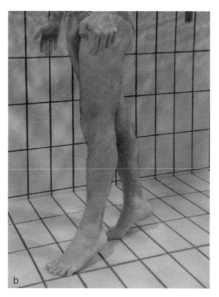

图 8.40　水中用足尖进行前进或后退行走训练（a 和 b）

　　患者侧身直立于水疗池边，用足跟与足尖交替"滚动"的方式进行前进和后退的行走训练（图 8.41）。步长、步速可根据患者情况调整。也可以在进行训练时闭上眼睛。

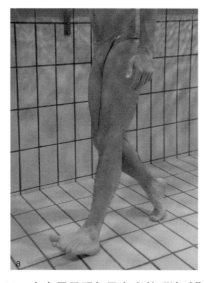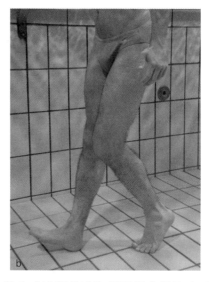

图 8.41　水中用足跟与足尖交替"滚动"的方式进行前进和后退行走训练（a 和 b）

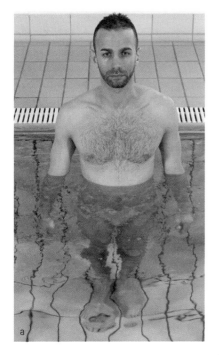

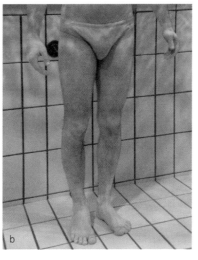

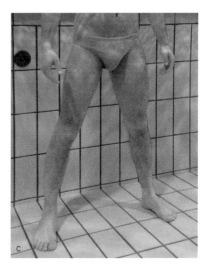

患者背对并直立于水疗池边，进行下肢交叉或不交叉的侧方行走训练（图8.42）。步长、步速可根据患者情况调整。也可以在进行训练时闭上眼睛。

图 8.42   水中侧方行走训练（a~c）

患者背对并直立于水疗池边，用足跟与足尖交替"扭转"的方式进行侧方行走训练（图8.43）。步长、步速可根据患者情况调整。也可以在进行训练时闭上眼睛。

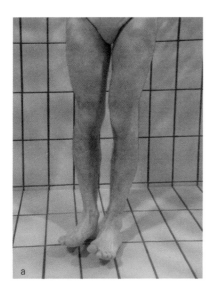

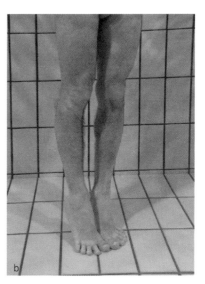

图 8.43   水中用足跟与足尖交替"扭转"的方式进行侧方行走训练（a 和 b）

患者侧身直立于水疗池边，进行前进和后退的高抬腿行走训练（图8.44）。步长、步速可根据患者情况调整。也可以在进行训练时闭上眼睛。

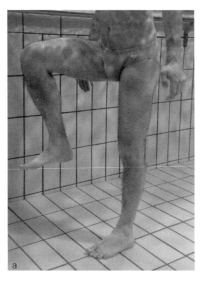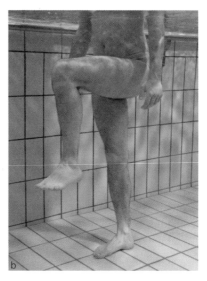

图 8.44 水中前进和后退高抬腿行走训练（a 和 b）

患者侧身直立于水疗池边，进行前进和后退的直抬腿（军队正步走）行走训练（图8.45）。步长、步速可根据患者情况调整。也可以在进行训练时闭上眼睛。

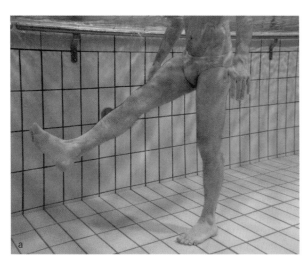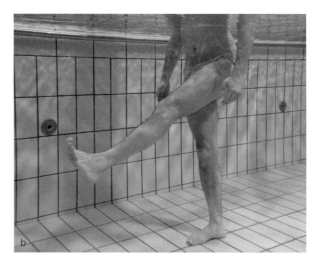

图 8.45 水中前进和后退直抬腿行走训练（a 和 b）

患者侧身直立于水疗池边，双手叉腰。双下肢 训练（图8.47）。
交替进行前后弓步训练（图8.46）和前后弓步行走

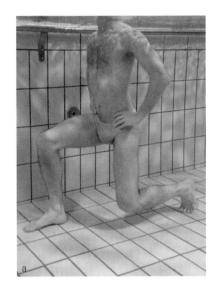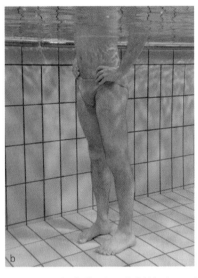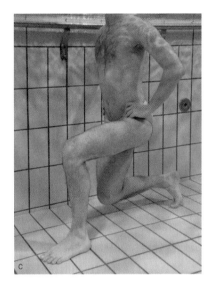

图 8.46　水中前后弓步训练（a~c）

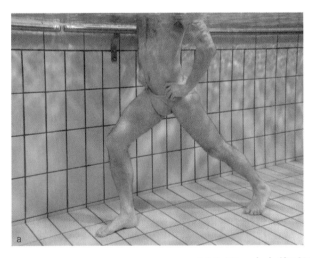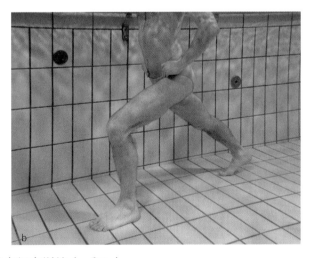

图 8.47　水中前后弓步行走训练（a 和 b）

患者背对并直立于水疗池边，双手叉腰。双　　　8.48）。
脚交替在额状面上进行左右弓步行走训练（图

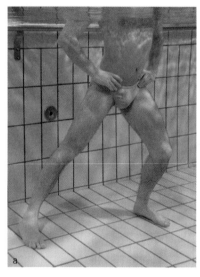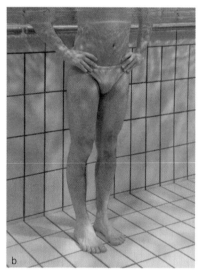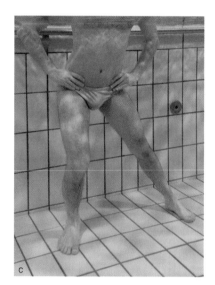

图 8.48　水中左右弓步行走训练（a~c）

患者直立站立，双腿进行半蹲训练（图　　　8.49）。同样的训练亦可单腿进行。

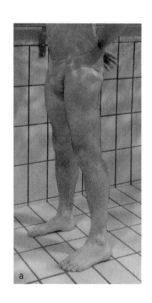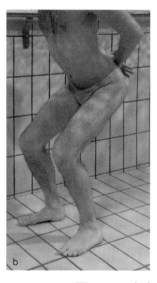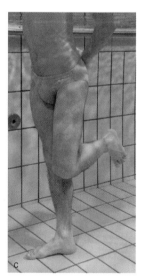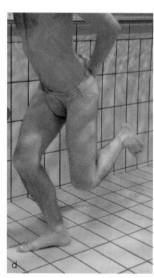

图 8.49　水中半蹲训练（a~d）

患者直立站立，双脚站在不稳定平面上进行　半蹲训练（图8.50）。同样的训练也可单腿进行。

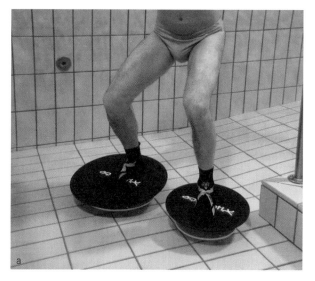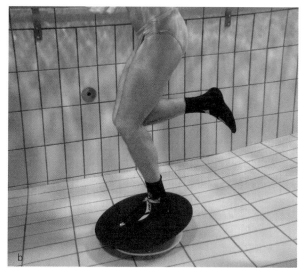

图 8.50　水中不稳定平面上的半蹲训练（a和b）

　患者直立站立，登上可调节高度的楼梯（图　进行。
8.51）。自我调节速度，可单侧进行也可双侧交替

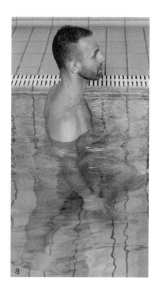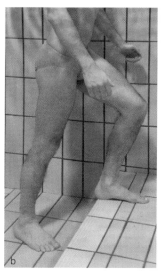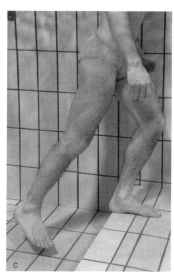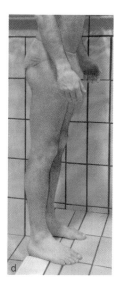

图 8.51　水中爬楼梯训练（a~d）

患者直立站立，走下可调节高度的楼梯（图　　进行。
8.52）。自我调节速度，可单侧进行也可双侧交替

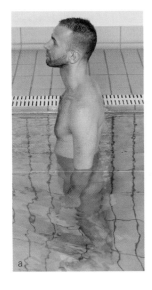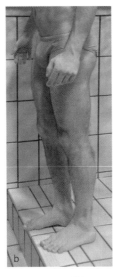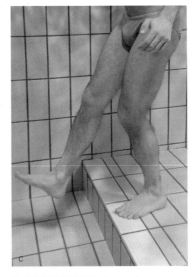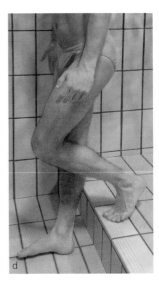

图 8.52　水中下楼梯训练（a~d）

患者患侧肢体单腿站立维持平衡。患侧膝关节
微屈 20°，胸部缓慢向前倾斜，同时，双手合掌向
前伸展，另一侧下肢则向后缓慢抬起（图 8.53）。

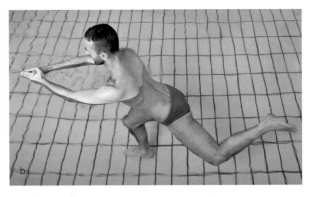

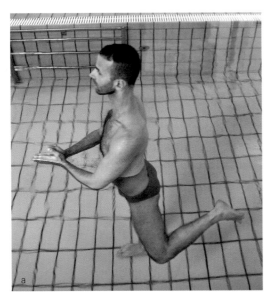

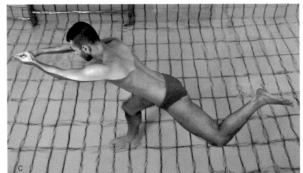

图 8.53　水中单腿站立半蹲训练（a~c）

患者患侧肢体单腿站立于水中，与治疗师进行互动（如抛球训练）时保持身体平衡（图 8.54）。

如果患侧膝关节保持伸展状态，则踝关节能更好地工作；相反，当下肢处于屈曲状态，膝关节则更紧张（图 8.55）。

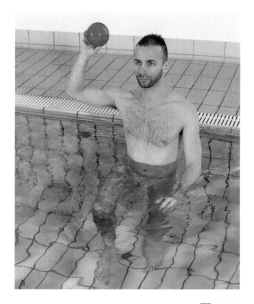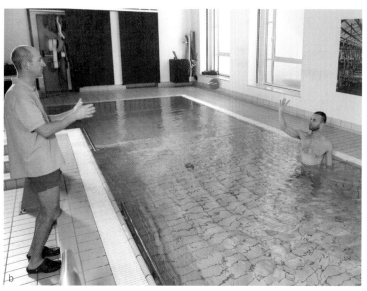

图 8.54　水中单腿站立抛球训练（a 和 b）

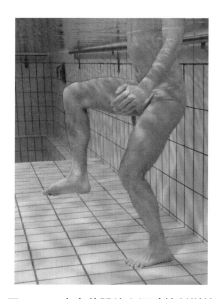

图 8.55　水中单腿站立运动控制训练

患者侧身直立于水疗池边，进行前进和后退的跑步训练（图 8.56）。也可通过改变运动的范围和速度来调节运动强度。

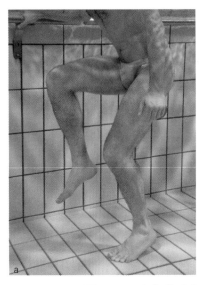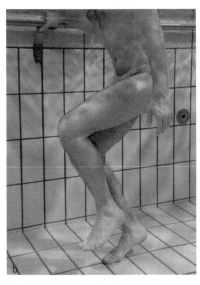

图 8.56 水中前进和后退跑步训练（a 和 b）

患者背靠水疗池边，进行侧方跑步训练，下肢可交叉，也可不交叉（图 8.57）。也可通过改变运动的范围和速度来调节运动强度。

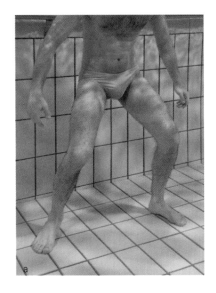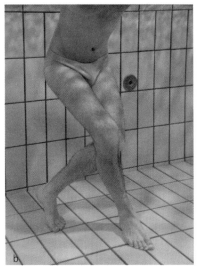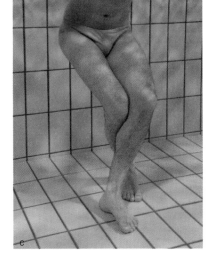

图 8.57 水中侧方跑步训练（a~c）

患者侧身立于水疗池边，进行高抬腿跑步训练（图8.58）。也可通过改变运动的范围和速度来调节运动强度。

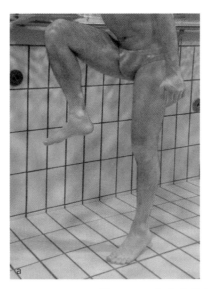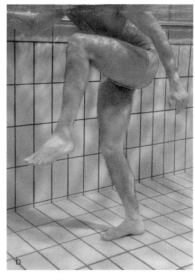

图8.58 水中高抬腿跑步训练（a和b）

患者侧身立于水疗池边，进行跑步训练。跑步时，足跟要接近臀部（图8.59）。也可通过改变运动的范围和速度来调节运动强度。

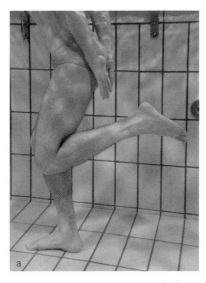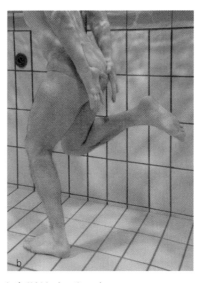

图8.59 水中屈膝跑步训练（a和b）

患者侧身立于水疗池边，进行双脚向前跳跃和双脚侧方跳跃训练（图 8.60）。也可通过改变运动的范围和速度来调节运动强度。

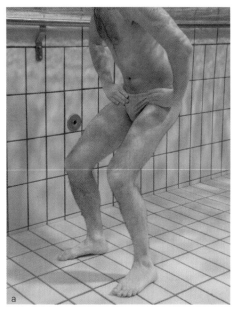
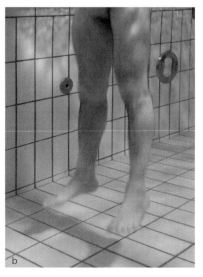

图 8.60　水中双腿跳跃训练（a 和 b）

患者侧身立于水疗池边，进行单脚向前跳跃和单脚侧方跳跃训练（图 8.61）。也可通过改变运动的范围和速度来调节运动强度。

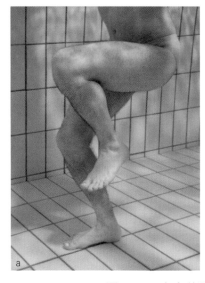
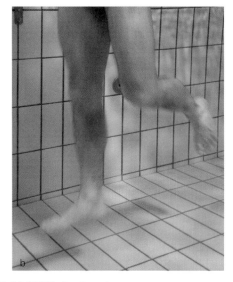

图 8.61　水中单腿跳跃训练（a 和 b）

使用大型器械的水中运动

我们也可以利用大型器械来达到康复目的。例如水中跑台（图8.62）和水中自行车（图8.63）。使用时必须遵循循序渐进的原则，并视具体情况而定。

这些器械可能非常有用，特别是对于那些在水中为患者提供治疗的治疗师来说更是如此。

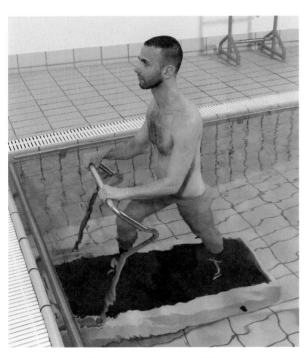

图 8.62　水中跑台训练

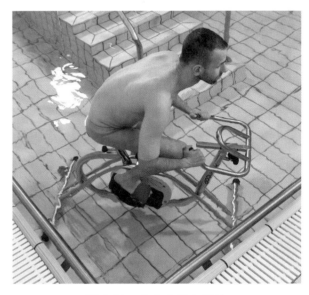

图 8.63　水中自行车训练

水中自行车：在水中踏车的额外好处是水介质能够对患者进行良好的刺激。此外，也可以通过调节自行车座位的高度，来增加或减小膝关节屈曲范围（图 8.64）。

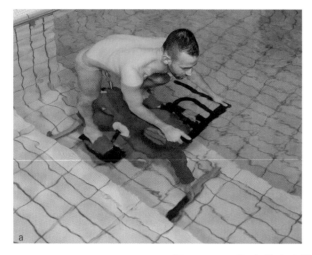
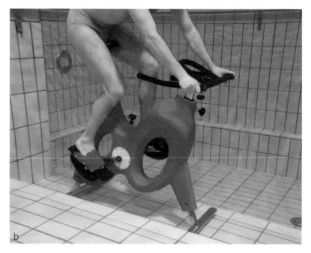

图 8.64　不同座位高度的水中自行车训练（a 和 b）

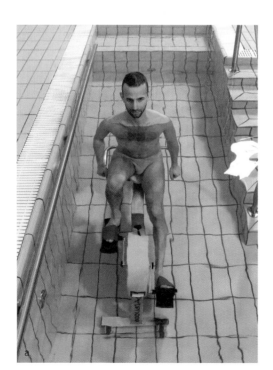

坐式水中自行车：与普通的水中自行车不同的是，该器械使髋股关节的负荷更低，后侧肌肉链得到更大的伸展。也可以通过改变座椅和脚踏板之间的距离来改变关节和肌肉的使用水平，从而减少或增加关节活动的角度（图 8.65）。

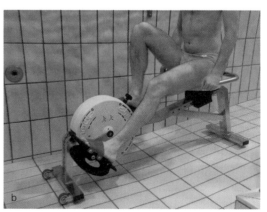

图 8.65　水中坐式自行车训练（a 和 b）

水中椭圆机：让患者沿着规定的路线在平衡的支撑上悬空行走。这项运动在有氧运动基础上增加了在水中运动的好处（图 8.66）。

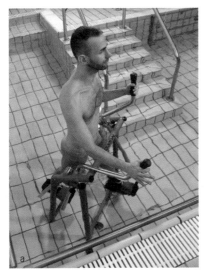
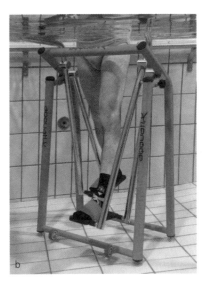

图 8.66   水中椭圆机训练（a 和 b）

水中跑台：优点是可以实现减重慢跑和反向跑（图 8.67）。

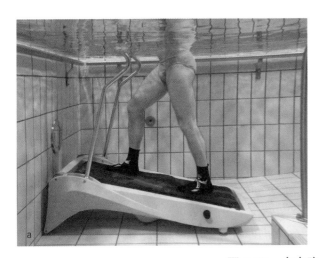
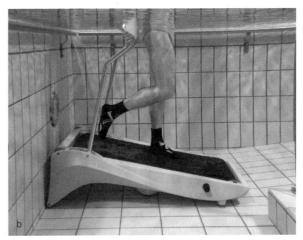

图 8.67   水中跑台训练（a 和 b）

水中蹦床：患者可以用双脚或单脚在水中跑动或跳跃（图 8.68）。除了水介质的一般优点外，在实施训练过程中还具有更高的安全性（由于实际下降速度降低，与陆上相比跌倒的风险降低）。

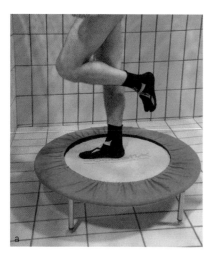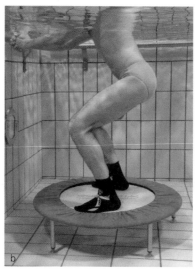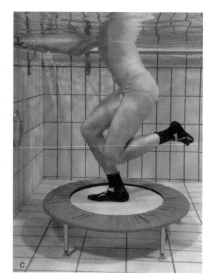

图 8.68　水中蹦床训练（a~c）

（李昌柳　译，王俊　审，廖麟荣　校）

第九章
脊柱水中运动治疗

水平位漂浮水中运动

垂直位浅水区水中运动

垂直位漂浮水中运动

水平位漂浮水中运动

在这个姿势下可有效完成所有关节的减重运动，下面的训练对于促进肌肉放松非常适用（图 9.1）。治疗师通过移动患者或将患者维持在适当的位置与患者进行互动（图 9.2）。

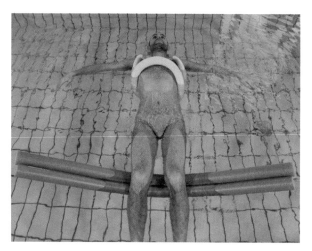

图 9.1　水中仰卧漂浮，放松肌肉

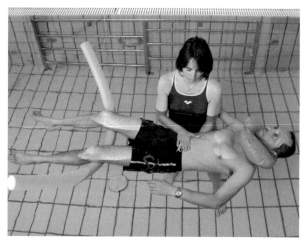

图 9.2　治疗师与患者进行互动

　　仰卧位，戴上漂浮物以支撑颈部、腰部和腘窝区域，肩关节外展并放松（图 9.3）。在最放松的姿势保持几分钟。

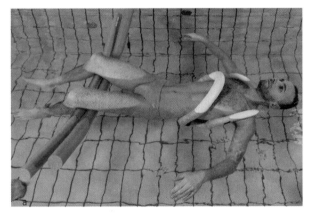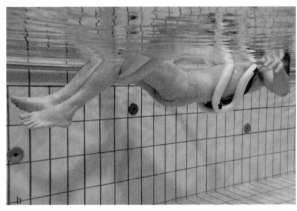

图 9.3　水中仰卧漂浮，双上肢外展（a 和 b）

　　仰卧位，戴上漂浮物以支撑颈部、腰部和脚踝区域，肩关节外展并放松。双脚置于墙壁和扶手之间。

　　患者在治疗师的帮助下练习骨盆的前倾和后倾动作（图 9.4）。也可在双脚远离扶手的情况下进行同样的练习。无治疗师辅助时，患者也可在佩戴好颈部、腰部和腘窝处支撑漂浮物的情况下进行自我练习。

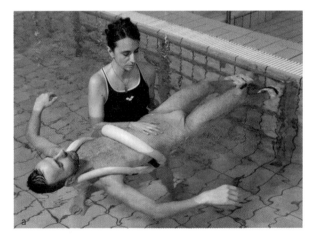

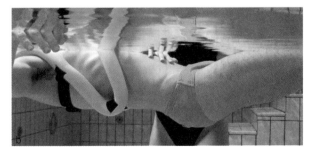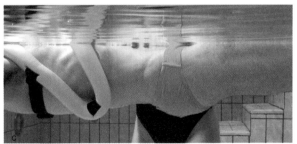

图 9.4　水中仰卧漂浮，治疗师辅助下进行骨盆前倾和后倾运动（a~c）

仰卧位，戴上漂浮物以支撑颈部、腰部和腘窝区域，肩关节外展并放松（图9.5）。

患者练习上胸段的屈曲和伸展动作（图9.6）。也可在双脚勾住扶手的情况下进行同样的练习。

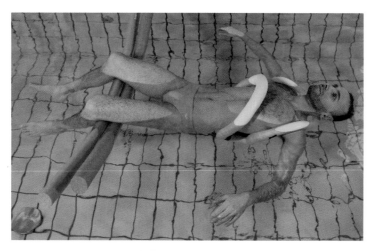

图 9.5　水中仰卧漂浮，肩关节外展

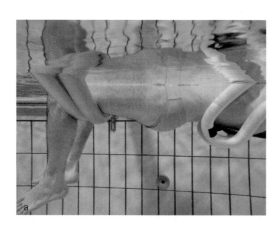 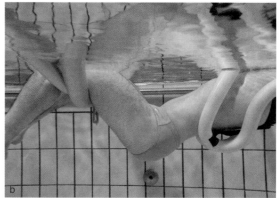

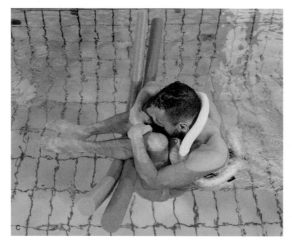

图 9.6　水中仰卧漂浮进行上胸段屈曲和伸展运动（a~c）

治疗师可在水中辅助并纠正患者的训练动作 （图9.7）。

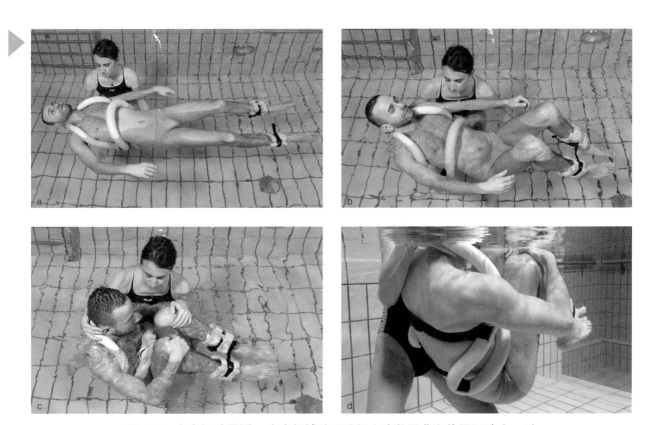

图9.7 水中仰卧漂浮，治疗师辅助下进行上胸段屈曲和伸展运动（a~d）

仰卧位，戴上漂浮物以支撑颈部、腰部和腘窝区域，肩关节外展并放松。单侧或双侧练习上胸段的侧屈（倾斜）动作（图9.8）。

也可在双脚勾住扶手的情况下进行同样的练习（图9.9）。

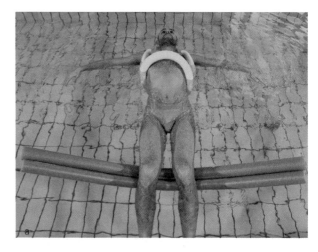

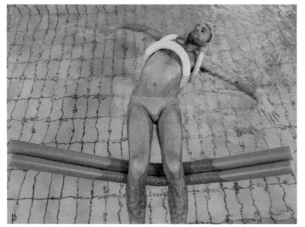

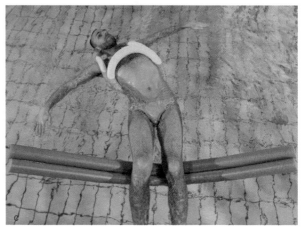

图 9.8　水中仰卧漂浮进行上胸段侧屈运动（a~c）

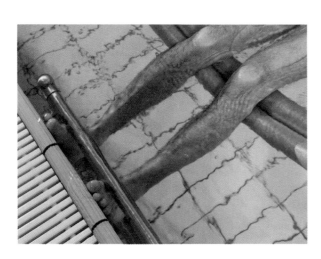

图 9.9　水中仰卧漂浮，双脚勾住扶手，进行上胸段侧屈运动

仰卧位，戴上漂浮物以支撑颈部、腰部和腘窝区域，肩关节外展并放松。单侧或双侧练习上胸段的旋转动作（图9.10）。也可在双脚勾住扶手的情况下进行同样的练习。

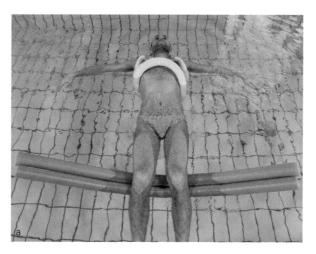

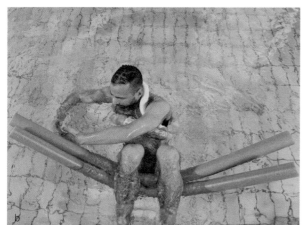
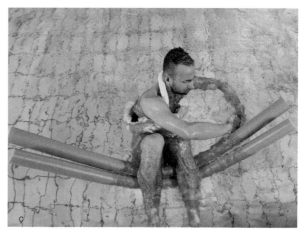

图9.10 水中仰卧漂浮进行上胸段旋转运动（a~c）

　　仰卧位，戴上漂浮物以支撑腰部区域，肩关节外展并放松。腘窝支撑在扶手上。练习颈部的　前屈和后伸动作（图9.11）。

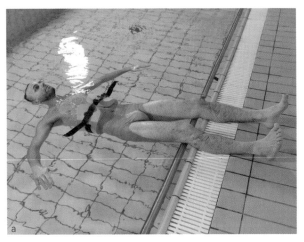
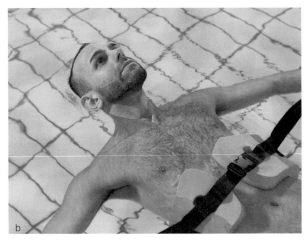

图 9.11　水中仰卧漂浮进行颈部前屈和后伸运动（a 和 b）

　　仰卧位，戴上漂浮物以支撑腰部区域，肩关节外展并放松。腘窝支撑在扶手上。练习颈部的　侧屈动作（图9.12）。

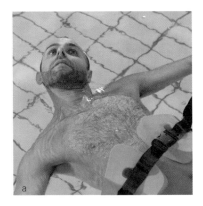
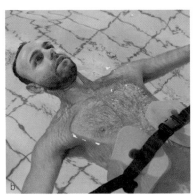
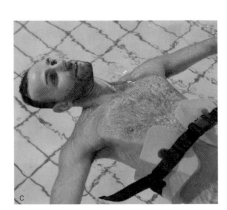

图 9.12　水中仰卧漂浮进行颈部侧屈运动（a~c）

　　仰卧位，戴上漂浮物以支撑腰部区域，肩关　　　旋转动作（图9.13）。
节外展并放松。腘窝支撑在扶手上。练习颈部的

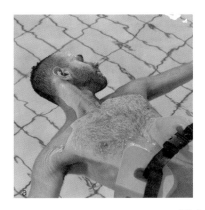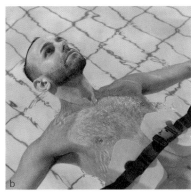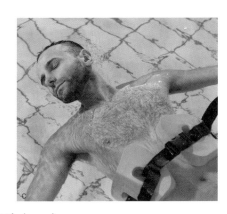

图 9.13　水中仰卧漂浮进行颈部旋转运动（a~c）

　　仰卧位，戴上漂浮物以支撑颈
部、腰部和脚踝区域，放松上肢于
身体两侧（图9.14）。

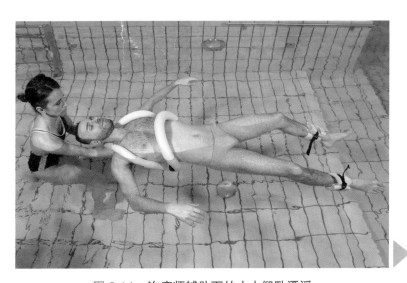

图 9.14　治疗师辅助下的水中仰卧漂浮

仰卧位，治疗师托住患者的头部或肩部，辅助患者练习颈部的旋转动作（图9.15）。亦可在治疗师托住骨盆或双下肢的情况下练习此动作。

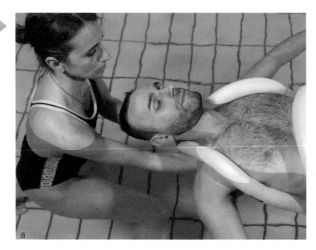
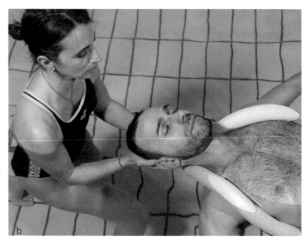

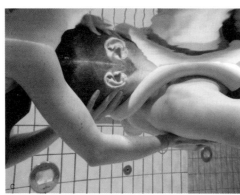
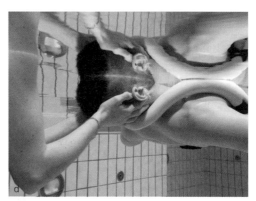

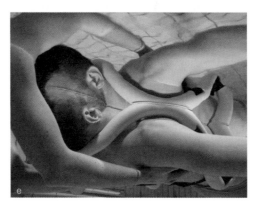

图 9.15   水中仰卧漂浮，治疗师辅助下进行颈部旋转运动（a~e）

仰卧位，戴上漂浮物以支撑颈部、腰部和脚踝区域，肩关节略外展并放松。治疗师托住患者的肩部，辅助患者移动并侧屈躯干（图9.16）。

也可在治疗师托住患者骨盆或下肢的情况下练习此动作（图9.17）。

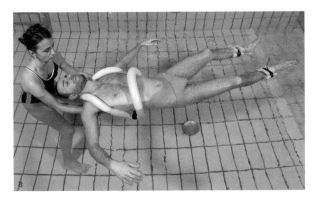
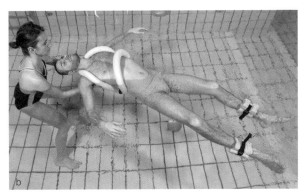

图 9.16　水中仰卧漂浮，治疗师双手托住患者肩部进行躯干侧屈运动（a 和 b）

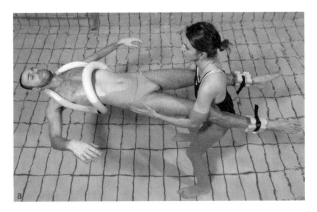
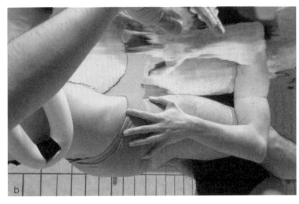
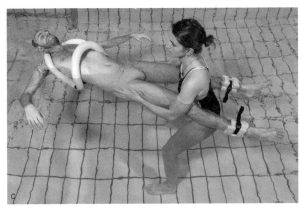
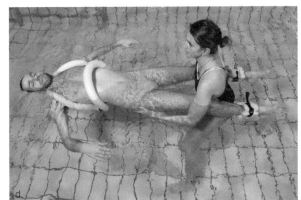

图 9.17　水中仰卧漂浮，治疗师双手托住患者骨盆进行躯干侧屈运动（a~d）

俯卧位，患者双手抓住扶手，上肢伸展，推动身体向后移动（图 9.18a）。患者屈曲膝关节向胸部收拢，治疗师在侧面托起患者小腿（图 9.18b）。

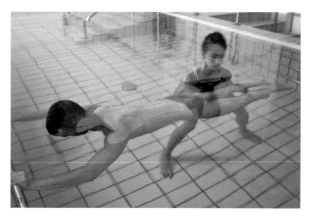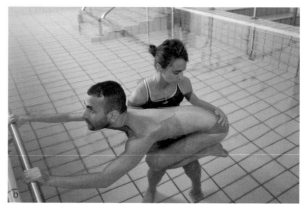

图 9.18 水中俯卧漂浮，治疗师在侧面托起患者小腿进行双下肢屈伸运动（a 和 b）

患者需要屏住呼吸（或戴面罩和通气管）。戴上漂浮物以支撑腰部和脚踝，同时双臂弯曲，双手置于前额。在俯卧漂浮姿势下，双腿向胸部弯曲，然后双腿再向后伸展至水面。治疗师站于患者头侧，双手托住患者肘部（图 9.19）。

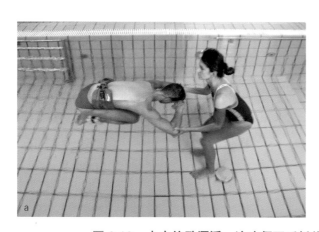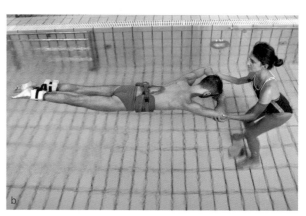

图 9.19 水中俯卧漂浮，治疗师双手托住患者肘部进行双下肢屈伸运动（a 和 b）

仰卧漂浮，双上肢弯曲，双手交叉置于颈后，脚踝处用漂浮物支撑。患者练习躯干左右侧屈动作，治疗师站于患者头侧并用双手托住患者肘部（图9.20）。

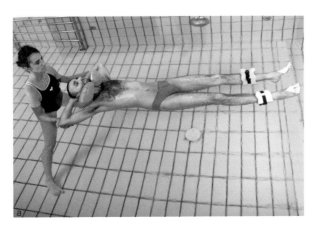

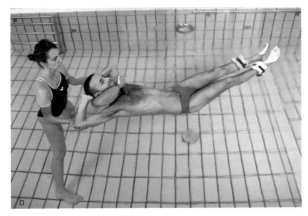
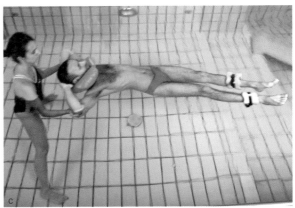

图 9.20　水中仰卧漂浮，治疗师双手托住患者肘部进行躯干侧屈运动（a~c）

仰卧漂浮，双上肢弯曲，双手交叉置于颈后。患者练习躯干左右侧屈动作，治疗师站于患者足

侧并固定患者小腿（图 9.21）。

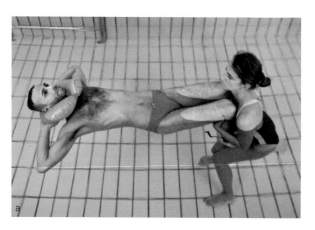

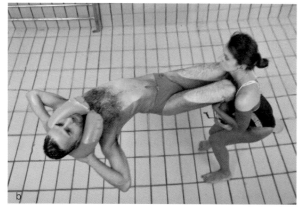
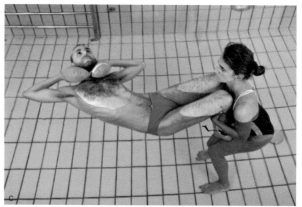

图 9.21 水中仰卧漂浮，治疗师固定患者小腿进行躯干侧屈运动（a~c）

仰卧漂浮，双上肢屈曲，双手交叉置于颈后，脚踝处用漂浮物支撑。治疗师站于患者头侧，双手托住患者双肘。患者练习躯干旋转动作，尽量

使下肢弯曲至水面（图9.22）。

同样的运动也可通过屈曲双下肢来完成（图9.23）。

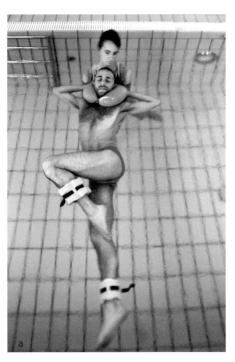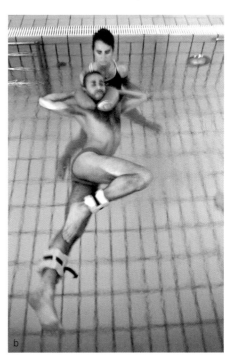

图 9.22　水中仰卧漂浮，单腿屈曲，治疗师辅助下进行躯干旋转运动（a 和 b）

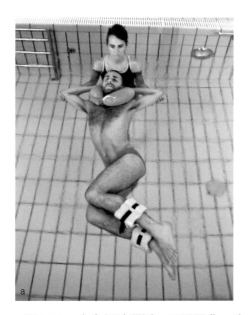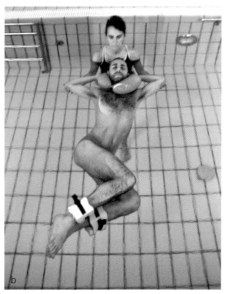

图 9.23　水中仰卧漂浮，双腿屈曲，治疗师辅助下进行躯干旋转运动（a 和 b）

也可在双下肢伸展时练习躯干旋转运动（图 9.24）。

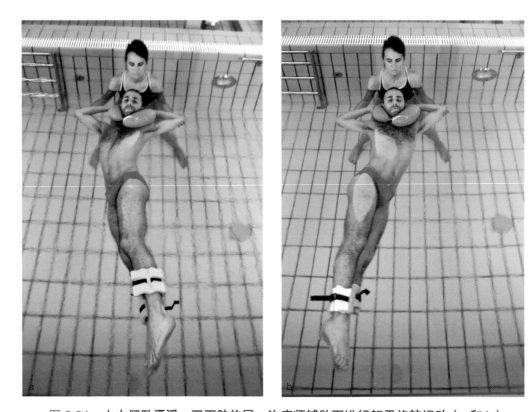

图 9.24   水中仰卧漂浮，双下肢伸展，治疗师辅助下进行躯干旋转运动（a 和 b）

垂直位浅水区水中运动

　　浅水训练可使用与陆上运动类似的模式。就像在正常的重力条件下一样，水疗池的底部也会起到支撑作用。

　　下肢关节浸入水中，有利于减轻运动负荷，以完成陆上会产生疼痛的运动（图 9.25）。

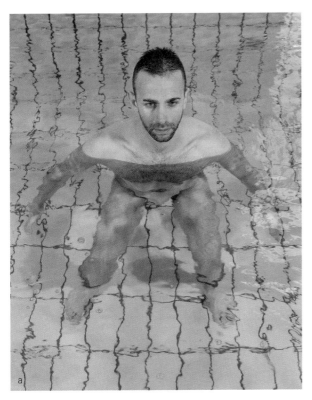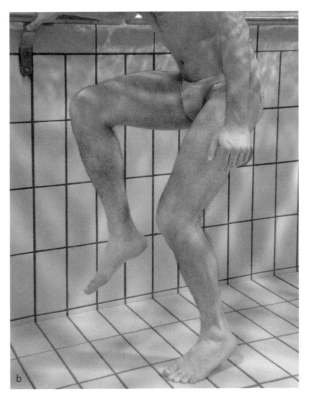

图 9.25　下肢关节浸入水中，有利于减轻运动负荷（a 和 b）

　　背靠水疗池壁，双手握住扶手。患者练习骨盆前倾和后倾动作。进阶练习是在背部远离水疗池壁下完成的，应先易后难（图 9.26）。

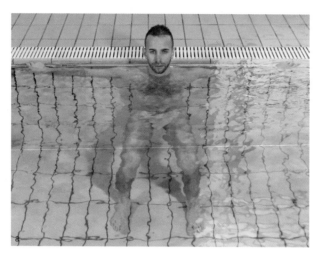

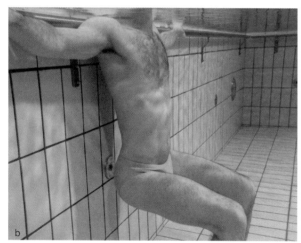
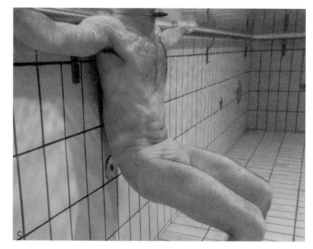

图 9.26　水中靠墙进行骨盆前倾和后倾运动（a~c）

　　背靠水疗池壁，上肢自然伸展于体侧。患者　　远离水疗池壁下完成的，应先易后难。
练习躯干前屈动作（图9.27）。进阶练习是在背部

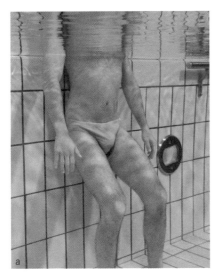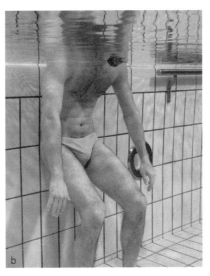

图 9.27　水中靠墙进行躯干前屈运动（a 和 b）

　　背靠水疗池壁，上肢自然伸展于体侧。患者　　练习躯干左右侧屈动作（图9.28）。

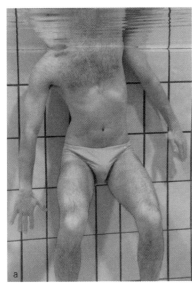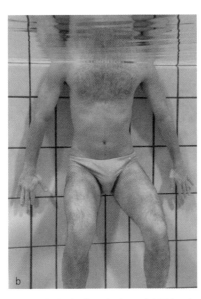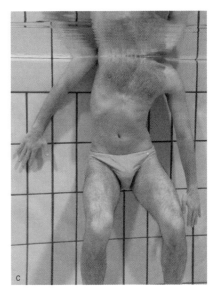

图 9.28　水中靠墙进行躯干侧屈运动（a~c）

背靠水疗池壁，双手握住扶手，双脚足底贴 着水疗池壁。双腿用力，使臀部远离水疗池壁， 练习脊柱伸展动作（图9.29）。

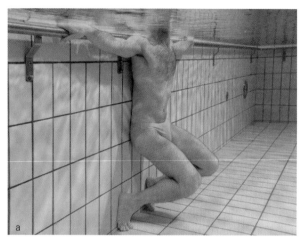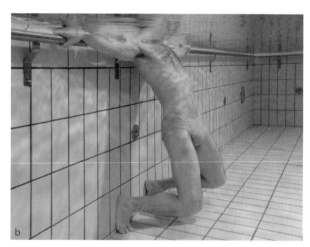

图 9.29　水中靠墙进行脊柱伸展运动（a和b）

患者直立，双下肢弯曲分开，练习躯干左右 侧屈动作（图9.30）。

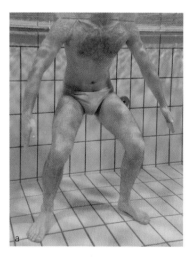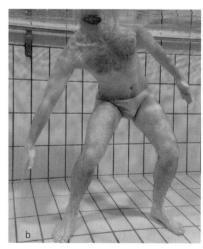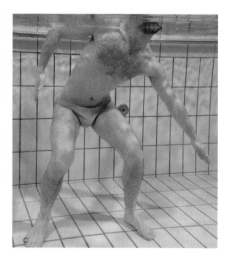

图 9.30　水中半蹲进行躯干侧屈运动（a~c）

患者直立，双下肢弯曲分开，双肩关节外展。　练习躯干左右旋转动作（图9.31）。

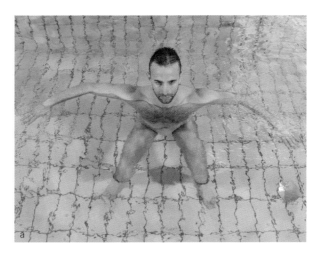

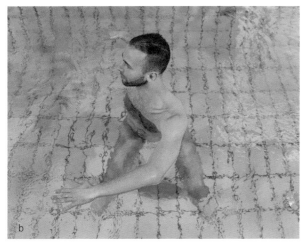
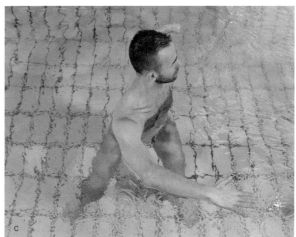

图 9.31　水中半蹲进行躯干旋转运动（a~c）

垂直位漂浮水中运动

　　垂直位漂浮既可实现腰部关节完全减重，也可激发不同姿势下的颅骶对齐调节机制。需要注意避免颈部的代偿动作（图 9.32）。

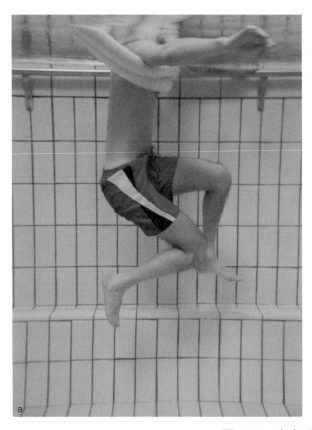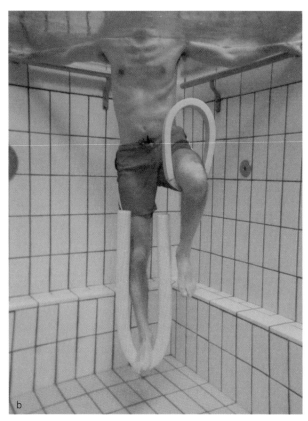

图 9.32　水中垂直漂浮（a 和 b）

腋下放置两个大型漂浮器材，患者处于垂直位，同时使颅骶对齐，脊柱位于中立位，保持几分钟（图9.33）。

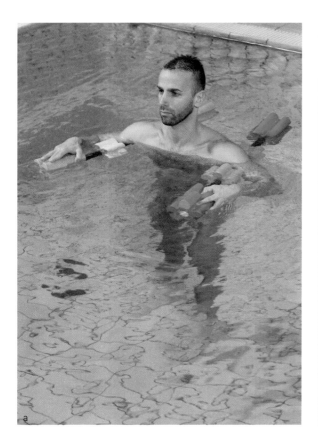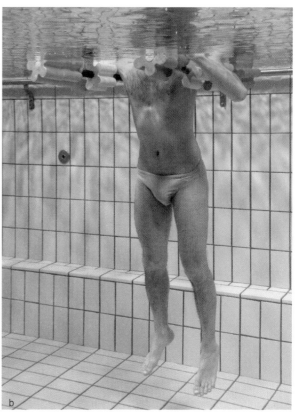

图 9.33　**水中垂直漂浮进行脊柱控制训练（a 和 b）**

　　腋下放置两个大型漂浮器材，下肢从左至右　　池边缘练习此动作（图9.34）。
移动，练习躯干侧屈动作。也可双手支撑在水疗

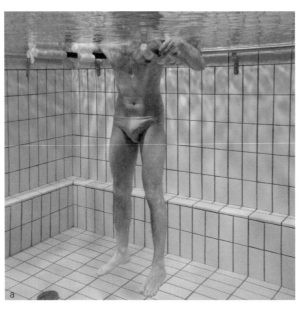

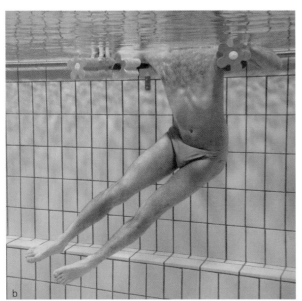
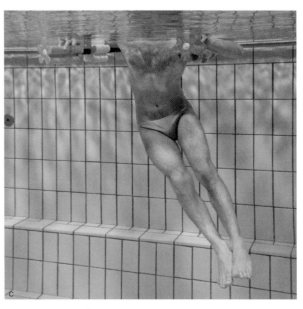

图9.34　水中垂直漂浮进行躯干侧屈运动（a~c）

  腋下放置两个大型漂浮器材，下肢向前、向后伸展，练习躯干屈曲和后伸动作。也可双手支撑在水疗池边缘练习此动作（图 9.35）。

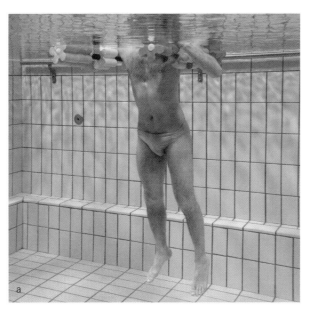

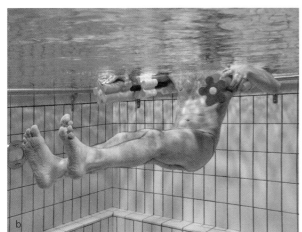
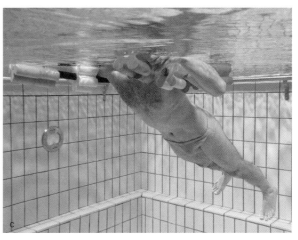

图 9.35   水中垂直漂浮进行躯干前屈和后伸运动（a~c）

　　腋下放置两个大型漂浮器材，练习躯干左右旋转动作，注意保持双下肢与胸部的对齐。也可　　紧握扶手练习此动作（图9.36）。

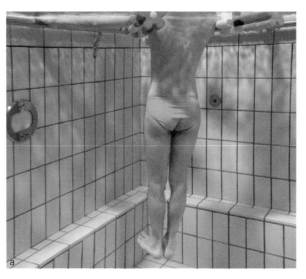

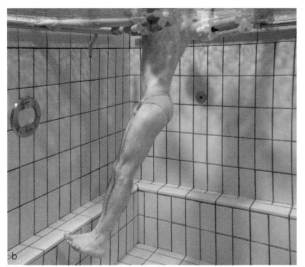
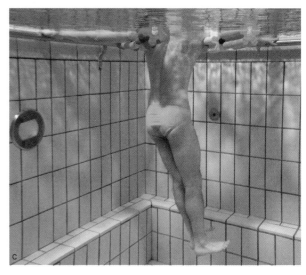

图 9.36　**水中垂直漂浮进行躯干旋转运动（a~c）**

　　腋下放置两个大型漂浮器材，练习双膝的屈　　此动作（图 9.37）。
曲和伸展动作。也可双手支撑在水疗池边缘练习

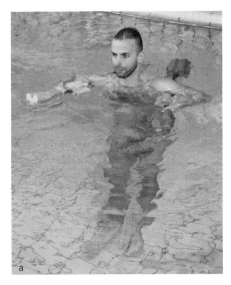
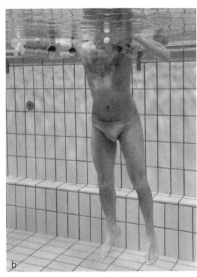
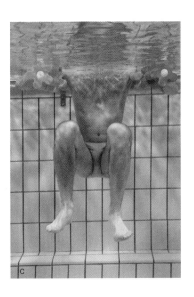

图 9.37　水中垂直漂浮进行双下肢屈曲和伸展运动（a~c）

　　腋下放置两个大型漂浮器材，双膝屈曲于胸　　疗池边缘练习此动作（图 9.38）。
前，练习躯干左右旋转动作。也可双手支撑在水

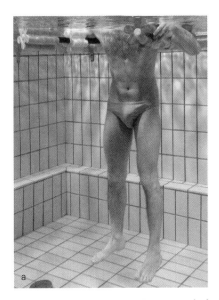
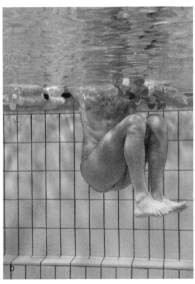
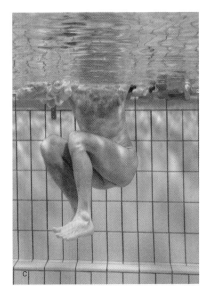

图 9.38　水中垂直漂浮，双下肢屈曲，进行躯干旋转运动（a~c）

腋下放置两个大型漂浮器材，练习双膝的屈曲和伸展动作。在下降阶段，双下肢斜向左侧或右侧，不回到垂直位置（图9.39）。

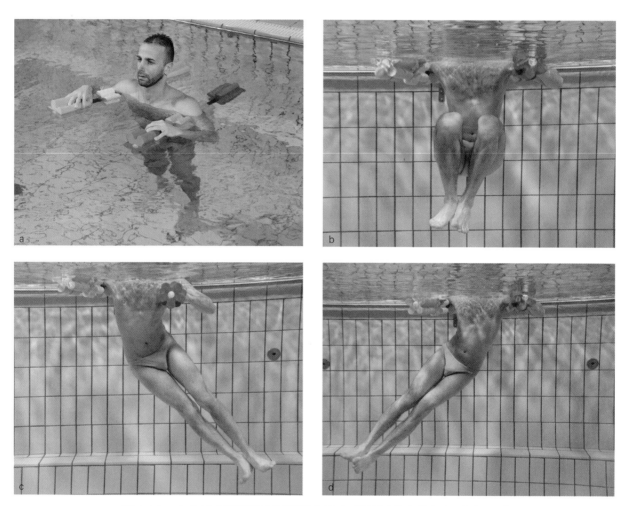

图9.39 水中垂直漂浮进行双下肢侧向倾斜的屈曲和伸展运动（a~d）

　　腋下放置两个大型漂浮器材，双膝屈曲于胸前。在下降阶段，双下肢向前或向后倾斜，不回　　到垂直位置（图 9.40）。

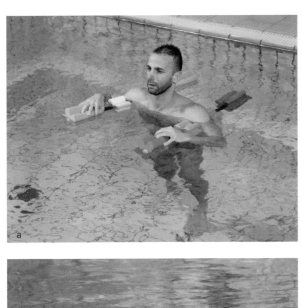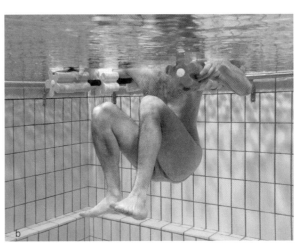
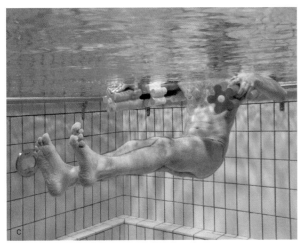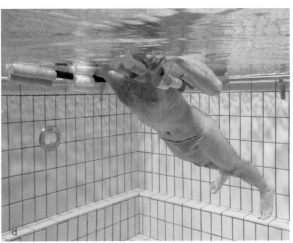

图 9.40　水中垂直漂浮进行双下肢前后向倾斜的屈曲和伸展运动（a~d）

　　双脚支撑于一个大型漂浮器材上，双下肢弯　　常对齐（图9.41）。
曲并稍分开，患者尽量保持平衡，注意脊椎的正

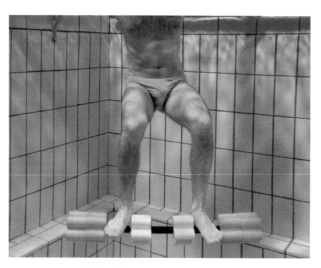

图 9.41　水中垂直漂浮进行平衡和脊柱控制训练

　　双脚支撑于两个独立的浮条上，双下肢弯曲　　并分开，患者尽量保持身体平衡（图9.42）。

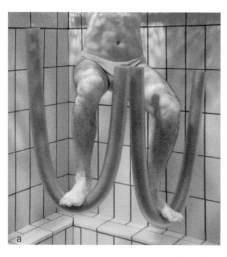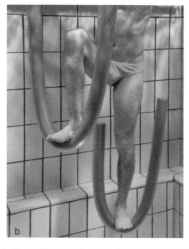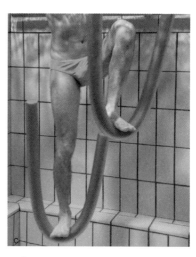

图 9.42　水中垂直漂浮进行平衡控制训练（a~c）

（汤智伟　译，张理炎　审，丛芳　校）

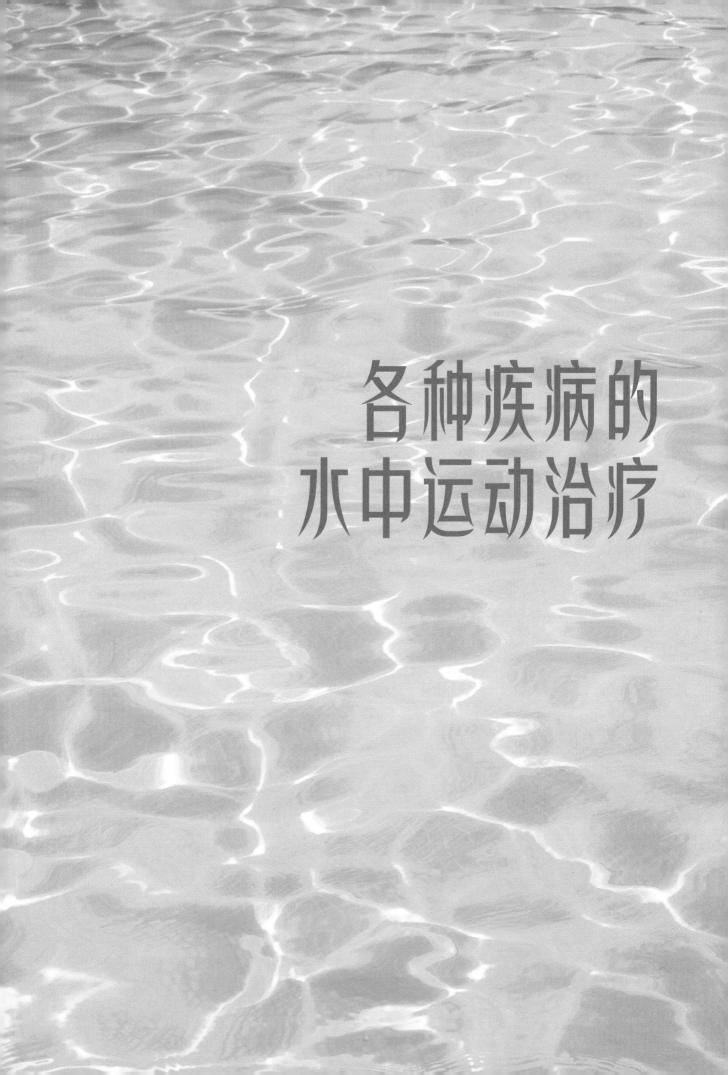

各种疾病的
水中运动治疗

第十章
上肢骨科疾病的水中运动治疗

总体特征
特定疾病的水中运动治疗方案

肌腱疾病和肩峰下疾病

肩关节不稳

肩袖疾病

关节囊炎

假体植入术后

肩关节、肘关节或腕关节僵硬

肌营养不良

肩关节是一个处于"悬吊"状态的关节，就这一点而言，浸于水中时浮力可起到一定的支托作用，这对肩关节来说是一种有利的环境[1]。在水介质中，重力与浮力达成平衡；这使得肩峰下压力减小，从而有助于缓解疼痛并使患者运动更加自如[2]。

与陆上相比，在水中完成肩关节抬高动作时肩袖的神经肌肉活动减少，尤其是冈上肌。因此，在水中进行运动时肩关节发生创伤的可能性更小，更易早期进行较大活动范围的关节松动术[3, 4]。

肘关节是一个"受力"关节，其功能是使手部在空中处于稳定的位置。通常而言，创伤会造成肘关节僵硬。然而，在水介质中，通过合理的治疗可以有效缓解僵硬，僵硬的缓解有助于肘关节重获正常的关节活动范围。

手和腕部常有肌营养不良的问题，这在水中可得到部分缓解。

所有的上肢疾病均可以从水疗中获益[5, 6]，尤其是肩袖疾病[7]以及骨折后的关节僵硬问题（表10.1）[8, 9]。表10.2给出了上肢疾病水中康复的一般目标。

表10.1　适用于水中运动治疗的上肢疾病
● 肌腱疾病与肩峰下疾病
● 肩关节不稳，保守治疗或术后治疗
● 肩袖疾病，保守治疗或术后治疗
● 关节囊炎
● 假体植入术后
● 肘关节与肩关节僵硬（因骨折或手术造成）
● 肌营养不良

表10.2　上肢疾病：水中运动治疗的一般目标
● 通过放松肌肉来降低基础肌张力并预防潜在的关节僵硬
● 增加关节活动性
● 促进关节积液和关节外水肿的消退（利用静水压力、渗透作用或水中关节松动术）
● 开始进行肌力增强训练
● 改善关节稳定性、神经肌肉控制和核心稳定性

在4个治疗体位（垂直位、俯卧水平位、仰卧水平位、垂直漂浮位）下进行训练，所追求的治疗目标在于松动性、敏感性和稳定性的提升，浮力在这4个体位中分别对运动起到不同的作用。

很显然，有必要使上肢浸于水中，尤其是肩关节，即使水较浅，且起始位置为垂直位（可以进行双膝跪位训练、坐位或半蹲位训练、使用台阶的训练以及其他训练）。对于以水平位（仰卧位或俯卧位均可，可能使用面罩或通气管）作为起始位置的运动，除了使用浮带之外，还可以利用双脚寻找支撑点和稳定性（如稳定在扶手或肋木上）。

垂直位水中运动

即使对于那些在水环境中缺乏信心的患者，水深齐颈的垂直位也是最容易保持的体位。这个体位多用于早期治疗或每次治疗的开始阶段，它的限制性是只能从水平面的浮力中获益。训练中可以利用特殊的带子使胸部向前屈曲，但整个身体仍然处于垂直位且完全浸于水中，这样一来，患者在所有平面上均可进行肩部的自由活动，同时，在最大屈曲位时力量很小且可控（减小上肢的力臂），这是所有肩关节疾病康复的基本目标之一（图10.1）。为了稳定身体，让患者穿戴稳定性配重带十分有用。

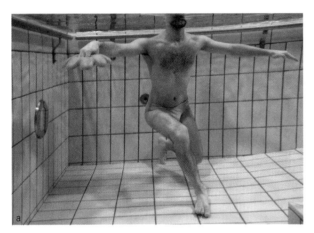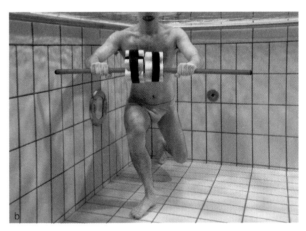

图 10.1　水中垂直位进行不同的水中运动（a 和 b）

俯卧水平位水中运动

俯卧位下肩关节的运动范围能够更接近于最大屈曲角度并且受力比垂直位要大（增加上肢的力臂）。此外，对于治疗师而言，患者肩胛骨处于水面上，可以较容易监测肩胛胸廓运动以及是否产生代偿动作。为了稳定患者，必须在腰部穿戴漂浮物（图10.2）。

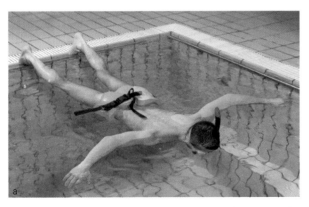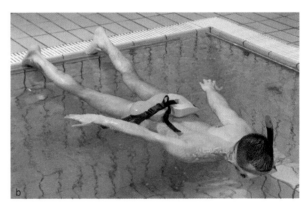

图 10.2　水中俯卧漂浮进行不同的水中运动（a 和 b）

仰卧水平位水中运动

水中仰卧水平位可能是早期康复阶段的理想选择，在这个体位下，浮力可让上肢屈曲达到最大范围，尤其是对于关节僵硬严重或活动范围受限的患者。然而此体位需要很好的水性，许多患者无法成功做到并保持这个体位。为了稳定身体，让患者穿戴稳定性配重带十分有用（图 10.3）。

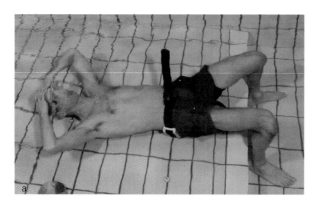
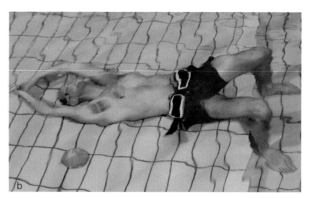

图 10.3　水中仰卧漂浮进行不同的水中运动（a 和 b）

垂直漂浮位水中运动

水中垂直漂浮体位可能得益于各种器材的使用，但是在任何情况下都需要良好的肌力和姿势控制。

推荐的运动要能稳定患者，并整合上肢、躯干与下肢的运动（图 10.4）。

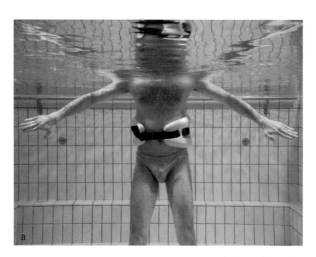
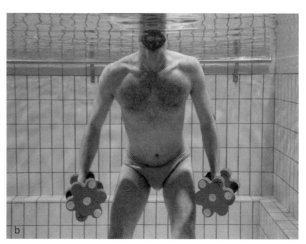

图 10.4　水中垂直漂浮进行不同的水中运动（a 和 b）

水中姿势训练

通过肌腱放松和关节囊扩张也可改善关节活动性。可以采取"姿势"训练，即让患者长时间保持垂直位、俯卧位或仰卧位姿势。可以通过增减漂浮器材的数量来调节浮力的大小。浸浴本身对关节带来的益处，可以使长时间保持一个姿势所获得的效果增强（图10.5）。

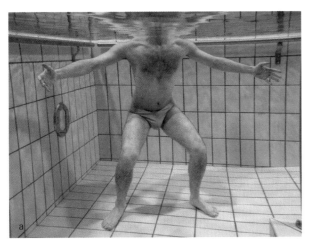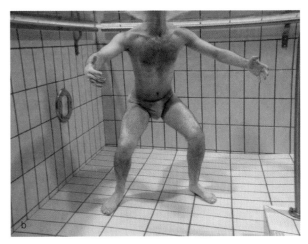

图 10.5　在不同姿势下进行水中运动（a 和 b）

抗阻水中运动

在患者还不能进行露出水面的肌肉活动时，常通过抵抗治疗师提供的反方向阻力进行训练。在这种情况下，患者多采取仰卧位，但也可在俯卧位进行训练（图10.6）。

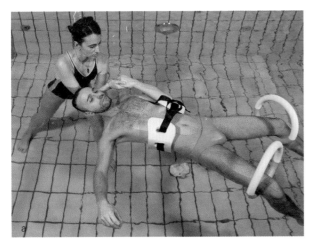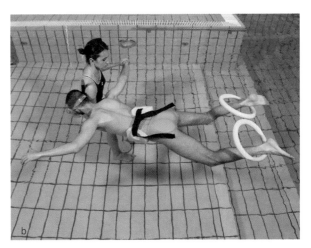

图 10.6　进行不同的抗阻水中运动（a 和 b）

肌腱疾病和肩峰下疾病

 治疗方法：

采取多种体位以更好地利用浮力来辅助肩关节屈曲动作；使用漂浮器材（根据运动方向的不同，浮力有可能成为阻力）。

 治疗目的：

促进上肢不同的肌肉激活；恢复肩峰下间隙；增加关节活动性。

 注意事项：

主要使用浸于深水中的俯卧位和垂直位（更大的浮力可让肩关节屈曲达到最大范围）；运动速度应缓慢，训练难度应渐增；水温应该较高（32~34℃），以使患者能够保持静止体位。

 推荐运动：

7.6、7.10、7.15、7.16、7.17、7.18、7.19、7.20、7.23、7.26。

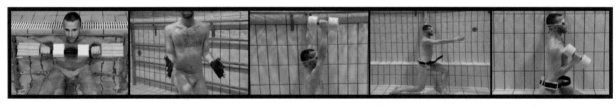

| **运动** 7.6 p.93 | **运动** 7.10 p.98 | **运动** 7.15 p.103 | **运动** 7.16 p.104 | **运动** 7.17 p.105 |

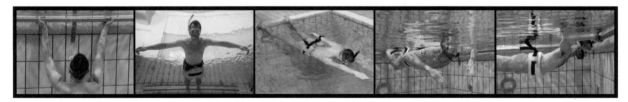

| **运动** 7.18 p.106 | **运动** 7.19 p.108 | **运动** 7.20 p.108 | **运动** 7.23 p.111 | **运动** 7.26 p.112 |

肩关节不稳

治疗方法：
通过减小和控制关节活动来进行运动，也可使用辅助器材进行训练。训练的重点在于稳定性，而非活动性。

治疗目的：
逐渐激活稳定肌群；进行多平面运动；促进不同类型的神经感觉刺激。

注意事项：
首先，无论是否使用漂浮物，都要在垂直漂浮位下进行训练；其次，无论是否使用浮板或手套，在水中进行必要的"划船"运动。

推荐运动：
7.3、7.10、7.12、7.14、7.22、7.25、7.32、7.33、7.34、7.35。

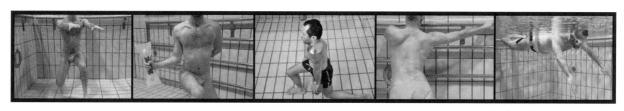

运动 7.3 p.89　　**运动** 7.10 p.98　　**运动** 7.12 p.100　　**运动** 7.14 p.101　　**运动** 7.22 p.110

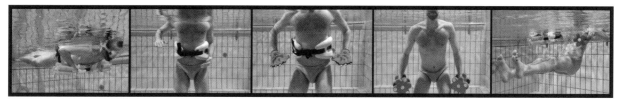

运动 7.25 p.112　　**运动** 7.32 p.121　　**运动** 7.33 p.122　　**运动** 7.34 p.123　　**运动** 7.35 p.124

肩袖疾病

 治疗方法：
在不同的体位下进行主动运动训练，以利用浮力辅助肩关节进行屈曲和抬高运动。

 治疗目的：
增加肩关节的活动性和稳定性；降低肩袖的工作负荷。

 注意事项：
最初应使用水深齐颈的垂直位，随后通过向前屈曲上半身、继续向深水区浸没或者变换体位至俯卧位来增加屈曲的工作负荷；水温应该较高（32～34℃），以使患者能够保持静止体位。

 推荐运动：
7.1、7.2、7.4、7.8、7.11、7.16、7.17、7.19、7.21、7.23。

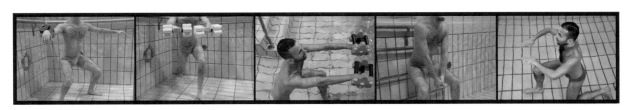

运动 7.1 p.87　　运动 7.2 p.88　　运动 7.4 p.91　　运动 7.8 p.95　　运动 7.11 p.99

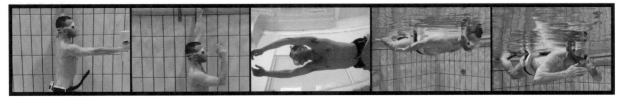

运动 7.16 p.104　　运动 7.17 p.105　　运动 7.19 p.108　　运动 7.21 p.109　　运动 7.23 p.111

关节囊炎

 治疗方法：

执行非常简单且可控的运动，以在活动期间应用浮力。

 治疗目的：

治疗期间利用静水压力和水温缓解疼痛；利用水的刺激作用缓解僵硬。

 注意事项：

训练应循序渐进，尤其是在康复方案的初始阶段；运动时切勿引起疼痛。

 推荐运动：

7.1、7.2、7.3、7.9、7.11、7.15、7.17、7.19、7.27、7.28。

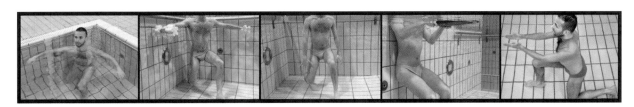

运动 7.1 p.87　　**运动 7.2 p.88**　　**运动 7.3 p.89**　　**运动 7.9 p.97**　　**运动 7.11 p.99**

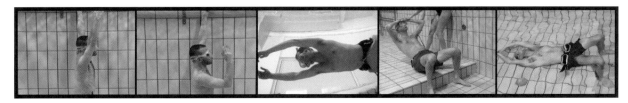

运动 7.15 p.103　　**运动 7.17 p.105**　　**运动 7.19 p.108**　　**运动 7.27 p.114**　　**运动 7.28 p.115**

假体植入术后

 治疗方法：

根据患者的水性，在不同的体位下进行难度渐增的运动训练。对于逆置式假体术后的患者，由于肩袖需要保护重新植入的假体，因此存在较少的稳定限制，患者可能表现出更大的主动运动自由度，尤其是在旋转运动时，所以需要特别注意。

 治疗目的：

提高肩关节的活动性与稳定性；通过静水压力促进淋巴和血液回流；缓解僵硬。

 注意事项：

在上肢运动中增加躯干松动运动以更好地控制肩胛带；注意术后肩胛下肌损伤（术后 5~7 周不应进行外旋动作）的可能性。

 推荐运动：

7.2、7.3、7.5、7.9、7.11、7.12、7.13、7.14、7.18、7.32。

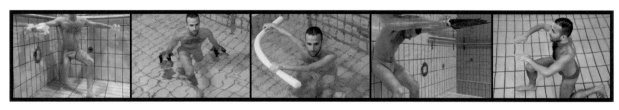

| 运动 7.2 p.88 | 运动 7.3 p.89 | 运动 7.5 p.92 | 运动 7.9 p.97 | 运动 7.11 p.99 |

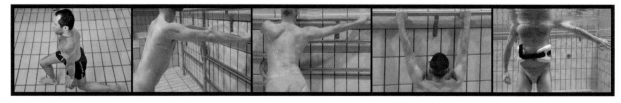

| 运动 7.12 p.100 | 运动 7.13 p.100 | 运动 7.14 p.101 | 运动 7.18 p.106 | 运动 7.32 p.121 |

肩关节、肘关节或腕关节僵硬

 治疗方法：

在多种体位下进行运动训练（甚至包括头浸没在水中的俯卧位）；使用辅助器材增加关节活动的负荷，也可利用流体静力。

 治疗目的：

降低肌张力；缓解关节僵硬。

 注意事项：

应将水中运动治疗安排在手法治疗之前以获得水疗带来的疗效。

 推荐运动：

7.1、7.2、7.3、7.6、7.8、7.17、7.25、7.36、7.38、7.41。

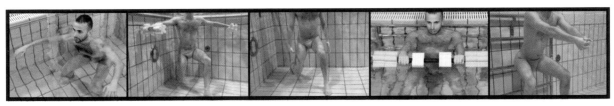

运动 7.1 p.87　　　运动 7.2 p.88　　　运动 7.3p.89　　　运动 7.6 p.93　　　运动 7.8 p.95

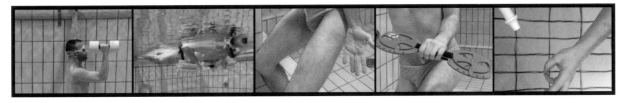

运动 7.17 p.105　　运动 7.25 p.112　　运动 7.36 p.127　　运动 7.38 p.129　　运动 7.41 p.131

肌营养不良

 治疗方法：
进行多种形式的低负荷运动（不应超过疼痛阈值）；可使用喷流和湍流。

 治疗目的：
通过静水压力缓解疼痛；促进组织松动、淋巴回流及外周组织正常功能的恢复。

 注意事项：
使用类似认知运动疗法的方法。

 推荐运动：
7.5、7.7、7.12、7.23、7.36、7.37、7.38、7.39、7.40、7.41。

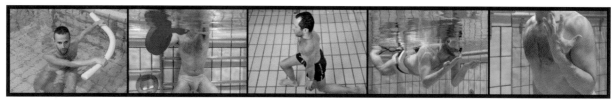

运动 7.5 p.92   运动 7.7 p.94   运动 7.12 p.100   运动 7.23 p.111   运动 7.36 p.127

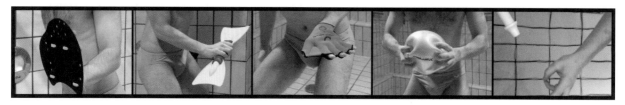

运动 7.37 p.128   运动 7.38 p.129   运动 7.39 p.130   运动 7.40 p.131   运动 7.41 p.131

临床案例

案例 1——肩袖缝合术后	
患者:	63 岁女性。
疾病:	右肩肩袖缝合术后。
病史与体格检查:	6 个月前开始出现疼痛症状,呈进行性加重,多在夜间发作,突然肩关节外展时症状加重;无继发病变。
	术后出现轻度疼痛,数字疼痛评分法(verbal numeric scale, VNS)=4/10;肩部严重水肿,被动关节活动范围受限(屈曲80°,无旋转角度)。
水中康复方案:	术后 1 周开始规律性康复训练。因为缝线尚未拆除,目前治疗在陆上进行。早期康复阶段的主要治疗目标是改善和扩大肩关节外旋及屈曲的最大活动范围。康复方案包括肩关节屈曲和外旋位下的被动关节松动术和居家自我关节松动训练。
	拆线后即在手法治疗的基础上加入水中运动治疗。在水中,利用浮力使肩胛带得到最大限度的放松,尤其是肩胛提肌。在这一时期,垂直位下的训练可能非常有用,冠状面或矢状面的下落训练或者水平面的内收–外展训练也非常有用。随着康复治疗的逐渐推进及患者病情的逐步改善,肩关节屈曲的活动范围逐步改善并接近最大,此时,在康复方案中加入完全浸于深水中的训练以及肩胛骨平面的缓慢屈曲–伸展运动。随后引入俯卧位下的水中运动:最大肩关节屈曲姿势及双上肢在矢状面进行的速度缓慢的对称性或不对称动作。为了获得肩关节的最大屈曲,在以上两个体位运动训练的基础上逐渐引入其他训练计划,加入更加复杂的动作及利用各种小器械的水中运动治疗。在陆上,除了手法治疗之外,在治疗的早期阶段逐渐加入俯卧位下的肩胸关节主动活动性和稳定性训练。
	在开始时的治疗频率为每周 3 次。
	5~6 周以后,肩关节可以逐渐内旋,并开始进行抵抗重力提升肩关节的训练动作。在陆上,利用弹力带及小配重物进行强度渐增的肌张力训练及抗阻训练。
	在水中,治疗工作进展到引入旨在获得最大关节活动范围的训练,同时也包括肩关节内旋动作:浸于水中时,在俯卧位或漂浮体位下进行训练,或者抵抗阻力(由治疗师调整)进行训练。随着患者获得良好的被动及主动关节活动,更适合继续进行水中训练,但是要把水中运动治疗安排在陆上治疗之后;这样,患者在治疗结束时没有痛感并能获得自由活动的愉悦感受。3 个月后,当功能恢复良好且在各个平面内均可自如活动的治疗目标达成时,可以考虑停止治疗。

临床案例

案例 2——关节囊成形术后	
患者:	*22 岁游泳运动员。*
疾病:	*左肩关节镜下关节囊成形术及盂唇修补术后。*
病史与体格检查:	在过去的 3 个月里,患者在训练中或训练后感到肩关节疼痛,症状呈进行性加重;无其他继发病变。患者术后出现严重疼痛(VNS = 6/10),但没有肩部水肿。
水中康复方案:	根据骨科医师的意见,术后利用支架固定加压,进行较长时间的制动;这一情况持续 4 周,以促进包膜瘢痕形成。在这一阶段,只居家进行肩关节、肘关节和腕关节的自我关节松动训练。

随后,患者开始在康复中心进行康复治疗。对该患者进行手法松动的效果有限。肩胛胸壁关节进行有控制的运动训练以及旨在增强神经肌肉控制的水中运动训练,训练动作缓慢,在各个平面内的速度都逐渐增加,同时也利用小器械辅助训练,但是关节活动范围还是较小。在 3 周的康复训练中,患者每次治疗都接受陆上(这一阶段主要是在治疗床上进行训练)与水中训练。

随着时间的推移及患者上肢运动控制能力的提高,对肌肉使用方面的训练进行了强化,但最主要的是动作感知及参与方面的训练。康复方案的核心部分是以弹力带、重物抗阻训练以及手法治疗为主的物理治疗。对于此类疾病,水疗是稳定性训练的一个理想备选方案,这主要得益于水环境可提供不同的感受刺激特性;同时,水环境也是理想的放松训练环境。因此,推荐在前 3 个月内每次治疗的最后阶段进行水中训练。

交替进行以下训练:慢动作及长时间的姿势保持训练、移动范围较小的更为动态的运动训练,包括使用小的辅助器材或设备以增加阻力(如俯卧位时利用浮板和浮条,深水漂浮位下患者练习划船动作,或在下肢运动时保持肩部的稳定姿势)。

综合考虑到患者将来的竞技活动需求,我们在其术后 5~6 个月内没有进行全关节运动范围训练。在这一阶段,我们的重点是追求"肌肉力偶"达到良好的平衡,尤其是良好的神经肌肉控制。对于这一类容易患关节囊韧带松弛的患者而言,为了不刺激产生过大的运动范围,在术后第 4 个月时暂停了水中康复。

得益于手法治疗和牵伸训练,在术后第 6 个月时,患者达到了关节活动的终末范围,指导患者在水疗池中恢复游泳训练,游泳的距离与强度等训练负荷渐增。从蛙泳训练开始,如果条件允许,随后快速进展到所有泳姿训练。为了达到获得肩关节最大稳定性的治疗目标,在后续治疗中,在每周 1 次的训练方案中加入神经肌肉训练。

临床案例

案例 3——逆置式假体术后

患者： 75 岁农民。

疾病： 逆置式假体植入术后（无肩胛下肌腱再植入）。

病史与体格检查： 失能约 6 个月，过去 2 个月一直感到很痛苦。非常轻微的术后疼痛（VNS = 2/10），但是肩关节和肘关节非常僵硬。

水中康复方案： 患者在综合医院做完手术后转诊到康复中心进行康复治疗，术后前 15 天持续接受被动关节活动训练。术后第 18 天来到本中心就诊，此时已经拆线。在手法治疗的基础上增加水疗康复项目。在头部露出水面的垂直位下，以经典的缓慢肩关节屈曲 – 伸展及内收 – 外展运动为基础进行训练，因为无肩胛下肌腱再植入，关节活动范围受限，未推荐进行肩关节旋转动作训练。经过谨慎且连续的训练后，患者很快就获得了良好的组织延展性，现在患者可以从一个关节活动的末端运动至另一个末端，即从肩关节内旋动作运动至外旋动作。

由于患者不能将头部浸于水面之下，所以无法在完全浸入水中或在俯卧位下进行康复训练。为了增加肩关节的屈曲角度，让患者身体前倾并在此体位下进行自我松动训练。将患者置于"水平位"，虽然存在一些困难，但在这个体位下，除了可以进行一些抗阻训练之外，还能在双上肢打开的姿势下进行一些训练。

为了在水中通过手法被动扩大肩关节关节活动范围，总是将手法治疗安排在水中运动治疗之后，以充分利用水疗缓解软组织僵硬的作用。患者相对较少进行功能性运动，所以在这一阶段集中进行恢复关节活动范围的训练。

另外，为患者制订了一套居家自我松动训练方案，强调坚持最大范围的关节运动训练，尤其是屈曲动作的训练。患者来康复中心就诊的频率从每天 1 次（前 3 周）减少到每周 3 次（后 3 周），术后第 2 个月时结束康复治疗，建议患者居家进行自我关节松动训练并定期复诊。

专家观点

Annick Cyvoct

法国奥特维尔公共中心医院运动治疗师

您能否为我们总结一下所谓的"里昂方法（Lyon method）"基于什么样的核心理念？

里昂方法的核心理念受到了 Neer 在 20 世纪 80 年代末提出的方案的启发：Neer 确立了肩关节术后进行被动、全面和功能性活动等早期康复治疗的优先性。之所以称为被动活动是因为患者没有进行特定的主动运动，只是进行一些自我辅助运动。

术语"全面"是指进行肩胛骨能够自由活动的运动，包括代偿动作，而不是将其紧紧地限制住。

术语"功能性"是指不追求在矢状面进行的肩关节屈曲活动和在冠状面进行的肩关节外展活动，而强调在肩胛骨平面的联合运动。早期被动活动的理念是指：术后当天即对患者进行运动训练以恢复肩关节的活动性，教会患者一些自我关节松动训练以使关节活动范围能在早期得到恢复（Neer 的患者在术后 1 周出院时肩关节抬高的活动范围可达到 140°）。

自 1985 年起，根据里昂的 Gilles Watch 医师的观点，并且在 Jean-Pierre Liotard 医师的指导下，我们在奥特维尔多学科合作中心应用这些原则开展治疗，让患者学习 5 组自我运动训练动作，每天 5 次，第一次是在物理治疗师的监督下进行，随后在家自主进行练习。

在这种背景下水疗有什么重要性？

近 30 年来，我们一直在使用温热水疗（35℃）；水疗的应用完全颠覆了我们的康复理念。

在我们的早期经验（1986—1987年）中，最初推荐水疗作为常规治疗的一种简单补充，在术后第 15 天时开始介入（此时皮肤伤口已经愈合）。慢慢地，水疗在整体康复方案中的重要性逐渐增强，促使我们尽早（术后第 3~4 天）将其介绍给前来康复中心就诊的患者，这主要得益于防水绷带的应用，当然，我们会监测黏合是否牢固。

所有的物理治疗师都知道温热水环境的优点，尤其是在前几周（术后第 4~6 周），此段时间内在手术伤口附近进行治疗意味着我们必须同时注意肌腱缝合、骨骼愈合以及综合治疗手段对骨骼愈合的整体影响。基于上述原因，我们推荐的运动量较小，以确保不产生或加重炎症现象（为了避免诱发以下"方程式"中的反应：炎症 ＝ 疼痛 ＝ 严重僵硬的风险），运动以很慢的速度进行，且不施加阻力。很明显，关节"自由度"的恢复应该与疼痛有关，使用温水环境是治疗

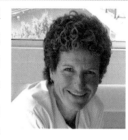

肩关节的理想应对措施（因水环境能够缓解疼痛），患者的反应性较好且通常更加敏感，这有助于关节活动范围的早期恢复。应该利用水的力学效应（根据阿基米德原理），而不是阻力。

您认为这些理念同时也适用于肩关节不稳的情况，还是仅适用于肩关节僵硬？

我们有关肩关节康复的经验主要集中在术后早期康复。骨科医师将患者转诊给我们，这些患者主要是行肩袖修复术和解剖假体植入术，后者中以逆置式假体为主，但是也会转诊骨折患者或其他各种情况的肩关节不稳患者。

已经根据需要接受手术治疗的肩关节不稳，像所有能够手术治疗的肩关节疾病一样，在监测疼痛下进行康复训练会逐渐重获肩关节活动范围。为了改善肩关节僵硬，我们会提升训练难度，通过使用辅助器材进行水中抗阻训练，但是两种情况的基本理念是一致的。因此，我的观点是，水疗在此类患者的康复方案中非常有用，尤其有助于逐渐增强训练负荷。

（丛芳、崔尧　译，廖麟荣　审，王俊　校）

参考文献

1. Castillo-Lozano R, Cuesta-Vargas A, Gabel CP. Analysis of arm elevation muscle activity through different movement planes and speeds during in-water and dry-land exercise. J Shoulder Elbow Surg 2014; 23(2): 159-65.

2. Conti M, Garofalo R, Delle Rose G et al. Post-operative rehabilitation after surgical repair of the rotator cuff. Chir Organi Mov 2009; 93 Suppl 1: S55-63.

3. Kelly BT, Roskin LA, Kirkendall DT, Speer KP. Shoulder muscle activation during aquatic and dry land exercises in nonimpaired subjects. J Orthop Sports Phys Ther 2000; 30(4): 204-10.

4. Fujisawa H, Suenaga N, Minami A. Electromyographic study during isometric exercise of the shoulder in head-out water immersion. J Shoulder Elbow Surg 1998; 7(5): 491-4.

5. Thein JM, Brody LT. Aquatic-based rehabilitation and training for the shoulder. J Athl Train 2000; 35(3): 382-9.

6. Inglese F. La spalla: riabilitazione ortopedica. Bologna: Timeo Editore; 2012: 332-9.

7. Brady B, Redfern J, MacDougal G, Williams J. The addition of aquatic therapy to rehabilitation following surgical rotator cuff repair: a feasibility study. Physiother Res Int 2008; 13(3): 153-61.

8. Hodgson S. Proximal humerus fracture rehabilitation. Clin Orthop Relat Res 2006; 442: 131-8.

9. Coppola L, Boni A, Corte A, Fama G, Cognolato F, Giovannini A. Proposta di esercizi in acqua per la protesi inversa di spalla. Eur Med Phys 2008; 44 Suppl: 1-4.

第十一章
下肢骨科疾病的水中运动治疗

总体特征
特定疾病的水中运动治疗方案

髋关节、膝关节、踝关节关节炎或退行性疾病

髋关节、膝关节、踝关节置换术后

膝关节、踝关节韧带损伤

半月板损伤

软骨损伤

骨折

跟腱缝合术后

肌肉损伤

足底筋膜炎和跖骨痛

总体特征

大量的下肢急慢性损伤可以受益于水疗。特别是对于髋、膝关节关节炎和髋、膝关节置换术后的患者来说，水中康复的有效性是有科学证据支持的[1-8]。但值得注意的是，针对其他疾病发表的证据甚至更多，如关节囊韧带撕裂[9]、膝关节和踝关节扭伤[10, 11]、足底筋膜炎、肌肉损伤[12]、骨折等（表11.1）。治疗目标可能不同，但都旨在恢复创伤部位有效的神经运动控制及功能活动能力（表11.2）。

然而，考虑到水中与陆上下肢参与的特定运动的差异也很重要，这些差异已经在第四章介绍过，记住这些解剖区域与特定运动的相关性将会很有用。

许多研究指出，人体执行相同的动作时，在水中的神经肌肉激活与陆上不同。当身体浸入水中，位置感受器保持激活状态而压力感受器则停止激活，压力本体感受器失去刺激几分钟后，肌张力开始下降[13, 14]。另外，在水中稳定重心比陆上更困难[15]。

行走也会发生相当明显的改变（第三章已全面介绍）。最显著的改变是步长缩短、支撑相延长和更多的竖脊肌激活[16]。抗重力肌特别是比目鱼肌[17, 18]激活减少，在整个下肢运动链中，各个关节的协调性不同，特别是对髋关节的利用更多[19]，且对后方肌肉链要求更高，尤其是对臀大肌和股二头肌的利用[20]。

水的特性改变了反复屈伸膝关节时股四头肌和股后肌群的神经运动功能，致使开链运动中主动肌和拮抗肌产生不同的肌肉激活[21]。这使水中闭链和开链运动的差异显著减少。这种考虑很重要，特别是对于前交叉韧带重建术后的患者。

表11.1	适用于水中运动治疗的下肢疾病
● 髋关节、膝关节、踝关节关节炎和退行性疾病的保守治疗
● 髋关节、膝关节、踝关节置换术后
● 膝关节、踝关节韧带损伤的保守治疗和手术治疗后
● 半月板损伤的保守治疗和手术治疗后
● 髋关节、膝关节、踝关节软骨损伤及下肢骨折的保守治疗和手术治疗后
● 跟腱缝合术后
● 肌肉损伤的康复
● 足底筋膜炎和跖骨痛的康复

表11.2	下肢疾病：水中运动治疗的一般目标
● 降低肌肉基础张力，放松肌肉，减少可能的肌肉僵硬（在治疗方案开始时）
● 促进关节积液和关节外水肿的消退（利用静水压力、渗透作用和水中关节松动术）
● 增加患者下肢的负重，改善行走和其他活动（由于浮力和减重）
● 增加关节活动性
● 开始进行肌力增强训练
● 改善患者本体感觉、神经肌肉控制和平衡
● 促进患者的核心稳定性

漂浮和部分负重的水中运动

水疗方案可根据以下变量进行组织：水的深度、患者体位、所用器材、治疗师的介入（如抗阻训练）。一般来说，采取的训练方式需要根据患者的需要和具体疾病进行调整。

应交替使用负重和非负重训练。不应有诸如"先在深水区训练，后到浅水区训练"之类的规定（一些操作和训练，在有足够支撑和理想设备辅助的情况下，也可在部分负重下进行）。训练强度可以通过受损关节交替直接和间接负重来调节，也可以通过改变运动速度来调节。在训练进程中训练强度应逐渐提高。

水越深静水压力越大，垂直体位可为淋巴或血液循环提供有效的回流作用。当患者站立于水疗池底或漂浮于深水中时，此作用同样有效，并且已经被证明可用于各种类型的关节水肿。

在康复早期，应交替使用水中和陆上步行训练，并逐步过渡到陆上自由行走。

特定的步行训练方法（向后走、侧向走、踮着足尖走、用足跟走、交叉步、向前和向后慢跑、锯齿形走、"S"形走等）可以作为某些下肢外伤的交替训练手段，并促进步行功能恢复。

为了完全恢复到受伤前的运动水平，某些患者（运动爱好者）需在随后开始动态增强训练。在水中以最小化关节冲击力进行跑和跳跃运动，可以促进患者的跳跃启动期，实现缓冲较好的"软"着陆，这两方面归因于水介质的减重效应和减速作用[22,23]。通过降低水的深度，水中训练会变得与将来的陆上训练更相似。

难度与强度因治疗师的要求而异：起初，可以利用浮力作为辅助，而在随后的阶段，浮力可能只是一种支撑（如垂直位站立或水平漂浮位时屈膝）。其他辅助可以来自漂浮器材的使用（如浮条、浮板等）。

在最后阶段，可利用浮力作为运动阻力，或至少作为肌肉用力的一个因素（如俯卧漂浮位时踝部屈曲）。

为了促进关节控制和稳定，可以在站立（闭链训练）或漂浮时进行练习（图11.1）。在站立的情况下，水的深度是主要的决定因素。进阶方式如下：从静态到动态，从双下肢到单下肢负重，增加负重的时长，进行对侧肢体的复杂运动，使用浮板，支撑面由稳定变为不稳定，改变水疗池底的情况（平坦、倾斜或光滑等）。

深水区的水中运动，下肢控制训练包括所有肌肉链的做功；可不使用设备，也可使用漂浮器材或下沉器材。漂浮器材的浮力越大，训练的难度越大。

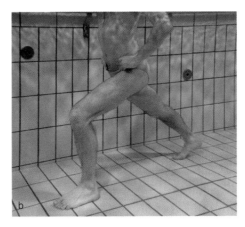

图 11.1　水中漂浮运动控制训练和闭链训练（a 和 b）

抗阻水中运动

在与患者的互动中，由治疗师提供阻力会很有用。这样，治疗师就可以直接控制运动执行及阻力的大小。

这些训练一般在漂浮位（仰卧或俯卧）进行，例如，髋关节屈曲、伸展、内收、外展，膝关节和踝关节屈曲、伸展。可以通过调整治疗师的反向作用力或使用特定的器具来增加负荷（图11.2）。

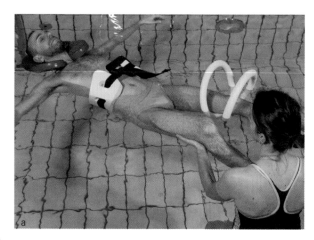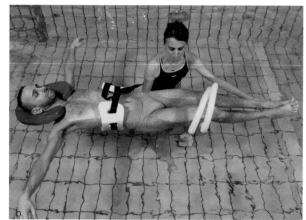

图 11.2 抗阻水中运动（a 和 b）

水中姿势训练

还有一种水中治疗方法是在水中保持某种姿势持续数分钟（5~10 分钟）。在这种情况下，浮力被用于支撑患者和诱导肌肉放松，或者轻柔地使关节向终末角度活动。这些姿势常常用于在垂直、仰卧或俯卧位下完成髋关节或膝关节伸展。保持这些姿势可以刺激和强化核心稳定性（图11.3）。

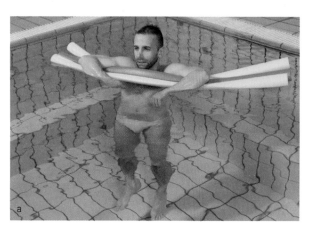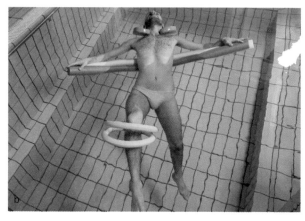

图 11.3 水中姿势训练（a 和 b）

特定疾病的水中运动治疗方案

髋关节、膝关节、踝关节关节炎或退行性疾病

 治疗方法：

在低水位下进行闭链运动（早期需要在深水区训练），可使用水中自行车、水中跑台[24-26]，也可采取全身或局部松动训练[27]。此外，可在不同水温下进行水中步行训练以达到血管和神经运动功能的再激活[28]。

 治疗目的：

降低疼痛；增加关节活动范围，刺激肌肉收缩[29]；允许髋关节、膝关节、踝关节在关节低负荷下运动。

由于这些关节的疼痛主要在承受机械压力负荷时表现出来，因此，水中训练方案适用于无法在陆上进行康复训练的情况[21]。

 注意事项：

交替使用负重训练和深水区的完全无负重训练。

 推荐运动：

8.1、8.2、8.3、8.4、8.5、8.7、8.11、8.21、8.23、9.1。

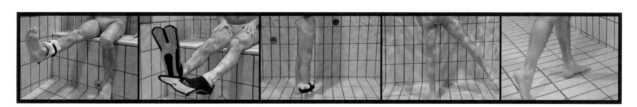

| 运动 8.1 p.135 | 运动 8.2 p.136 | 运动 8.3 p.137 | 运动 8.4 p.139 | 运动 8.5 p.140 |

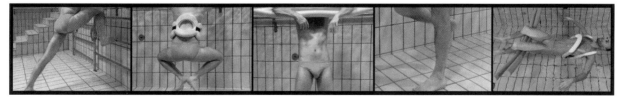

| 运动 8.7 p.143 | 运动 8.11 p.146 | 运动 8.21 p.153 | 运动 8.23 p.155 | 运动 9.1 p.173 |

髋关节、膝关节、踝关节置换术后

治疗方法：

在不同体位下进行闭链和开链训练，也可以使用大型设备（水中自行车、水中跑台等）和小型器材（浮板、浮条等）进行训练。

治疗目的：

增加关节的活动性；减轻关节僵硬[30]；恢复肌力和协调性[31]；利用静水压力促进淋巴和血液回流（深水更明显）。

肌力训练对这类患者的关节活动性和肢体功能恢复有帮助[32]。微重力环境对于训练的进阶是有利的，减轻了关节负荷，对于行走训练尤其明显[33]。

注意事项：

在限制特定的运动（如髋部后外侧入路术后限制过度屈曲和内旋），即使在水中也应限制。如果水中运动方案在术后早期就开始[4]，疗效可能会更显著。但也有研究显示这类患者的最佳水中训练开始时间尚不明确[5]。

推荐运动：

8.17、8.19、8.23、8.27、8.29、8.30、8.33（双足支撑）、8.35、8.36、9.8。

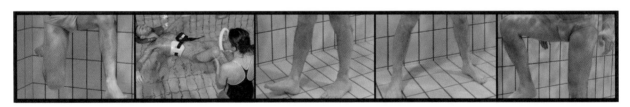

| 运动 8.17 p.150 | 运动 8.19 p.151 | 运动 8.23 p.155 | 运动 8.27 p.157 | 运动 8.29 p.158 |

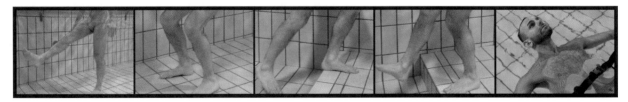

| 运动 8.30 p.158 | 运动 8.33 p.160 | 运动 8.35 p.161 | 运动 8.36 p.162 | 运动 9.8 p.179 |

膝关节、踝关节韧带损伤

 治疗方法：

在不同体位下交替进行负重与非负重训练，最初优先进行稳定性训练以刺激关节的活动性并增强肌力。在训练中可使用浮板和（或）水中平衡板[9]。

 治疗目的：

增加关节活动性和增强肌力[34]；通过联合使用水中和陆上训练以缩短恢复时间[35]；利用水的支撑作用避免危险的运动；减重环境允许早期松动；促进外伤后水肿的消退。

 注意事项：

坚持进行主动肌与拮抗肌共同作用的负重练习，以达到对膝关节最大伸展的控制。加强单足负重训练，以刺激神经肌肉控制以及膝关节和踝关节的稳定性。在深水中训练以刺激踝关节（无负重）的活动。利用水流喷射则可以减轻相应部位的水肿。

 推荐运动：

8.2、8.6、8.7、8.9、8.10、8.15、8.17、8.19、8.25、8.33（单足站立）。

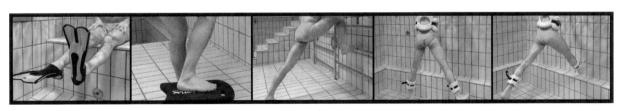

| 运动 8.2 p.136 | 运动 8.6 p.142 | 运动 8.7 p.143 | 运动 8.9 p.145 | 运动 8.10 p.145 |

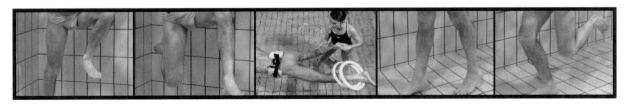

| 运动 8.15 p.149 | 运动 8.17 p.150 | 运动 8.19 p.151 | 运动 8.25 p.156 | 运动 8.33 p.160 |

半月板损伤

治疗方法：
采用开链和闭链运动形式进行渐进性训练。

治疗目的：
更早且更安全地恢复基础活动。

注意事项：
先在风险较小的水疗池中进行运动前训练或运动专项训练，然后再到健身房或操场上进行训练。

推荐运动：
8.16、8.18、8.31、8.32、8.37、8.39、8.40、8.43、8.44、8.49。

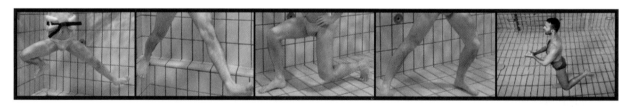

运动 8.16 p.149　　　运动 8.18 p.150　　　运动 8.31 p.159　　　运动 8.32 p.160　　　运动 8.37 p.162

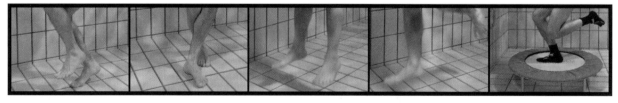

运动 8.39 p.164　　　运动 8.40 p.164　　　运动 8.43 p.166　　　运动 8.44 p.166　　　运动 8.49 p.170

软骨损伤

 治疗方法：
交替进行负重训练、行走训练和深水区训练。

 治疗目的：
利用水的抗水肿作用预防滑膜炎。

在水中减重的环境下，对负重和无负重进行量化极其重要，然后交替进行训练，这对软骨内稳态的维持具有非常重要的作用。

 注意事项：
联合使用水疗和陆上训练，并在后面的康复方案中持续应用。

 推荐运动：
8.6、8.8、8.9、8.10、8.19、8.20、8.23、8.35、8.36、9.2。

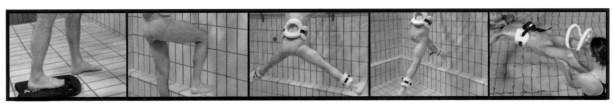

运动 8.6 p.142　　　运动 8.8 p.144　　　运动 8.9 p.145　　　运动 8.10 p.145　　　运动 8.19 p.151

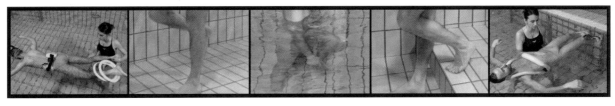

运动 8.20 p.152　　　运动 8.23 p.155　　　运动 8.35 p.161　　　运动 8.36 p.162　　　运动 9.2 p.173

骨折

 治疗方法：

深水训练时，作用力不应施加于骨折区域，同时，应强化相应肌群肌力。必须在浅水区并且使用大型设备（水中自行车、水中跑台、水中椭圆机）的情况下训练，以便在保护和低风险下恢复行走和其他下肢运动。浮板、水中弹性蹦床和台阶也很有用，可以在治疗师的指导下使用（见第六章）。行走训练时要有足够的空间和专注力，以获得水中运动时的对称性运动。

 治疗目的：

起初训练完全无负重下的肌肉收缩，然后进行部分负重训练。

通过不同水深的训练来达到这些目的（同时帮助骨痂在低强度应力刺激下的形成和塑形）。

 注意事项：

遵循机械刺激逐步加量原则：根据骨痂形成和塑形情况，调整运动进展和水深，必要时咨询骨科医师；进行损伤区域支持肌群的选择性肌力训练。

 推荐运动：

8.1、8.2、8.13、8.14、8.15、8.26、8.28、8.33（双足支撑）、8.35、8.38。

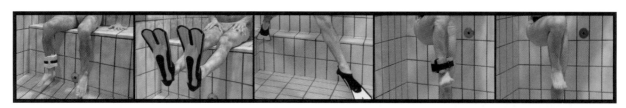

| 运动 8.1 p.135 | 运动 8.2 p.136 | 运动 8.13 p.147 | 运动 8.14 p.148 | 运动 8.15 p.149 |

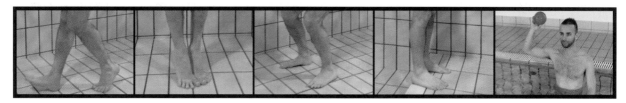

| 运动 8.26 p.156 | 运动 8.28 p.157 | 运动 8.33 p.160 | 运动 8.35 p.161 | 运动 8.38 p.163 |

跟腱缝合术后

 治疗方法：

在高水位交替进行闭链训练和步行训练（使用浮板在不稳定平面上进行迈步练习）。

 治疗目的：

促进血液回流；因减重作用，允许早期松动；促进踝关节功能恢复；减轻术后组织粘连；减轻踝关节水肿。

 注意事项：

步行训练初始不做踝关节蹬地动作；确保手术伤口皮肤完好。

 推荐运动：

8.2、8.6、8.11、8.15、8.19、8.24、8.25、8.26、8.31、8.32。

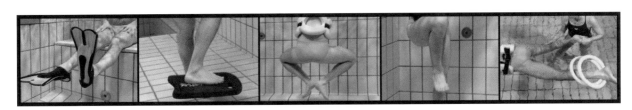

| 运动 8.2 p.136 | 运动 8.6 p.142 | 运动 8.11 p.146 | 运动 8.15 p.149 | 运动 8.19 p.151 |

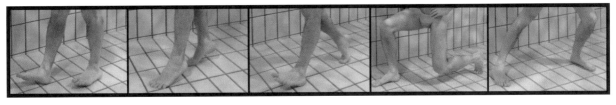

| 运动 8.24 p.155 | 运动 8.25 p.156 | 运动 8.26 p.156 | 运动 8.31 p.159 | 运动 8.32 p.160 |

肌肉损伤

 治疗方法：

训练以无负重下所涉及肌群的轻微收缩开始，进而进行针对性更强的运动。对损伤部位进行水流喷射治疗会有帮助。

 治疗目的：

使受损肌肉张力正常化；使用较高水温促进血肿和水肿的消退；进行不产生疼痛的肌肉轻微收缩，以促进肌肉收缩能力和肌肉弹性的恢复；早期松动以刺激瘢痕结构有序排列。

 注意事项：

关于肌肉收缩：在损伤发生后2~3天内，训练以无负重开始，轻微收缩受损肌肉，为按摩和在陆上行伸展训练做准备。在随后的2~3天，开始以肌肉放松为主要目的的水中治疗。

关于肌肉拉长和损伤（直接和间接）：治疗计划进一步明确，在水中可尽快开展主动肌肉收缩训练。对于较严重的患者，损伤后5~7天内只能进行水中训练。在随后的阶段，在水中治疗的基础上增加陆上治疗；水中训练的目的是通过向心和离心收缩使肌肉再激活。早期，仅训练损伤肌肉的拮抗肌，待获得进展后，再训练损伤肌肉的主动肌，并逐步提高训练强度，也可使用器械。

 推荐运动：

8.7、8.9、8.10、8.15、8.17、8.37、8.39、8.44、9.5、9.27。

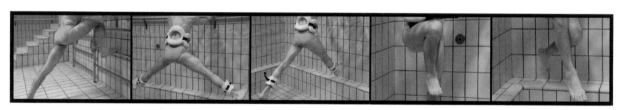

运动 8.7 p.143　　运动 8.9 p.145　　运动 8.10 p.145　　运动 8.15 p.149　　运动 8.17 p.150

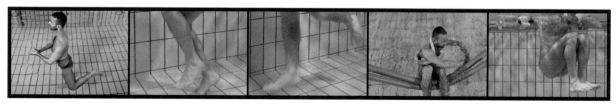

运动 8.37 p.162　　运动 8.39 p.164　　运动 8.44 p.166　　运动 9.5 p.177　　运动 9.27 p.197

足底筋膜炎和跖骨痛

 治疗方法：

在深水中交替进行闭链训练和多种步态的行走训练。

 治疗目的：

允许减重下进行训练；对疼痛部位进行轻柔水力按摩可降低肌张力。

 注意事项：

在水中长时间进行无支撑训练时，可能需要使用器械及多种渐进抗阻设备；也可以使用浮板以牵伸足底肌群，同时缓慢有控制地抬高脚掌。此外，可以在水中跑台上进行步行训练（向前、向后，或在不同倾斜度的斜坡上行走），也可以对足底筋膜进行水流喷射刺激。最后，利用台阶进行身体前倾的牵伸训练也有效。

 推荐运动：

8.2、8.6、8.17、8.23、8.24、8.25、8.26、8.28、8.37、8.38。

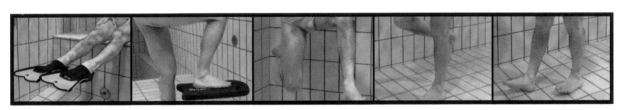

| 运动 8.2 p.136 | 运动 8.6 p.142 | 运动 8.17 p.150 | 运动 8.23 p.155 | 运动 8.24 p.155 |

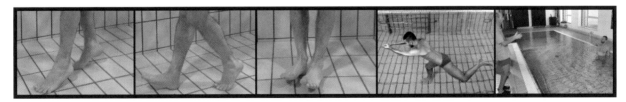

| 运动 8.25 p.156 | 运动 8.26 p.156 | 运动 8.28 p.157 | 运动 8.37 p.162 | 运动 8.38 p.163 |

临床案例

案例 1——髋关节置换术后	
患者：	70 岁女性，退休。
疾病：	右髋关节置换术后（后外侧入路）。
病史与体格检查：	腹股沟与膝关节疼痛 2 年，反复腰痛；未发现其他病症。术后出现局部轻度疼痛（VNS=3/10），右腿轻度肿胀，瘢痕排列整齐。
水中康复方案：	术后 2 周在医疗机构住院，出院后，患者开始步行训练。手术 19 天后到康复中心就诊，存在中度疼痛（VNS=4/10），使用双肘拐辅助行走。
	在每次治疗中，水中运动治疗（约 45 分钟）都与陆上训练（75 分钟）相结合。刚开始患者每天到康复中心训练，手术 2 个月后就诊频率改为每周 3 次。
	患者在家中自行做简单的脊柱练习以提高脊柱活动性和稳定性。患者还必须学会穿衣和脱衣，学会在椅子上使用拾物器及其他器械以避免发生髋关节脱位。
	一般早期先开始陆上治疗，然后再进行水中运动治疗。陆上治疗时，让患者在允许的关节活动范围和平面内进行被动活动和手法松解后，接着再开始治疗床上的多种主动运动，同时抵抗治疗师施加的阻力，然后才进行负重训练和步行训练。
	陆上的训练也可在水中重复进行，此时不再需要拐杖的支撑，因为水可以支撑患者的身体。几次水中步行训练后症状得到明显缓解。
	患者谨慎地在所有平面进行松动训练，如缓慢而有控制地髋关节内收 – 外展，或屈曲 – 伸展，或者在深水区做踏车运动。治疗师可以让患者通过治疗恢复髋关节的完全伸展，但必须记住髋关节屈曲不能超过 90°。随着患者功能状态的恢复，水中康复方案中加入了负重练习，如弯腰、弓步站立及通过台阶进出水疗池而不是通过升降机。
	随着按摩和渐进肌力训练使得患者的肌肉状态提升，负重下的神经运动控制训练逐渐取代水中训练。手术 2 个月后，患者停止使用拐杖，重要的是，患者的屈髋活动也得到了恢复：这是通过水中或陆上手握肋木进行自我松动训练和在治疗床上进行训练而实现的，而且这些训练是在治疗师的辅助指导下完成的。为了取得水中和陆上的最佳训练效果，肌力训练的次数和强度也逐渐增加。如果治疗师确认屈髋关节活动范围恢复困难，会考虑开始水中训练，因为水中训练可使肌张力降低和主动关节活动范围增加，这些均为治疗师的手法治疗提供了肌肉和关节囊组织的良好基础状态。
	即使在术后第 3 个月，由于关节僵硬，康复训练仍先从水中开始，以便为其后的手法治疗、脊柱和下肢的主动控制及稳定性训练做好准备。水中训练部分总是以仰卧或俯卧漂

浮位结束，以便训练髋关节伸展。

这些训练的频率已经减少到每周 2 次。

手术 3 个月后，一旦患者下肢肌力达到较好的水平（特别是手术侧肢体），在没有辅助设备的情况下可以自主行走，患侧下肢与健侧功能接近，上下台阶、站立和坐下等功能均良好，则不必再去康复中心训练。

案例 2——前交叉韧带重建

患者： 22 岁，准职业足球运动员。

疾病： 前交叉韧带重建术后。

病史与体格检查： 患者伤前身体健康，在足球比赛中扭伤膝关节。术后患侧膝关节轻度肿胀，但疼痛剧烈（VNS=7/10），伸膝可达全范围，主动屈曲可达 90°。

水中康复方案： 术后第 14 天伤口拆线，患者从骨科出院来到康复中心。

前 2 周的治疗频率为每天 1 次。在手法松动治疗后，重点进行负重和使用肘拐的步行训练，当患侧下肢在负重和行走时能够达到完全伸展时，就可以考虑弃拐行走（通常是在术后第 1 个月的月底）。在伸展患侧下肢的过程中，治疗师指导患者进行肌肉刺激训练，患者也可以手扶肋木、墙壁或使用滑板进行自我关节松动训练。

当患者的术后痂皮脱落，就可以考虑开始水中训练（术后约 18 天），同时与陆上训练相结合。在水疗池中，行走因微重力状态而较容易进行。水环境有助于减轻患者因独立行走和上台阶训练所致的疼痛。由高水位训练开始，然后逐渐过渡到更多负重的低水位，这样对患者更有利。进行台阶训练时，开始时使用较矮的台阶会比较好。

在基础陆上训练中，可加入弓步、弯腰和不同步行训练，以提高患者神经肌肉的协调性。在水中训练时，则需要通过治疗师指导下的关节活动训练来完成，可以手扶肋木，也可以在高水位中进行。当患者的行走功能进展到一定程度，每周治疗次数可减少到 3 次，但训练项目数量和强度均可以考虑提高。陆上训练一般都是在手法治疗之后进行，包括手法松解股四头肌萎缩部位和瘢痕、松动髌骨和屈膝运动等。接着，运动治疗可用于提高运动的质量，特别是膝关节萎缩部位屈伸肌群，此阶段训练一般只以闭链形式进行（也可以在不稳定的平面上进行），这样对髌股关节和重建的韧带应力相对较小。然后再进行水中运动治疗，目的是放松肌肉、促进关节活动，让患者在结束治疗时达到良好的关节活动能力。在深水中，还可以进行半蹲、上下台阶、行走和踏车训练。在术后 2 个月时，患者一般都能够在水中进行跑步、跳跃和快步走，此后患者可以只进行陆上训练，陆上训练使得肌力强化速度更快，神经运动控制也更加准确。

临床案例

案例 3——踝部骨折	
患者：	54 岁，女性，工人。
疾病：	患者不慎在花园跌倒致踝部骨折，钢板内固定术后。
病史与体格检查：	双下肢慢性淋巴水肿；双下肢疼痛剧烈（VNS=8/10）且肿胀明显，瘢痕排列整齐。
水中康复方案：	患者从骨科出院后立即开始康复治疗。因伤口缝线未拆，起初数日的治疗主要为局限于治疗床上的关节松动和手法松解，以及患者居家自我训练。
	拆线后，因怀疑患者出现静脉炎，水中训练仍未开始。后续治疗只做手法关节松动。此后，超声检查结果排除了疑似诊断，并且患者的临床状态有所好转。此时水疗开始介入。水疗时间从每日 30 分钟开始，并逐渐在 10 天内增加到每日 60 分钟。
	在术后 40 天内，即使在水中也不进行负重。这个阶段的水中训练以深水区的关节松动为主；同时，在静水压力的帮助下，促进水肿的消退。经骨科医师的允许，水中行走可以在手术 40 天之后开始，从深水区逐渐过渡到浅水区。陆上的独立行走至少要在手术 90 天后才会被允许。需要注意的是，即使在微重力环境中，负重训练也必须在深水区和浅水区交替进行。在此阶段，不要让受伤踝关节承受过大压力十分重要，这可通过调整踝关节的直接和间接训练方法来实现。也就是行走、半蹲和弓步等这些训练，应与踢腿、踏车动作或踝关节屈伸动作交替进行即可实现。
	在术后前 4 周每天都进行治疗；在目前这个阶段，患者每周治疗 3 次即可。
	手术 3 个月后，治疗重心从手法治疗和淋巴回流转移到步行训练、陆上被动关节训练和相关肌群的肌力强化训练。当患者的主、被动关节活动性达到较高水平时，水中训练将被放在每次康复的最后，以使患者充分放松。由于水疗可促进淋巴和血液回流，其可一直应用到整个康复疗程结束（约术后 5 个月）。

专家观点

Fabrizio Tencone

运动医学医师，都灵尤文图斯足球俱乐部医疗区协调官

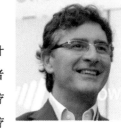

水中运动治疗在膝关节术后的康复方案中承担什么角色？

水中运动治疗是一种常规的和非常重要的治疗。水中运动治疗不仅使患者可以在安全环境下进行某些特定训练，而且训练强度还可分级。对于我们运动医学领域的医师来说，水中运动治疗还可促进早期的新陈代谢，对功能康复起到决定性作用。我们不能只考虑膝关节，而应考虑运动员整体。事实上，心血管系统和能量机制（有氧和无氧）在患者进行体育运动时会受到刺激，部分陆上训练会因训练强度和方法等导致的问题而无法开展，但水中运动治疗可以帮助运动员尽早在器官层面上达到良好恢复。

在您看来，什么类型的下肢损伤可以在水中康复方案中获益最大？

所有的下肢肌肉骨骼损伤都可以从水中康复获益，这是没有限制的。一些损伤的水疗应用研究较多，拥有更加充分的循证依据，如骨性关节炎；而另外一些常见的损伤则较缺乏循证依据，如肌肉拉伤和肌腱损伤。现状是，针对这些运动损伤的水中康复目前已经形成系统性手段，效果是毋庸置疑的。

然而，从水中运动治疗获益最多的还是那些负重障碍的患者，如软骨损伤修复术后的患者，采取保守治疗或手术治疗的骨折患者。在这些案例中，陆上负重训练需延迟数周，而在水中则可以更早开始。甚至关节置换手术后的老年人（他们常合并心血管功能障碍或平衡功能障碍），也可以受益于安全的水中微重力环境，以及静水压力提供的回流作用。

手术后什么时间把患者"放"到水疗池中进行治疗最好？应持续多久？

患者应当在手术伤口允许时尽快开始水中运动治疗。相比陆上训练，水的物理特性将负重、行走和主动运动的时间提前，这是很有优势的。当患者可以在陆上跑台跑步，就应该开始进行神经肌肉控制训练和针对患者运动专项的水中康复训练，并准备进入最后的康复阶段，即所谓的现场运动康复。显然，在这个可能持续数周到数月的过程中，康复方案和训练类型会根据患者的临床情况和功能进展情况而进行适当的调整。

（张强 译，崔尧 审，廖麟荣 校）

参考文献

1. Bartels EM, Lund H, Hagen KB, Dagfinrud H, Christensen R, Danneskiold-Samsøe B. Aquatic exercise for the treatment of knee and hip osteoarthritis. Cochrane Database Syst Rev 2007; (4): CD005523.
2. Rahmann AE, Brauer SG, Nitz JC. A specific inpatient aquatic physiotherapy program improves strength after total hip or knee replacement surgery: a randomized controlled trial. Arch Phys Med Rehabil 2009; 90(5): 745-55.
3. Giaquinto S, Ciotola E, Dall'armi V, Margutti F. Hydrotherapy after total hip arthroplasty: a follow-up study. Arch Gerontol Geriatr 2010; 50(1): 92-5.
4. Harmer AR, Naylor JM, Crosbie J, Russell T. Land-based versus water-based rehabilitation following total knee replacement: a randomized, single-blind trial. Arthritis Rheum 2009; 61(2): 184-91.
5. Liebs TR, Herzberg W, Rüther W, Haasters J, Russlies M, Hassenpflug J; Multicenter Arthroplasty Aftercare Project. Multicenter randomized controlled trial comparing early versus late aquatic therapy after total hip or knee arthroplasty. Arch Phys Med Rehabil 2012; 93(2): 192-9.
6. Silva LE, Valim V, Pessanha AP et al. Hydrotherapy versus conventional land-based exercise for the manage-

ment of patients with osteoarthritis of the knee: a randomized clinical trial. Phys Ther 2008; 88(1): 12-21.

7. Foley A, Halbert J, Hewitt T, Crotty M. Does hydrotherapy improve strength and physical function in patients with osteoarthritis--a randomised controlled trial comparing a gym based and a hydrotherapy based strengthening programme. Ann Rheum Dis 2003; 62(12): 1162-7.

8. Hinman RS, Heywood SE, Day AR. Aquatic physical therapy for hip and knee osteoarthritis: results of a single-blind randomized controlled trial. Phys Ther 2007; 87(1): 32-43.

9. Tovin BJ, Wolf SL, Greenfield BH, Crouse J, Woodfin BA. Comparison of the effects of exercise in water and on land on the rehabilitation of patients with intra-articular anterior cruciate ligament reconstructions. Phys Ther 1994; 74(8): 710-9.

10. Thein L. Aquatic rehabilitation of clients with muscoloskeletal condition of the extremities. In: Ruoti GR, Morris MD, Cole JA (eds). Aquatic rehabilitation. Philadelphia: Lippincott Williams & Wilkins, 1997.

11. Kruse LM, Gray B, Wright RW. Rehabilitation after anterior cruciate ligament reconstruction: a systematic review. J Bone Joint Surg Am 2012; 94(19): 1737-48.

12. Tencone F. Classificazione delle lesioni muscolari. In: Atti del Congresso "La gestione degli infortuni muscolari". Biella 2003, Milano: Edi.Ermes; 2003.

13. Grigoriev A, Egorov A. Space biology and medicine. Vol 3th. Reston (VA): American Institute of Aeronautics and Astronauts; 1996: 475-525.

14. Pöyhönen T, Avela J. Effect of head-out water immersion on neuromuscular function of the plantarflexor muscles. Aviat Space Environ Med 2002; 73(12): 1215-8.

15. Massion J, Fabre JC, Mouchnino L, Obadia A. Body orientation and regulation of the center of gravity during movement under water. J Vestib Res 1995; 5(3): 211-21.

16. Chevutschi A, Lensel G, Vaast D, Thevenon A. An electromyographic study of human gait both in water and on dry ground. J Physiol Anthropol 2007; 26(4): 467-73.

17. Masumoto K, Takasugi S, Hotta N, Fujishima K, Iwamoto Y. Electromyographic analysis of walking in water in healthy humans. J Physiol Anthropol Appl Human Sci 2004; 23(4): 119-27.

18. Kaneda K, Kimura F, Akimoto T, Kono I. Differences in underwater and land-based leg muscle activity. Jpn J Phys Fitness Sports Med 2004; 53(1): 141-8.

19. Miyoshi T, Shirota T, Yamamoto S, Nakazawa K, Akai M. Functional roles of lower-limb joint moments while walking in water. Clin Biomech (Bristol, Avon) 2005; 20(2): 194-201.

20. Shono T, Masumoto K, Fujishima K, Hotta N, Ogaki T, Adachi T. Gait patterns and muscle activity in the lower extremities of elderly women during underwater treadmill walking against water flow. J Physiol Anthropol 2007; 26(6): 579-86.

21. Pöyhönen T, Kyröläinen H, Keskinen KL, Hautala A, Savolainen J, Mälkiä E. Electromyographic and kinematic analysis of therapeutic knee exercises under water. Clin Biomech (Bristol, Avon) 2001; 16(6): 496-504.

22. Stemm JD. Effects of aquatic simulated and dry land plyometrics on vertical jump height. Oregon: Microform Publ.; 1995.

23. Donoghue OA, Shimojo H, Takagi H. Impact forces of plyometric exercises performed on land and in water. Sports Health 2011; 3(3): 303-9.

24. Lund H, Weile U, Christensen R et al. A randomized controlled trial of aquatic and land-based exercise in patients with knee osteoarthritis. J Rehabil Med 2008; 40(2): 137-44.

25. Roper JA, Bressel E, Tillamn MD. Acute aquatic treadmill exercise improves gait and pain in people with knee osteoarthritis. Arch Phys Med Rehabil 2013; 94(3): 419-25.

26. Denning WM, Bressel E, Dolny DG. Underwater treadmill exercise as a potential treatment for adults with osteoarthritis. Int J Aquat Res Educ 2010; 4: 70-80.

27. Kim IS, Chung SH, Park YJ, Kang HY. The effectiveness of an aquarobic exercise program for patients with osteoarthritis. Appl Nurs Res 2012; 25(3): 181-9.

28. Schencking M, Otto A, Deutsch T, Sandholzer H. A comparison of Kneipp hydrotherapy with conventional physiotherapy in the treatment of osteoarthritis of the hip or knee: protocol of a prospective randomised controlled clinical trial. BMC Musculoskelet Disord 2009; 10: 104.

29. Batterham SI, Heywood S, Keating JL. Systematic review and meta-analysis comparing land and aquatic exercise for people with hip or knee arthritis on function, mobility and other health outcomes. BMC Musculoskelet Disord 2011; 12: 123.

30. Raffaetà G, Avila L, Galli S, Barilli M. Ruolo della idrochinesiterapia nella riabilitazione delle protesi d'anca. Eur Med Phys 2006; 42 Suppl(1-2): 523-7.

31. Erler K, Anders C, Fehlberg G, Neumann U, Brücker L, Scholle HC. Objective assessment of results of special hydrotherapy in inpatient rehabilitation following knee prosthesis implantation. Z Orthop Ihre Grenzgeb 2001; 139(4): 352-8.

32. Valtonen A, Pöyhönen T, Sipilä S, Heinonen A. Effects of aquatic resistance training on mobility limitation and lower-limb impairments after knee replacement. Arch Phys Med Rehabil 2010; 91(6): 833-9.

33. Kuster MS. Exercise recommendations after total joint replacement: a review of the current literature and proposal of scientifically based guidelines. Sports Med 2002; 32(7): 433-45.

34. Fappiano M, Gangaway JM. Aquatic physical therapy improves joint mobility, strength, and edema in lower extremity orthopedic injuries. Journal of Aquatic Physical Therapy 2008; 16(1): 10-5.

35. Kim E, Kim T, Kang H, Lee J, Childers MK. Aquatic versus land-based exercises as early functional rehabilitation for elite athletes with acute lower extremity ligament injury: a pilot study. PM R 2010; 2(8): 703-12.

第十二章
脊柱骨科疾病的水中运动治疗

总体特征
特定疾病的水中运动治疗方案

椎体骨折

腰椎间盘突出症

脊柱僵硬或动态稳定

非特异性脊柱痛

总体特征

在脊柱疾病治疗过程中，我们经常发现需要同时处理肌肉收缩和关节僵硬导致的局部疼痛。利用水中运动治疗脊椎疼痛（大多数是在腰骶部，也被 Anglo-Saxon 和美国学者称为"腰背痛"）有一个基本原理，就是试图打破这种恶性循环；它甚至可以非常有效地将功能障碍降至最低限度并预防复发或慢性疼痛，其适应证已得到科学证据的支持[1-5]（表 12.1、12.2）。

在水中，可以增加利用重力变化指导运动训练的方法选择。例如，当椎间盘压迫神经根时，通常采用牵伸运动，同时避免屈曲运动，以解除椎间盘之间的压力，减轻对神经根的压迫；如果一个节段不稳定，建议进行腰椎前屈（脊柱后凸）训练，避免脊柱的伸展。

表12.1　适用于水中运动治疗的脊柱疾病
● 椎体骨折保守治疗或术后治疗
● 椎间盘病变保守治疗或术后治疗
● 脊柱僵硬或动态稳定术后治疗
● 非特异性脊柱痛的保守治疗

表12.2　脊柱疾病：水中运动治疗的一般目标
● 通过降低肌张力来对抗疼痛性收缩
● 达到颅骶力线对齐
● 开始恢复行走和负重运动
● 增加关节的活动性
● 改善关节稳定性、神经肌肉控制和核心稳定性
● 降低复发和转变为慢性疼痛的风险

在陆上，重心、支撑点、运动支点不断调节着运动状态，将运动方式和姿势的选择限制为单向选择；在水中，可能性变得更加丰富和灵活：没有限制和禁忌证，使许多涉及所有运动平面的运动成为可能。

在任何情况下，我们都可以说，运动关注的是患者，而不是患者的病情[6]。

在水中，患者的骨盆和下肢活动时可以避免达到较高水平的负荷压力，并在水中有利的（微重力）环境下延长整个后表运动链，使患者后续的治疗更容易实现。

漂浮和部分负重的水中运动

在漂浮（图 12.1）和部分负重的（图 12.2）条件下，有许多不同的训练体位。

开始水中运动治疗首先考虑仰卧漂浮位，"什么都不做"在水中放松，达到"疼痛缓解"的目的；然后允许患者执行"转移"（被动或诱导运动）技术，并允许患者在水中"轻轻"牵引脊柱[7]。

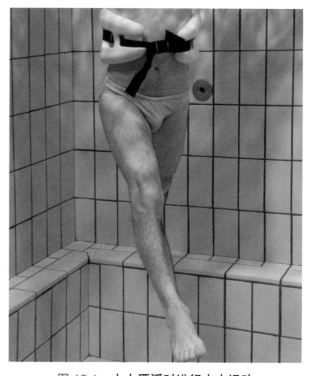

图 12.1　水中漂浮时进行水中运动

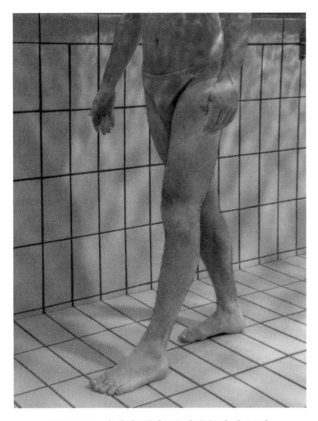

图12.2　水中部分负重时进行水中运动

当以俯卧姿势漂浮时，可能需要辅助设备的支持。此时可以获得椎体的最佳伸展、更大的稳定性，且能够很好地"感觉到"水的影响（因为这对水性差的患者来说是一个镇静因素）。

垂直漂浮是追求枕 – 骶 – 下肢对齐和前后链平衡的基础，使椎体自然放松[8]。

然而，正如前几章所分析的那样，深水中运动时如果没有其他支撑点，则患者必须完全依靠定倾中心来支撑自己，此时运动管理复杂得多，而且可能会导致移位和"代偿"，这不利于症状的缓解[9]。

水中运动治疗期间获得的益处必须在陆上的日常生活活动中得到保持，这是至关重要的。然后，即使在进行动态活动时也要稳定脊柱，以使患者在承受重力的情况下还可以承受更大的运动量。

有必要利用水中运动治疗来研究与上下肢直接相关的复杂运动方案，并刺激对"非编码"（non-codified）变化情况的管理，再现真正的全身运动。在漂浮的情况下，通过改变辅助设备的重量，患者的任务得到易化或难度增加；应记住，在深水中移动（如行走和跑步）时，髋关节和躯干关节主要肌肉的活动与支撑身体（甚至浸没在水中）时的活动相比会自动增加[10]。这是由于在深水中，胸部前倾较大，髋关节的活动范围也较大，再加上横向流体静力的作用，导致平衡不稳定[11]。所以从这个角度来看，这些对于肌张力、核心稳定性或平衡控制较差的患者来说是非常有效的[12, 13]。

工作重点应放在患者姿势的调整上；脊柱的每一个功能性训练项目，无论是在水中还是在陆上，都应包括这方面的康复项目。

了解脊柱的生理弯曲及其功能是完成这项工作的基础：适当的对齐可以使脊柱保持高度的稳定性，有利于肌肉运动[14]。

根据Kendall[15]的说法，骨盆的位置是保持良好"姿势"的关键。骨盆的中立位是指髂前上棘位于同一水平面，且它们与耻骨联合位于同一垂直面；这些参考位置也可以在水中进行姿势训练时借鉴。对于许多患者来说，骨盆后倾的练习很简单，是许多患者最先采用的锻炼方法，但是完整的训练不应忽略那些与骨盆前倾相关的训练。治疗师的作用是调控训练的进展和选择合适的康复治疗：开始时以水疗池的墙为参考，然后在水疗池的边缘进行控制训练。在所有静态或动态活动中，患者应回到能控制关节全范围活动并保持骨盆中立位时的位置。

水中稳定性训练

患者继续进行稳定性训练。由于水中减重及介质阻抗的影响，可以先把稳定性训练加入到水中治疗计划中，然后再逐渐加入到陆上治疗计划中。这些练习应该以一种静态的方式进行，但要逐渐过渡到动态训练。在这种情况下，使用设备（如浮力背心和浮条）可能有助于调整运动。

这种可能性是无限的：任何需要适当的姿势调整和肌肉强化的活动或运动都可以被认为是一种稳定性训练，就像上肢或下肢的任何运动都可以在躯干的控制下进行一样。

核心稳定性实际上是所有运动的基础[16, 17]；只有控制了核心稳定，才有可能进行要求更高、难度更大的活动。

控制腹横肌、括约肌、膈肌和多裂肌的练习可在水中、在负重条件下，或在静态、垂直或水平漂浮时进行和扩展；并在随后的阶段通过更复杂的练习重新调整目标，更复杂的练习包括那些使用设备的训练[18, 19]（图12.3）。

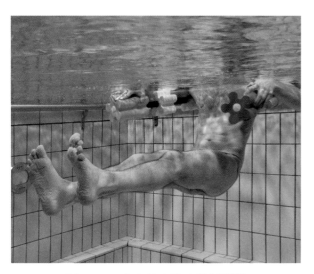

图12.3　水中核心稳定控制训练

水中颈部牵伸训练

尽管之前描述的所有活动对腰背部区域都是有用的，但是对颈部的牵伸作用可能比较有限：水中康复训练主要在仰卧位（通常治疗师在水中辅助支持）和深水中的垂直位进行。腰椎是脊柱真正的基础，锻炼和改善腰椎的状况始终是非常重要的。

受颈部病变影响的患者，考虑到水位和训练的体位，患者必须有一定的水性，以便能够保持良好的放松状态，允许进行主动和被动运动，并可在不同的体位（水平／垂直—仰卧／俯卧）之间交替进行。

建议根据患者的类型和病情[20]，通过维持更容易使肌肉放松和关节减压的姿势开始水中治疗，随后再进行关节松动和（或）稳定性训练。常用的辅助器材包括颈圈、特制头盔、浮条、通气管等。

其他考虑

可以在浅水区结束治疗，特别是针对腰椎疾病的训练，以便逐渐恢复脊柱的支撑负荷。患者离开水中恢复正常重力状态的那一刻应特别注意。

还需要注意的是，在更衣室走路和穿衣服可能会有潜在的风险。

显然，应将水中运动治疗与陆上治疗相结合。请记住，最终目标是让患者在陆上恢复正常功能。

椎体骨折

 治疗方法：
在深水中进行运动，这些运动可与水位逐渐下降的步行训练交替进行。

 治疗目的：
促进骨折愈合，降低并发症发生的风险。可以通过逐渐增加运动强度达到此目的，甚至可以通过简单地改变水位来实现。

 注意事项：
患者可采取俯卧或仰卧漂浮位，在治疗师的辅助下和（或）在漂浮物的支撑下进行训练，在治疗结束时，则通过水平漂浮位来放松。还需注意的是，仅在骨折愈合后才可进行脊柱旋转运动。

 推荐运动：
8.23、8.47、9.6、9.7、9.8、9.14、9.17、9.22、9.24、9.29。

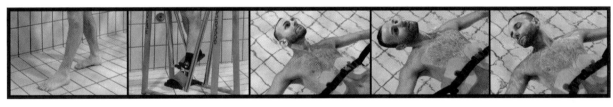

运动 8.23 p.155　　运动 8.47 p.169　　运动 9.6 p.178　　运动 9.7 p.178　　运动 9.8 p.179

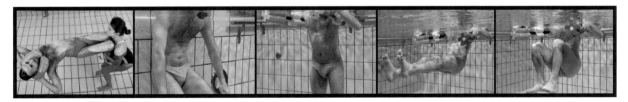

运动 9.14 p.184　　运动 9.17 p.189　　运动 9.22 p.193　　运动 9.24 p.195　　运动 9.29 p.199

腰椎间盘突出症

治疗方法：

在无负重条件下，在深水和浅水中进行训练（在深水中联合减压与陆上相比有显著差异，而浅水中训练和陆上训练之间的差异不那么显著）[21]；可采取水平或垂直位，在治疗师的辅助下和（或）在漂浮物的支持下进行转移和牵伸；也建议在有支撑的情况下在水疗池边进行练习。在训练的最后阶段，进行躯干肌肉力量和核心稳定性训练。步行训练已被证明在恢复神经系统和周围神经的活动方面是有用的；半蹲练习是为了在微重力下加强下肢的伸肌肌力，以支持躯干在姿势变化和转移时的活动。

治疗目的：

减少椎间盘受压；减少椎间盘神经根压迫（如果可能）；缓解疼痛和肌肉紧张。

注意事项：

患者离开水的时候要注意：当恢复到正常的重力状态时，疼痛可能会重新出现。在水疗池中，如果进行的运动要求患者的肩部支撑在水疗池边，请注意不要采取可能使患者头部、颈部和肩部僵硬的姿势。直接在疼痛和肌肉紧张的部位进行水流喷射可能会有所帮助。

推荐运动：

8.33、8.48、9.15、9.19、9.20、9.27、9.28、9.29、9.30、9.31。

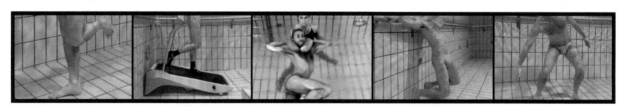

运动 8.33 p.160　　运动 8.48 p.169　　运动 9.15 p.185　　运动 9.19 p.190　　运动 9.20 p.190

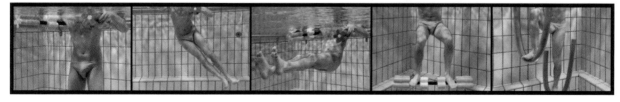

运动 9.27 p.197　　运动 9.28 p.198　　运动 9.29 p.199　　运动 9.30 p.200　　运动 9.31 p.200

脊柱僵硬或动态稳定

治疗方法：

在不给脊柱造成负担的情况下，在深水中进行四肢运动；患者在浅水中以不同的步态进行步行训练。可以使用水中自行车和（或）水中跑台。在训练的最后阶段，进行躯干肌肉力量和核心稳定性练习。

治疗目的：

减轻负重；通过病变部位的自然水力按摩改善血液和淋巴回流。

注意事项：

只有当骨折愈合稳定时，才能对脊柱进行针对性的锻炼；训练时需要关注步态以及上下肢的使用情况。

推荐运动：

8.17、8.18、8.23、8.48、8.49、9.1、9.6、9.14、9.27、9.31。

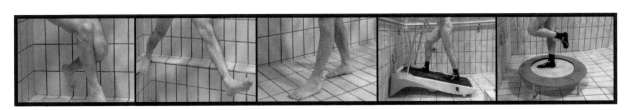

| 运动 8.17 p.150 | 运动 8.18 p.150 | 运动 8.23 p.155 | 运动 8.48 p.169 | 运动 8.49 p.170 |

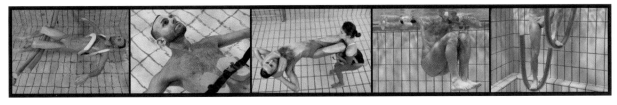

| 运动 9.1 p.173 | 运动 9.6 p.178 | 运动 9.14 p.184 | 运动 9.27 p.197 | 运动 9.31 p.200 |

非特异性脊柱痛

 治疗方法：

在深水和浅水中进行躯干肌肉的针对性练习；使用大小不同的多种器械进行核心稳定性练习。在治疗师的指导下，在深水区进行中等强度的行走和跑步训练。

 治疗目的：

促进肌肉放松；在没有力学负荷的情况下，进行躯干肌肉张力的逐步调整。

 注意事项：

以协调和清晰的方式整合水中和陆上的训练。

 推荐运动：

8.45、8.46、9.15、9.19、9.20、9.21、9.22、9.23、9.26、9.29。

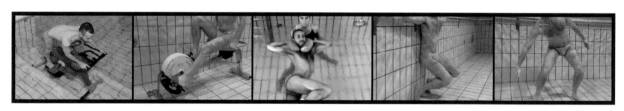

运动 8.45 p.168　　运动 8.46 p.168　　运动 9.15 p.185　　运动 9.19 p.190　　运动 9.20 p.190

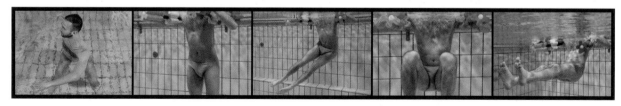

运动 9.21 p.191　　运动 9.22 p.193　　运动 9.23 p.194　　运动 9.26 p.197　　运动 9.29 p.199

临床案例

案例 1——椎体不稳定	
患者：	65 岁，女性。
疾病：	L3~L4 和 L4~L5 椎体内固定术后。
病史与体格检查：	术前慢性腰痛数年，跛行近 6 个月；术后出现剧烈疼痛（VNS=8/10），瘢痕排列整齐。
水中康复方案：	术后 20 天开始在康复中心治疗。实施的陆上康复项目包括按摩、呼吸运动、核心肌肉（腹横肌和括约肌）训练、膈肌训练以及下肢和上肢的自主活动。由于置入物与骨良好结合需要时间，因此前 3 个月内不进行脊柱的活动训练。在水中，计划采用不同步态的行走训练来恢复行走功能，同时在深水中或在双脚支撑下进行上下肢的活动。此外，进行仰卧姿势训练和深水中垂直姿势训练。随着功能好转，可以对下肢进行更剧烈的锻炼，如爬楼梯、练习弓步和下肢屈曲，然后在无负荷条件下以姿势训练和转移训练结束每次治疗。
	手术 3 个月后，在水中或陆上都需要加入复杂的运动。在陆上时，无论是否负重，都需要逐渐增加脊柱的旋转和屈曲运动；此外，增加有氧训练以强化肌肉力量。在水中时，在治疗师的干预下，逐渐加强自我松动练习；进行稳定性练习，增加深水中漂浮位下的训练（有或无漂浮器材的辅助）。
	在整个康复期间（约 4 个月），每次治疗的最后阶段都是在水中完成的，以进一步增加陆上治疗的益处，最后以放松训练结束每次治疗。

临床案例

案例 2——腰椎间盘切除术	
患者：	32 岁仓库工人。
疾病：	腰椎间盘切除术及 L4~L5 棘突减压术后。
病史与体格检查：	术前 4 个月疼痛加剧，反复发作的剧烈坐骨神经痛使其无法继续工作；药物和保守治疗失败。术后临床情况良好，疼痛程度减轻（VNS=2/10）。
水中康复方案：	术后 2 周开始进行水中和陆上的康复计划：在陆上进行腰部肌肉按摩、呼吸运动和核心训练，同时在深水中采取俯卧或仰卧漂浮姿势进行水中无负荷活动。当患者处于水平漂浮位时，可以随着运动速度和运动范围的增加执行转移训练。在浅水区，以一种安全的方式在不同速度和不同水位下采取不同的步态以恢复步行功能。 术后 6 周，随着在水中或者陆上逐渐加入脊柱的屈伸和旋转运动，患者运动的可能性逐渐增加。由于患者伴有僵硬和疼痛性肌肉紧张（可以受益于浸浴带来的肌肉放松），因此最好在陆上治疗之前先进行水中运动治疗。在仰卧位和垂直位下的屈曲、侧屈和旋转运动中加入后倾和自我松动；在深水中的垂直漂浮位下，可以进行更复杂、更剧烈的运动，跑步也可以作为肌肉"弹性化"和有氧修复的手段。 在陆上，除了按摩和被动松动外，还增加了躯干和下肢肌力强化训练。这位患者在术后 80 天完全恢复了正常功能。

临床案例

案例 3——椎体骨折	
患者:	71 岁,女性。
疾病:	因意外跌倒而致 T9 椎体骨折,保守治疗。
病史与体格检查:	除了最初的双侧髋关节炎外,患者没有其他疾病。受伤前 2 周疼痛剧烈(VNS = 7/10),但在康复治疗后逐渐减轻;主动运动受限。生理性脊柱后凸增加。
水中康复方案:	患者穿戴矫形支具(在治疗期间脱掉)3 个月;康复方案在受伤 3 周后开始。在陆上,除了呼吸训练和腰、骨盆倾斜控制练习外,还要求通过按摩来减轻胸腰段肌肉的疼痛。在治疗的前 2~3 周(受伤后 5~6 周),在完全无负荷条件下进行运动。在这个阶段,负重训练只在水中进行,通过非常简单的步态来寻找最佳的行走方式。在水中,大部分训练是在无负荷条件下进行的,在水平和垂直漂浮位下,以无负荷体位进行腰椎或颈椎的自我松动和控制练习。
	水中运动要在陆上治疗后进行,以便更好地受益于水环境所带来的放松和止痛方面的益处。
	随着患者病情的改善,水中的脊柱稳定性训练和肌肉强化锻炼逐渐增强,直到患者在坐位下可以独立站起。大约在受伤后两个半月,在水疗池中通过改变运动的节奏以及辅助器材的类型来提高患者在深水中的稳定性,直到康复治疗结束为止。此后,患者继续坚持锻炼并加入了预防性姿势运动小组。

专家观点

Marco Brayda-Bruno

意大利米兰 IRCCS Galeazzi 医院脊柱外科三病区（脊柱侧弯）主任，骨科与创伤外科专家，骨科医师

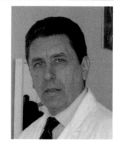

关于游泳或一般的水中活动对脊柱侧弯和脊柱的其他畸形（如脊柱后凸）是否有益存在争议，您在这个问题上的立场是什么？

关于游泳在脊柱侧弯治疗中的作用，一直有不同观点，甚至最近，一家著名的医学中心在新闻界也公开发表了关于游泳无用的立场。然而，我坚持认为，一个基本概念需要澄清：没有任何运动或康复活动可以"纠正"婴幼儿和青少年发育性脊柱侧弯或青少年脊柱侧弯伴软骨病！因此，游泳不是专门治疗脊柱侧弯的处方。但是我认为，由于游泳时躯干肌肉所做的对称性活动以及在无负荷状态下游泳训练时所固有的"牵伸"效应机制，使得游泳对这些患者非常有用。

我认为添加"特定的"水中运动是多余的，除了对脊柱侧弯患者"矫形支具"起"辅助"作用之外。从未发现这些运动有效的证据；最好让脊柱侧弯患者与其他孩子一起接受治疗，不要让他们感到更加"与众不同"和比较"虚弱"。

在脊柱侧弯治疗指南中，您是否主张编写水中训练规程？

制订一项水疗方案的实际指导方针并不是我的专长领域，但在我看来，这项工作的重要性至少被夸大了，它没有什么实际意义。对于患者来说，在没有压力的情况下，运用他们的判断力将水中运动纳入其他物理治疗或康复治疗中似乎更为合理和有效。

您认为什么时候建议脊柱病变患者开始水疗是正确的？

在病情稳定的亚急性期及术后时期，水中康复治疗适用于脊柱的所有退行性病变，因为水中运动治疗将减轻脊柱的负荷，而且可以与四肢的主动活动结合在一起。

（邓家丰　译，李岩　审，王俊　校）

参考文献

1. Kamioka H, Tsutani K, Okuizumi H et al. Effectiveness of aquatic exercise and balneotherapy: a summary of systematic reviews based on randomized controlled trials of water immersion therapies. J Epidemiol 2010; 20(1): 2-12.

2. Waller B, Lambeck J, Daly D. Therapeutic aquatic exercise in the treatment of low back pain: a systematic review. Clin Rehabil 2009; 23(1): 3-14.

3. Baena-Beato PÁ, Artero EG, Arroyo-Morales M, Robles-Fuentes A, Gatto-Cardia MC, Delgado-Fernández M. Aquatic therapy improves pain, disability, quality of life, body composition and fitness in sedentary adults with chronic low back pain. A controlled clinical trial. Clin Rehabil 2014; 28(4): 350-60.

4. Konlian C. Aquatic therapy: making a wave in the treatment of low back injuries. Orthop Nurs 1999; 18(1): 11-8.

5. Dundar U, Solak O, Yigit I, Evcik D, Kavuncu V. Clinical effectiveness of aquatic exercise to treat chronic low back pain: a randomized controlled trial. Spine (Phila Pa 1976) 2009; 34(14): 1436-40.

6. Brunelli C, Manzoni R. Riabilitazione in acqua delle patologie del rachide. In: Atti del Congresso Nazionale di Idrokinesiterapia. Biella, 2003; Milano: Edi.Ermes 2003.

7. Kurutzné KM, Bene E, Lovas A, Molnár P, Monori E. Biomechanical experiments for measuring traction lengthening of the lumbar spine during weight bath therapy. Orv Hetil 2002; 143(13): 673-84.

8. Sunychuk MM. Clinical and electroneuromyographical correlations in patients with lumbosacral pain syndrome in the complex therapy by the method of vertical underwater traction. Lik Sprava 2004; (8): 51-3.

9. Mingardi L. Il movimento in acqua. Linfologia oggi. 2005; 2: 6-11.
10. Kaneda K, Sato D, Wakabayashi H, Nomura T. EMG activity of hip and trunk muscles during deep-water running. J Electromyogr Kinesiol 2009; 19(6): 1064-70.
11. Kaneda K, Wakabayashi H, Sato D, Uekusa T, Nomura T. Lower extremity muscle activity during deep-water running on self-determined pace. J Electromyogr Kinesiol 2008; 18(6): 965-72.
12. Devereux K, Robertson D, Briffa NK. Effects of a water-based program on women 65 years and over: a randomised controlled trial. Aust J Physiother 2005; 51(2): 102-8.
13. Kaneda K, Sato D, Wakabayashi H, Hanai A, Nomura T. A comparison of the effects of different water exercise programs on balance ability in elderly people. J Aging Phys Act 2008;16(4): 381-92.
14. Kisner C, Colby L. Therapeutic exercise: foundation and tecniques. Philadelphia (PA): FA Davis; 1990.
15. Kendall F, McCreary E, Provance P. Muscle: testing and function with posture and pain. Baltimore (MD): Williams and Wilkins;1985.
16. Panjabi MM. The stabilizing system of the spine. Part I. Function, dysfunction, adaptation, and enhancement. J Spinal Disord 1992; 5(4): 383-9.
17. Panjabi MM. The stabilizing system of the spine. Part II. Neutral zone and instability hypothesis. J Spinal Disord 1992; 5(4): 390-6.
18. Hodges PW, Richardson CA. Contraction of the abdominal muscles associated with movement of the lower limb. Phys Ther 1997; 77(2): 132-42.
19. O'Sullivan PB, Twomey LT, Allison GT. Dynamic stabilization of the lumbar spine. Crit Rev Phys Rehabil Med 1997; 9: 315-30.
20. McWaters JG. Deep water exercise for health and fitness. Laguna Beach (CA): Publitec Editors; 1988: 8-9.
21. Dowzer CN, Reilly T, Cable NT. Effects of deep and shallow water running on spinal shrinkage. Br J Sports Med 1998; 32(1): 44-8.

第十三章
成人神经退行性疾病的水中运动治疗

总体特征
特定疾病的水中运动治疗方案

多发性硬化

帕金森病

脑卒中

多发性周围神经病变：吉兰－巴雷综合征、糖尿病性神经病变

长期以来，水疗是不同类型及严重神经疾病患者的针对性治疗及康复方案的重要组成部分。尽管它涉及一些不易处理的特殊问题（如患者的躯体部分很少能够主动活动并且存在协同动作受限，小便失禁，肌肉痉挛、僵硬或无力，药物或疾病本身对神经运动反应的影响等），但日常实践和科学实验已经证明水中运动治疗能够产生疗效[1, 2]。

神经疾病患者的一般特征性症状（如肌张力增高或降低、感觉减退、神经运动协调障碍、肌肉僵硬和姿势控制不稳定等）对治疗师来说是一大挑战，必须应用综合性的康复方案来处理。水中康复为这些症状和功能障碍的治疗提供了一种独特的可拓展和可调节的选择。此外，还有一些经典的未系统化的水中运动治疗技术（如转移训练、引导训练、使用辅助器具训练）构成了治疗师的治疗体系[3]。

有专业人员已对这些训练方法进行了全面介绍，如 Halliwick 技术、Bad Ragaz Ring 技术[4-6]。另外，还有一些技术最初被用于其他目的，但改良后可用于水中放松和运动训练，如 Watsu 技术、Ai-chi 技术和 Woga 技术[7-9]。

近年来，这些运动训练作为完整的治疗技术和方案被更广泛地应用于需要个体化治疗的患者中，用来替代常规结构化的治疗方法。需要由专业人员制订个体化治疗方案（包括辅助器材的选择、水温的调节等），同时也需要多学科专业人员（神经医学、心理学、物理治疗等）合作，但是要实施个体化的治疗方法，需要考虑患者的综合情况并进行专业的管理。

本书定义的治疗范围是成人神经退行性疾病的水中康复，尤其是与中枢神经系统障碍相关的

功能恢复，这些疾病并不会导致功能完全丧失，大多数患者还有残存功能。当然，成人神经退行性疾病水中康复的许多适应证在本书中未提及，读者可以参考其他专业教材[10, 11]。

在本章中，我们讨论了几种在发病初期不会引起严重残疾并且在治疗后能够取得较好疗效的神经系统疾病，这些神经系统疾病已经被认为是水中运动治疗的适应证。可以应用水中运动治疗的神经系统疾病包括：多发性硬化、脑卒中后遗症、帕金森病和多发性神经病。

关于这类患者的神经运动和功能性训练（目的是维持自主活动，日常生活基本能够自理），某一特定运动的恢复是康复的一个重要部分。由于水

多发性硬化和水疗：意大利多发性硬化学会的基本方案

1993 年，意大利多发性硬化学会（National Multiple Sclerosis Society）的水中运动方案包括热身、伸展运动、肌力训练、抗阻训练、放松训练和最后的自由活动。

这些方案训练的目标如下：

- 缓解肌肉僵硬和（或）痉挛
- 使肌力最大化
- 保持或增加抗阻的能力
- 维持或增加关节活动性和灵活性
- 预防一些多发性硬化的并发症（如肌肉萎缩和关节僵硬）
- 支持体重控制
- 促进社交活动
- 激发个人动机和自尊

请注意：多发性硬化患者可能会对过热的水产生不良反应，原因可能是神经传导障碍和易疲劳等[B1]

水中康复的新技术：Watsu技术、Woga技术、Ai-chi技术

近年来，一些水中运动治疗技术，都是由源自东方的一些方法经过改良和再适应而产生的，在水中康复领域已经得到了肯定，并应用于许多特定疾病。这些技术在相关研究中有图例进行了全面阐述，这些实践也可应用于其他疾病的水中康复[8,9]。

Watsu 技术

1980 年由加利福尼亚人 Harold Hull 发明，适用于水中伸展训练、姿势训练和水中指压按摩。一些概念和西方哲学是相通的，例如集中注意力和呼吸；而另外一些概念，如能量和经络，不同于我们平时的思维方式。

Watsu 技术最初是作为一种水中按摩技术而诞生的，并不一定适用于残疾人；尽管如此，很多治疗师报道其对多种神经－肌肉－骨骼系统疾病的疗效非常好。

治疗师调整自己的呼吸，使之与患者同步，然后辅助患者完成一些达到最佳放松的姿势和特定动作，在此过程中，患者完全是被动的。此外对水温也有要求（33～35℃）。Watsu 技术根据患者的水性和灵活性有不同的难度等级。

研究文献中介绍的应用包括以下情形和疾病：

- 生理和心理疾病的重建和康复[B2]
- 偏瘫患者痉挛控制和步行功能改善[7]
- 神经系统疾病[3]

Woga 技术

类似于水中瑜伽，其目的也是放松、活动性和松动。瑜伽的多种形式都可被应用于水中，其中，最常见的是瑜伽气功：在深水中进行，水浸没骨盆或肩部，或利用浮板进行漂浮。

最近，浅水训练方案也被提出，主要应用于特定的人群，比如孕妇[B3]。

在编写本书的时候，仅有一篇文献研究阐述了 Woga 技术的特点和可能的益处（姿势平衡、肌肉放松、身心平衡）[9]。

Ai-chi 技术

Ai-chi 技术是由日本 Jun Konno 提出的一种锻炼方法，于 2000 年开始流行起来。

Ai-chi 技术由气功和太极拳演化而来，包括上下肢 19 个缓慢而广泛的协调运动动作，是一种渐进式训练，特别关注呼吸、核心稳定性和平衡。

患者站立位，浸入深至肩关节的水中，膝关节轻度屈曲（典型的太极姿势），并且试着在转移重心的时候集中注意力寻找平衡点，水的浮力可作为支持。

这种类型的训练已被发现在预防跌倒方面非常有用，但是时至今日，这种训练在很多国家的老年人群中并未得到广泛的应用。

国际水疗学院（International Aquatic Therapy Faculty, IATF）是总部位于瑞士瓦伦斯的水中运动治疗和研究协会，

在康复领域对这种有用的技术做了进一步的改良以促进其发展，特别是在预防跌倒方面，最近又发明了临床 Ai-chi 技术。

它的使用不局限于老年医学领域，也可应用于风湿病及神经系统疾病，最近几年已有不少这方面的研究发表。

在研究文献中，适用的范围包括：

- 纤维肌痛症[B4]
- 多发性硬化（改善平衡、活动性、疲劳、肢体肌力、疼痛、痉挛、残疾和抑郁）[B5,B6]
- 脑卒中后遗症（改善膝关节屈肌肌力和姿势平衡）[B7]

的特性，长期以来水疗在康复过程中起着重要的作用。在水的这些特性中，尤其要记住的是：可以促进运动，具有天然水力按摩作用，可提供不同的感觉神经刺激（虽然本体感觉和神经感觉刺激是非特异性的，但对相关患者来说非常有用）。此外，水还可以让患者处于不同的环境和姿势，从而刺激患者的稳定性和平衡性，包括在受保护的环境中完成特定的或一般的松动和放松训练，也可以采用一些适合老年人的方法，比如在浅水和深水中完成不同变化形式的行走和跑步训练[12-14]。

对大多数患者来说，水中运动治疗是基础训练，尤其是当减轻肌肉僵硬是治疗的首要任务时；然而，它对功能性运动模式的学习帮助较少。

在所有案例中，患者的一系列症状都很典型：肌无力、肌痉挛、关节僵硬和挛缩、肌肉紧张、肌肉僵硬、平衡障碍、神经运动协调障碍、疼痛、认知障碍和情绪问题等。

关于痉挛，需要特别说明的是，这个术语经常是通用的，痉挛可表现为阵挛和牵张反射亢进；此外，肌强直有时可在一定程度上保持患者身体的稳定。在一些病例中，患者不存在痉挛但是存在僵硬，水疗不能改善痉挛，但可以改善僵硬；当患者浸入温水中时，水作用于肌肉的结缔组织上，由此可以改善僵硬[15]。此外，在人体浸入水中时，压力感受器没有被激活，但是对位置感受器的激活是有利的。因此，患者的抗重力肌肉未受力，从而使患者获得肌肉的放松[16]。

水介质特性的利用已经在之前的章节阐释过（静水压力、介质抗阻、水流喷射），通过特殊设备的支持，有助于制订合适且有针对性的水中运动治疗方案[17]，而且对这些疾病来说水疗是安全的。在水中，通过对神经运动协调性的训练，使运动和训练更加多样化，在完成这些训练时没有安全风险，可以使患者专注于肌肉募集的快速运动（即较少可能发生同步收缩现象），从而有更多机会产生神经感觉激活和姿势适应，同时对整体运动产生激活。

具体来说，进行水中运动治疗的目的如下。

- 利用水流和运动介质的温度来降低肌张力，减轻肌肉挛缩和僵硬。
- 利用水环境促进患者的主动和被动松动（在这些

情况下，治疗师的动作、经验和敏感性显得极为重要）。

- 通过减少关节僵硬的持续时间，可进一步促进关节活动的恢复。
- 通过在多种环境中的训练，刺激运动协调功能。
- 对特定反射（如牵张反射）有特定的反应[18]。
- 在水中，采用平衡干扰、姿势转换、局部稳定性训练（包括跌倒预防）[13,14]，以提高患者的平衡功能。
- 使肌肉处于无负重状态（水温、浸入深度、水的浮力允许关节活动性和放松最大化，并可舒张血管和促进运动，完成一些在陆上不能够完成的动作）。
- 提高患者的有氧能力。

表 13.1 为水中运动治疗方案的执行和神经系统疾病患者特定训练的定义提供了一些说明。关于神经系统疾病患者的水中运动治疗技术和方法在之前的章节中已经进行了阐述，在使用上应该注意个体化并在训练中关注患者：在水中进行的漂浮训练和辅助下的训练，患者的体位可以选择在水平位或垂直位，使用或不使用设备，使用浮板或采用阻力和力量训练，速度的变化、运动方向、上肢的杠杆作用等均需要考虑，以更好地进行水中的辅助或主动训练。

最后，请注意水中步行训练，在第四、十、十一和十二章已经进行了详细说明，它是康复进程中重要的组成部分，旨在恢复行走功能和纠正平衡障碍，而这些正是神经系统疾病患者（脑卒中后遗症等）主要关注的方面[19]。

表13.1　水疗在神经系统疾病患者中的应用：一般指南
● 利用流体静力和介质阻抗完成被动活动，或者尽可能地完成主动活动
● 开始时应缓慢，动作要小心，由于患者需要较长的恢复时间，因此不用考虑节奏或频率
● 从躯干运动开始，再到四肢；从近端关节开始，再慢慢过渡到远端关节
● 对于转移动作，由缓慢的摆动运动开始，然后过渡到旋转运动
● 如果可以，让患者检查和确认运动是否正确
● 注意控制呼吸
● 不要把注意力集中在活动的角度和速度上，而是应关注痉挛和僵硬的缓解
● 也可使用气流和湍流来形成位移和运动
● 刺激患者的稳定性和平衡性（特殊训练、体位变化、转移、轨迹）
● 根据患者的需要和障碍情况使用辅助器材
● 应考虑到患者处于一个陌生的环境，可能会有不同的感知觉刺激（视觉、触觉、本体感觉、听觉、前庭觉）
请注意：以上结果仅仅是在特定环境（水）中获得的（一般应用于水中康复，尤其是针对神经系统疾病）。

多发性硬化

 治疗方法：

通过运动训练来改善平衡能力（姿势控制和转移：采取不同的漂浮体位，从深水区到浅水区，从坐位到站立位）。运动训练的目的是减轻肌肉僵硬、拉伸肌肉并增加关节活动范围（使用辅助器材进行不同方式的步行训练）[20]。

 治疗目的：

减轻肌肉僵硬，提高稳定性，改善平衡控制；纠正肌无力和易疲劳；改善运动的协调性；促进新陈代谢以利于疾病的康复[21]。已经有大量的研究证明，在水中进行专业运动训练对上述情况具有重要意义[22]。

 注意事项：

注意水温（不能太热，80%的患者对热敏感）；还需要考虑疲劳程度。

 推荐运动：

7.14、7.30、7.31、8.3、8.4、8.7、8.19、8.23、8.35、8.49。

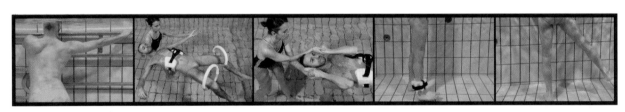

| 运动 7.14 p.101 | 运动 7.30 p.118 | 运动 7.31 p.119 | 运动 8.3 p.137 | 运动 8.4 p.138 |

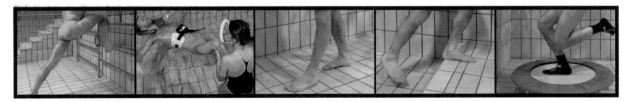

| 运动 8.7 p.143 | 运动 8.19 p.151 | 运动 8.23 p.155 | 运动 8.35 p.161 | 运动 8.49 p.170 |

帕金森病

 治疗方法：

患者进行不同步态和姿势转换的步行训练；运动训练可减轻关节和肌肉僵硬。利用辅助设备锻炼平衡和协调能力以及姿势控制能力[23]，同时增强肌力[24]。

 治疗目的：

减轻驼背症状；促进其他神经感觉刺激以便在有利条件下进行平衡协调运动；减轻肌肉僵硬；改善关节活动性；改善姿势控制；获得积极的心理作用（改善情绪）。

 注意事项：

根据疾病情况调整方案，并与医师协调药物的服用。

 推荐运动：

7.14、7.30、7.31、7.34、8.7、8.19、8.23、8.35、8.48、9.16。

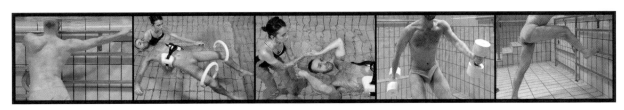

运动 7.14 p.101　　　运动 7.30 p.118　　　运动 7.31 p.119　　　运动 7.34 p.123　　　运动 8.7 p.143

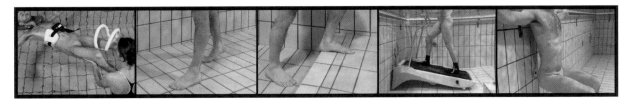

运动 8.19 p.151　　　运动 8.23 p.155　　　运动 8.35 p.161　　　运动 8.48 p.169　　　运动 9.16 p.188

脑卒中

治疗方法：

利用辅助器材和大型设备治疗脑卒中患者的行走障碍；寻求偏瘫患者可以进行的对称性运动；在不平衡的环境中进行患侧肢体的运动训练[25]。水中步行训练应该是为陆上行走做准备。在一些病例中，为激发一些特定的能力（如平衡、关节活动性），可能需要采用经典的水中神经康复方法（如 Halliwick 技术）[26, 27]。

治疗目的：

最大限度地恢复功能；刺激神经运动协调；发展残存功能；在具有神经感觉刺激的环境中，恢复整体运动（全身运动）和分离运动（身体各部位的分离运动）；达到并维持一定的心血管健康水平[28]。

注意事项：

治疗方法应根据柔韧性或僵硬程度进行调整；确定功能障碍程度和残存功能；设定明确目标且着重于陆上功能康复；通过具体的策略（从整体到局部或从局部到整体）使健侧带动患侧；水疗和其他治疗相结合可能会增强这些患者的功能恢复。

推荐运动：

7.5、7.14、7.31、7.34、7.38、8.2、8.23、8.47、8.48、9.18。

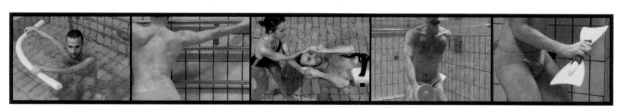

运动 7.5 p.92　　**运动 7.14 p.101**　　**运动 7.31 p.119**　　**运动 7.34 p.123**　　**运动 7.38 p.129**

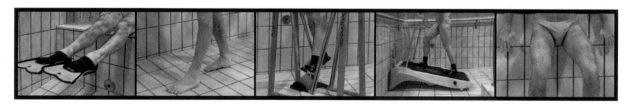

运动 8.2 p.136　　**运动 8.23 p.155**　　**运动 8.47 p.169**　　**运动 8.48 p.169**　　**运动 9.18 p.189**

多发性周围神经病变：吉兰-巴雷综合征、糖尿病性神经病变

 治疗方法：

在受累部位（通常是下肢）进行肌肉强化训练；恢复行走、平衡及协调能力对患者来说非常重要。

 治疗目的：

延缓肌力下降；在安全的环境下刺激神经运动协调（急性期后康复的首选）。

 注意事项：

考虑到患者的易疲劳性，首次治疗时间相对较短，最长不超过30分钟，随后可逐渐增加。

 推荐运动：

7.34、7.35、8.1、8.15、8.19、8.29、8.30、8.36、8.47、9.16。

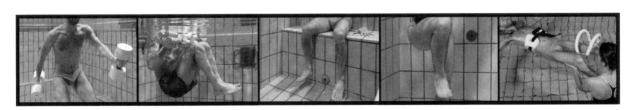

运动 7.34 p.123　　运动 7.35 p.124　　运动 8.1 p.135　　运动 8.15 p.149　　运动 8.19 p.151

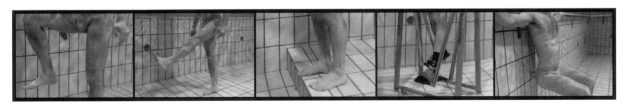

运动 8.29 p.158　　运动 8.30 p.158　　运动 8.36 p.162　　运动 8.47 p.169　　运动 9.16 p.188

临床案例

案例 1——多发性硬化	
患者：	多发性硬化患者组，年龄相近（平均 41 岁）。
疾病：	多发性硬化。
病史及体格检查：	该组患者病情相近，包括明确的症状和治疗方法（某些患者虽没有明确服用药物进行治疗，但专家会定期检查）。
水中康复方案：	经过一系列的单独问诊并向水疗相关工作人员介绍之后，确定了共同目标（以后将依据患者的特定需求进行修改）。运动在多功能设施场地中进行，水池的长度为 25m，深度为 1.40m 和 1.80m，水温大约为 29℃；还有一个康复水疗池，深度为 70~80cm，水温为 31~32℃。治疗频率为每周 2 次，告知患者保持长期的运动对巩固效果非常重要；还需要定期检查，以监测症状的变化、水中康复效果以及患者的依从性（可通过一些简单的量表评估症状、出水后的效果以及患者对水疗的喜爱程度）。确定的总体目标是：增强肌力，促进正常运动、神经运动（再）激活和全身各个系统的再适应。

最后，设定了符合此总体目标的治疗方法。

1. 热身 5~10 分钟（在深水支撑下进行踏步运动；在浅水中下肢进行冠状面和矢状面的踢腿运动；在深水和浅水中双下肢进行外展和内收），运动速度要求缓慢。

2. 在深水浮力作用下行走和跑步，并使上肢进行缓慢而协调的运动，持续训练 3~5 分钟。

3. 在浅水中做半蹲运动（2~3 组，少量重复）。

4. 以不同类型的辅助和刺激进行平衡训练，包括使用设备（如浮条和浮板），训练持续 5 分钟。

5. 患者在浅水中进行不同步态的行走训练，可改变方向，如向前后移动和给予适当的控制支撑，对于部分患者来说，可以完成侧方交替运动并用前足支撑，训练时间为 3~5 分钟。

6. 对部分踝关节可负重的患者，可以进行单侧和双侧下肢做屈伸运动（在深水中，可在腘窝下放一浮条；在浅水中，可在台阶上进行大腿向后屈曲），注意训练始终从站立位开始。

7. 在浅水中，可以进行不同步态的行走训练（短距离），还可以从水疗池边缘或台阶上的坐位开始，进行 2~3 个坐位到站立位的转移训练。

注意：部分训练是个体化的，但要根据患者的需求和反应进行一般性常规训练；每次训练应持续 30~45 分钟；由于某些患者容易疲劳，应合理细致地规划康复治疗时间；制定的训练方法不是一成不变的，应在每次训练中根据患者具体情况对负荷和运动频率进行调节。

临床案例

案例 2——脊柱外伤伴脊髓损伤	
患者：	一位 58 岁的医师，生活积极向上，爱好摩托车。
疾病：	不完全性脊髓损伤，损伤平面为 C5~C6 和 C7~C8。
病史及体格检查：	车祸（骑摩托车撞到一根柱子上）导致椎体外伤。体格检查：双上肢轻微的感觉和运动障碍（主要是肱二头肌、腕伸肌和旋前方肌），抓握和手的随意运动困难，下肢内收肌肌张力较高，尤其是坐骨、会阴、胫骨周围的肌肉；患者开始可用助行器主动行走，现在需用拐杖主动行走。
水中康复方案：	经过大约 3 个月的治疗，患者开始接受水中运动治疗，同时在医院进行康复训练（包括手法物理治疗、功能性电刺激等）。由于运动非常慢而且困难，在水疗池中依旧需要设备的帮助，可以通过使用拐杖及频繁停顿来完成训练。在更衣室，患者一开始不会自己穿衣服，经过一段时间训练后，可以自己穿衣服。为了避免跌倒和损伤（如由于地板湿滑，可能导致拐杖缺乏稳定性而出现滑倒），从更衣室到水疗池的通道被全程监护。患者进入水中时需要工作人员的帮助，如使用升降装置。大约进行 30 分钟的水中运动治疗，而患者从进入水疗室到离开则大概要花费 2 小时。在随后的几个月中，水中运动治疗将会延长到 1 小时以上（包括最后 10 分钟的自由泳），从进入水疗室到离开，每次总共花费约 1.5 小时。根据患者的身体状况和需求，每周进行 2 ~ 3 次训练。 水中运动治疗步骤如下。 1. 首先在浅水中（水深为 80cm）进行适应和放松训练，在治疗师的帮助下取仰卧漂浮位。治疗师帮助患者控制好四肢和脊柱，并进行被动转移训练。 2. 在较深的水中（水深为 135cm）向前走、向后走、向侧方走、踏车、跑步（在治疗师帮助下）。同时，支撑在水疗池边缘进行全身和单个关节的协调训练。 3. 在深水中（水深为 180cm），患者双下肢在矢状面和冠状面主动髋关节内收、外展，踏车，屈曲膝关节至胸部，侧方倾斜移动，旋转躯干。由于手的抓握不够充分，患者在水疗池边缘实现自主稳定控制比较困难，所以治疗师要通过扶着患者的腕部来帮助患者。

4. 在中等深度的水中（水深为135cm），随着病情好转，患者取站立位进行渐进负荷行走训练。首先，分析活动时患者的本体感觉和神经肌肉的控制能力，然后以慢速行走，根据患者的稳定性和能力逐渐改变迈步的步幅和频率。接下来，训练步态及姿势的转换（包括平躺、坐位、站立位），以及在治疗师干预或不干预下进行姿势控制训练。特别注意：可采用只用足尖或足跟的方式训练迈步，并配合睁眼和闭眼一起训练。

5. 在训练结束时，由治疗师再一次完成转移训练。为了达到最终放松和拉伸的目的，让患者在浮条和漂浮带的支撑下保持俯卧或者仰卧漂浮姿势。在此阶段，不可以进行肌肉的强化训练，防止肌肉僵硬、活动困难或患者疲劳（疲劳会使患者的依从性下降；由于没有达到预期水平，患者可能会感到沮丧，并失去动力）。

此外，可在训练方案中增加进一步刺激，比如使用水中跑台、水中自行车(这个主要是用于双上肢和手的训练)、水流喷射装置和一些小的器材(如水球、泳镜)，并且注意要与陆上的运动治疗保持一致。

水疗持续一年半以上，训练时间和执行速度随着锻炼难度的增加而增加。在随后的一段时间里，应用 Perfetti 方法进行神经认知康复（认知运动疗法），这种方法使精细运动得到显著提升；最终患者可以在水疗池中进行自由泳和团体体操等活动。

临床案例

案例 3——脑卒中	
患者：	农民，71 岁。
疾病：	脑卒中，无其他病史。
病史及体格检查：	16 个月前，患者发生出血性脑梗死，右侧肢体偏瘫；主要影响下肢运动功能，伴有轻度痉挛，但患者最重要的表现是伸展肌群较为僵硬、足和踝关节僵硬、双侧不对称导致行走困难、全身肌无力。患者在穿衣服和脱衣服时不能完全自理，在日常生活中，患者主诉定位空间位置及执行复杂动作较困难。
水中康复方案：	在临床症状稳定、暂停其他的康复治疗后，患者在神经科医师的指导下来到水疗中心，想通过水疗恢复自主活动。完整的干预计划如下。在更衣室由工作人员协助患者更衣，接着护送患者到水疗池的特定位置。经过简短的介绍后，开始评估患者在不同漂浮体位和不同运动方式下对新环境的适应。水中康复治疗旨在减轻肌肉僵硬，逐步调整肌肉，改善平衡控制和躯干核心稳定性，改善肢体对称性活动及右上肢的运动功能。 在训练的最初阶段，患者在浮板的支撑下仰卧漂浮在水面上，旨在快速放松，以便开始更具体、要求更高的训练。有时，为了达到相同的目的，该动作可以在训练的最后阶段进行，这个动作的核心步骤对神经肌肉的控制很重要。行走训练和负重训练后，利用水的浮力和水的密度给患者更大的安全感。之后开始训练患者的躯干和下肢，强调向前向后的不稳定移动、上下阶梯训练、旋转训练，侧屈时进行身体控制。最后，将训练重点放在上肢——在各个运动方向上做简单的主动运动，并在治疗师的干预下进行被动运动。 这位患者所有的干预措施均采用多种方式进行，训练过程中交替进行（康复方案要求每周训练 2 次）。治疗 6 个月后，在改善患者日常活动的自主性方面取得了令人满意的结果。

专家观点

Johan Lambeck

瑞士国际水疗基金会 Halliwick 技术高级讲师

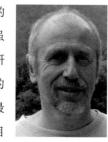

何时以及如何将水疗纳入脑血管意外患者的治疗中？

许多文献研究了稳定期的水中运动治疗，确定急性发作后 3~12 个月是最佳干预期。近年来研究表明，即使在患者住院期间的急性期也可进行水疗。

各种水疗文献研究主要涉及增强髋、膝和踝关节周围肌群的肌力，并改善有氧能力和姿势平衡；一般来说，患者均能够获得更高的功能自主性并提高生活质量。

但是，对于这些患者的行走训练，一些参数如速度、距离以及完成质量等呈现出矛盾的结果；在深水或浅水中专门进行步行训练后，其改善在临床上和统计学上都是显著的；然而，对于平衡训练，却没有获得多少令人满意的疗效。

文献研究似乎表明，运动功能的进步最主要的原因是躯干及下肢的静态和动态平衡的改善，而不是其他方面的原因。

水疗常被广泛接受并且通常被认为没有禁忌证；建议的康复计划为每周 2~6 次，共 12 周。然而，文献研究并没有给出长期随访的数据资料。

多发性硬化患者的水疗方案：推荐的运动及其重点是什么？

据报道，在多发性硬化患者的治疗中，水疗法在短期内可产生积极的效果，尤其是在改善生活质量、行走速度、动态平衡、有氧能力以及减轻疼痛和痉挛方面，改善均具有统计学意义。在一项个案报道中（Sutherland, 2001），水疗对情绪的改善也具有显著的统计学意义。

在多发性硬化患者水中运动治疗的研究方面，一个重要的问题是易疲劳以及有效解决它的可能性：不幸的是，结果经常是矛盾的，并且与扩展性残疾状态量表（Expanded Disability Status Scale, EDSS）没有明显的联系，也没有关于该过程治疗持续时间的明确说明。准确地说，根据使用的情况，尚不清楚所建议的各种水疗方法与陆上活动之间的功效是否存在差异。

在水疗中研究最多的是热敏感性和随之而来的高温脆弱性（80% 的多发性硬化患者存在这种症状）。这就是为什么水温最好比大多数康复方案中通常使用的水温稍低（28~31℃）的原因，尽管在一些研究中，患者也能够忍受较高的水温（36℃）；虽然已经提出和研究了各种各样的温度值，但是最为理想的水温目前尚未确定。用水温低一点的水进行治疗，虽然没有减轻患者的疲劳和痉挛，且氧耗也没有减少，但似乎可以延长训练的时间。

您认为水疗对于帕金森患者来说有多重要？

针对短期效应的研究表明，水疗对于日常生活活动、生活质量、动静态平衡有着中高水平的积极影响。然而，这些积极的影响在停止水疗几周后就可能消失了。

根据帕金森统一评分量表（Unified Parkinson's Disease Rating Scale），运动表现存在相矛盾的结果，而且并没有证据表明水疗对于行走能力（距离和耐力）的改善有效。此外，水疗对疼痛的影响目前也不清楚。

似乎高强度的水疗方案要比低强度的方案更有效（主动或被动）：建议训练周期为 4~12 周，温度为 26~34℃。

在文献研究中还没有报道水疗相关的不良反应或并发症。

专家观点

Urs N.Gamper

瑞士瓦伦斯康复中心治疗部主任，物理治疗师

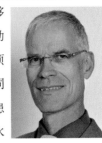

在老年人行走困难及平衡障碍的治疗中，水疗的重要性是什么？

行走困难对老年人来说是非常普遍的，并且不同的患者病因也有所不同。因此，必须认真评估，根据具体情况选择治疗方案；其中仅对一部分患者使用水疗。

水疗对力学性功能障碍或功能丧失的情况具有积极的作用，如疼痛、不稳定以及肌力下降等。

当平衡障碍影响到行走时，水疗作为一种特殊的治疗方式是非常有效的，而且在水中也没有跌倒的风险。因此，患者在没有帮助的情况下也能够进行更为广泛的关节运动。老年人的问题一般与不同的病理有关，但衰弱是他们共同的特点；在水中治疗比陆上治疗要简单得多。治疗方法是每天商定的，并根据功能障碍情况、活动等级和功能需求（翻身、坐起、跑跳等）实施个体化方案。如果我们进行小组治疗的话，这些活动可能会很有趣，并且也能够吸引患者参与到水疗活动中。

如何在这些患者的康复方案中整合水疗和陆上治疗？

水疗和陆上治疗对运动的影响有着根本上的不同。一般来说，水中运动比陆上运动要缓慢。在初始阶段治疗平衡障碍时，水疗具有优势，因为在水疗池中运动时患者能够有更多的时间去反应。一旦运动变得更加具有自主性，为了能够获得更快的运动反应，治疗必须在陆上进行。同时也是为了让患者能够完成在水中不能完成的活动，例如从地板上捡起物品，或者在安全可控的情况下躺下或坐着。

在此案例中，您认为水疗池应该有特别的设计吗？

理想情况下，水疗池应该有一个斜面并且深度为100~140cm；入口应当有配备扶手的楼梯或者升降机。因为老年人怕冷，所以水温应该不低于32℃。水疗池里面和外面的地板都应该是防滑的。

专家观点

Marco Barile

意大利国际 Halliwick 技术协作网专家，物理治疗博士

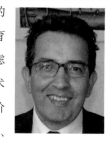

总的来说，Bad Ragaz 技术（BRRM）和 Halliwick 技术在应用上有什么不同?

Halliwick 技术的理念是基于最广泛的意义不断追求患者达到独立。治疗师在整个治疗过程中，会尽可能地减少与患者的接触，直到患者能够独立自主。该水中课程是通过不断追求心理和身体上的安全（心理适应）来实现保持或重获平衡的能力（核心控制），以及动作的执行。不断地刺激患者以绝对自主的方式进行姿势控制，以作为四肢活动的基础。它的目的是将在水中获得的训练成果也能够在陆上使用，以便进行日常生活中的正常活动。患者尽可能在水疗中变得独立，有助于参与或融入其他环境。为了达到这些目标，精神需求（动机）和身体控制是非常重要的因素。Halliwick 技术里所有的活动安排，都必须严格地参照国际功能、残疾和健康分类（ICF）。

若要熟练掌握并应用 BRRM 技术，物理治疗师必须要了解本体感觉神经肌肉促进技术（proprioceptive neuromuscular facilitation, PNF）、运动生理学和流体力学等相关知识。物理治疗师应根据患者情况选择最合适的训练模式和相关参数。为了达到改善活动性、抗阻及增强肌力的治疗目标，治疗师要选择最佳治疗策略以及方案。训练过程中阻力的大小是根据时间和强度精心设计的。

在 BRRM 技术中，治疗师的手一定要放在准确的位置上，因为它们代表着控制点，通过这些点可引导并稳定患者。治疗师决定了肌肉强化方案、阻力大小、动作速度和幅度。浮板的使用对于身体的稳定性以及方案的执行是必不可少的。浮板的放置必须适当且正确，因为患者在水中保持舒适的体位是非常重要的。浮板能够保证身体的稳定和对齐，每块浮板必须放置在运不会受到限制的位置。Halliwick 理念的执行和应用应该是"整体和开放的"，而 BRRM 技术更注重正确地进行技术操作。如果要总结的话，Halliwick 技术是"非接触"治疗的艺术，而 BRRM 是"如何去控制"的艺术。

是否可以将这些技术整合到其他物理治疗中，如果可以，该怎么做?

康复团队的协同工作需要联合不同的治疗方法和工作环境，但目的都是为了达到共同的目标。在大多数病例中，由于病理多样性，Halliwick 技术和 BRRM 技术的应用还需要结合一些相应的陆上治疗。Halliwick 技术和 BRRM 技术的理念虽然不一样，但却有着紧密的关系，在相同的治疗环境中可以一起使用。Halliwick 技术的重点是核心肌肉的平衡和稳定，许多核心稳定训练都与强制性运动疗法（constraint induced movement therapy, CIMT）相关。Halliwick 理念使用"问题－解决"方法，一直被认为与用于治疗小儿脑瘫（Infantile Cerebral Paralysis, ICP）的 Boath 神经发育疗法有关。考虑到 Halliwick 技术的 3 个"学习阶段"（心理适应、平衡控制、运动控制），我们可能已经注意到它在水中的应用与骨骼物理治疗及风湿病和神经性疾病的治疗有关。在老年康复方案中，可进行个人和小组治疗，并制订合适的治疗骨质疏松、类风湿关节炎、强直性脊柱炎及神经系统疾病［如多发性硬化（不同温度）、肌营养不良、帕金森病等］的治疗方案，所有这些方案均旨在平衡控制。在骨科领域，对患有慢性背痛的患者会进行姿势体操的训练，例如在普拉提中可以找到许多 Halliwick 技术中的姿势。重要的是，应当呼吁把 Halliwick 理念也应用到呼吸物理治疗及言语治疗中。

BRRM 技术与 PNF 有关，适用于神经系统疾病（如脑卒中）的急性期。在骨科领域，可以帮助运动员恢复关节活动范围、肌力以及增强抗阻。该技术的应用一定要充分考虑患者的能力。通过适当的训练，可以准确、有效地确定个体化的全面强化计划。肌肉收缩必须保证亚极量收缩状态，同时为了患者肌肉表现的一致性，注意要有足够的训练间隔。水中运动采用的运动速度以及方案，再加上可调整的浮板，保证了所需要的阻力。阻力应随着患者的速度增加而增加。一份准确的陆上评估对于康复方案的制订是非常必要的。BRRM 技术可以和许多其他的训练以及运动康复方

案一起进行。在应用中，一定要考虑患者的身体需求。和 Halliwick 理念相比，由于其特殊性，BRRM 技术在儿童康复中很少应用。

水疗法治疗神经系统疾病的前景如何？

近 10 年来，随着医学的发展，康复方法的变化也是显而易见的。如果分析最近 5 年的情况，可以看到神经学领域的国际科学研究是如何发展的。但以水疗为基础作为神经康复手段还是相对较少。尽管医疗康复对神经康复这一特定分支的关注有所增加，人们也已经认识到水疗微重力环境的优势，但在国际研究文献中真正报道水中运动治疗益处的文章却很少。

这不能归因于康复领域缺乏兴趣和成果，而是可能因为所写的论文不符合科学严谨的标准，也就是说，改变目前这种现状需要做到这些研究的方案是可行的、可量化的、可测量的，并且最重要的是要做到可以重现。需要以适当的方式来描述所治疗的临床病例，并用足够的评估量表来验证水中康复的有效性，做到使水疗可以部分代替陆上的治疗，这将是水疗发展的一个必经过程。

设备维护成本过高、缺乏人力资源的合作，以及治疗师的培训受到限制，这些都是阻碍水中康复发展的因素。这样一来，"水疗项目"就不会得到应有的保证，从而在康复的某些阶段就变得无足轻重了。

然而，值得注意的是，目前大学的康复课程和毕业后的水中康复培训活动日益增多，我相信未来水疗的应用范围还会扩大，尤其是对于急性期的患者。微重力环境下康复不仅能够减少制动带来的不良后果，还能够减少治疗费用，有利于患者重新融入社会，改善患者远期的成本 – 效益关系。将制动的时间减少到最低限度，这将使患者的自我意识方面得到意想不到的改善。

理念的变化将不可避免地发生，并且不再被忽视。神经水疗法将会变得更加专业化。最近，我们的研究结果发现，水疗时的环境、水温、湿度和水疗池的大小等都是需要考虑的因素，或者至少在开展水疗项目时，需要考虑部分因素。

水温保持在中等温度就足以治疗所有或大多数的疾病。目前，水疗对一些患者是有效的。虽然有研究发现，神经系统疾病患者的治疗水温应该在 33 ~ 35℃，但有一些疾病需要低于 30℃。因此，水疗的设施必须更加贴合实际需求，并且需要不同类型和温度的水疗池。

水疗的环境以及整个方案是康复成功的基本要素，对于一位患者融入其生活至关重要，并且在 ICF 中得到了充分的体现。这些标准是实现目标的基础，并且只有通过医师、治疗师、家属和患者之间持续地合作才能实现。

（李岩 译，邓家丰 审，丛芳 校）

参考文献

1. Lambeck J. Neurophysiological basis of aquatic therapy. London: A&C Black, 1992.
2. Cools AR. Hydrotherapie: bewogen bewegen. In: Atti del Congresso "Idroterapia dalla pratica all'evidenza". Nederlands Paramedisch Instituut; 1999.
3. Morris DM. Aquatic rehabilitation for the treatment of neurological disorders. J Back Musculoskelet Rehabil 1994; 4(4): 297-308.
4. Lambeck J, Stanat F. The Halliwick method. AKWA 2001; 14: 39-41.
5. Reid MJ. Activity in water based on the Halliwick method. Child Care Health Dev 1975; 1(4): 217-23.
6. Tedman CH. Hydrotherapy at Bad Ragaz. Physiotherapy 1974; 60(10): 316.
7. Chon SC, Oh DW, Shim JH. Watsu approach for improving spasticity and ambulatory function in hemi-

paretic patients with stroke. Physiother Res Int 2009; 14(2): 128-36.

8. Schoedinger P. Beenfits of watsu for people with orthopedic, neurologic and rheumatologic special needs. www.watsu.com.

9. Ohlendorf KD. The Woga key. Quintessenz Zahntech 1987; 13(2): 147-57.

10. Barile M. Metodologie e tecniche di trattamento in acqua: il metodo Bad Ragaz Ring. Il Fisioterapista 2014; 2: 17-23.

11. Barile M. Metodologie e tecniche di trattamento in acqua: concetto Halliwick. Il Fisioterapista 2014; 2: 5-15.

12. Lord S, Mitchell D, Williams P. Effect of water exercise on balance and related factors in older people. Aust J Physiother 1993; 39(3): 217-22.

13. Simmons V, Hansen PD. Effectiveness of water exercise on postural mobility in the well elderly: an experimental study on balance enhancement. J Gerontol A Biol Sci Med Sci 1996; 51(5): M233-8.

14. Kaneda K, Sato D, Wakabayashi H, Hanai A, Nomura T. A comparison of the effects of different water exercise programs on balance ability in elderly people. J Aging Phys Act 2008; 16(4): 381-92.

15. Bovy P, Foidart M, Dequinze B, Solheid M, Pirnay F. Influence des bains chauds sur les propriétés musculaires des sujets sains et spastiques. Medica Physica 1990; 13: 121-4.

16. Grigoriev A, Egorov A. Space biology and medicine. Vol III. Reston (VA): American Institute of Aeronautics and Astronauts; 1996: 475-525.

17. Katsura Y, Yoshikawa T, Ueda SY et al. Effects of aquatic exercise training using water-resistance equipment in elderly. Eur J Appl Physiol 2010; 108(5): 957-64.

18. Pagliaro P, Zamparo P. Quantitative evaluation of the stretch reflex before and after hydro kinesy therapy in patients affected by spastic paresis. J Electromyogr Kinesiol 1999; 9(2): 141-8.

19. Zamparo P, Pagliaro P. The energy cost of level walking before and after hydro-kinesi therapy in patients with spastic paresis. Scand J Med Sci Sports 1998; 8(4): 222-8.

20. Bansi J, Bloch W, Gamper U, Kesselring J. Training in MS: influence of two different endurance training protocols (aquatic versus overland) on cytokine and neurotrophin concentrations during three week randomized controlled trial. Mult Scler 2013; 19(5): 613-21.

21. Kargarfard M, Etemadifar M, Baker P, Mehrabi M, Hayatbakhsh R. Effect of aquatic exercise training on fatigue and health-related quality of life in patients with multiple sclerosis. Arch Phys Med Rehabil 2012; 93(10): 1701-8.

22. Gehlsen GM, Grigsby SA, Winant DM. Effects of an aquatic fitness program on the muscular strength and endurance of patients with multiple sclerosis. Phys Ther 1984; 64(5): 653-7.

23. Vivas J, Arias P, Cudeiro J. Aquatic therapy versus conventional land-based therapy for Parkinson's disease: an open-label pilot study. Arch Phys Med Rehabil 2011; 92(8): 1202-10.

24. Ayán C, Cancela J. Feasibility of 2 different water-based exercise training programs in patients with Parkinson's disease: a pilot study. Arch Phys Med Rehabil 2012; 93(10): 1709-14.

25. Morris DM. Aquatic community-based exercise programs for stroke survivors. J Aquatic PhysTher 1996; 4: 15-20.

26. Montagna JC, Santos BC, Battistuzzo CR, Loureiro AP. Effects of aquatic physiotherapy on the improvement of balance and corporal symmetry in stroke survivors. Int J Clin Exp Med 2014; 7(4): 1182-7.

27. Tripp F, Krakow K. Effects of an aquatic therapy approach (Halliwick-Therapy) on functional mobility in subacute stroke patients: a randomized controlled trial. Clin Rehabil 2014; 28(5): 432-9.

28. Chu KS, Eng JJ, Dawson AS, Harris JE, Ozkaplan A, Gylfadóttir S - Water-based exercise for cardiovascular fitness in people with chronic stroke: a randomized controlled trial - Arch Phys Med Rehabil 2004; 85(6), 870-4.

B1. Lepore M, Gayle GW, Stevens S. Adapted aquatics programming: a professional guide. Human Kinetics; 1998.

B2. Weber-Nowakowska K, Gebska M, Zyzniewska-Banaszak E. Watsu: a modern method in physiotherapy, body regeneration, and sports. Ann Acad Med Stetin 2013; 59(1): 100-2.

B3. Pagano D. Woga tone & Yoga flow. Happy Aquatics 2008; 4: 33-5.

B4. Santana JS, Almeida AP, Brandão PM. The effect of Ai Chi method in fibromyalgic patients. Cien Saude Colet 2010; 15 Suppl 1: 1433-8.

B5. Bayraktar D, Guclu-Gunduz A, Yazici G, Lambeck J, Batur-Caglayan HZ, Irkec C, Nazliel B. Effects of Ai-Chi on balance, functional mobility, strength and fatigue in patients with multiple sclerosis: a pilot study. NeuroRehabilitation 2013; 33(3): 431-7.

B6. Castro-Sánchez AM, Matarán-Peñarrocha GA, Lara-Palomo I, Saavedra-Hernández M, Arroyo-Morales M, Moreno-Lorenzo C. Hydrotherapy for the treatment of pain in people with multiple sclerosis: a randomized controlled trial. Evid Based Complement Alternat Med 2012; 2012: 473963.

B7. Noh DK, Lim JY, Shin HI, Paik NJ. The effect of aquatic therapy on postural balance and muscle strength in stroke survivors--a randomized controlled pilot trial. Clin Rehabil 2008; 22(10-11): 966-76.

第十四章
代谢紊乱、心血管病、风湿病及肿瘤的水中运动治疗

总体特征
特定疾病的水中运动治疗方案

静脉病变（静脉瘀滞和功能不全）

轻中度高血压

轻中度心脏病

肥胖与超重

糖尿病与代谢综合征

骨质疏松症

纤维肌痛症

类风湿关节炎

乳房切除术后

总体特征

目前，已有明确的科学证据表明，有规律的身体活动具有显著的健康效益并在众多慢性疾病的一级与二级预防中起决定性作用[1-6]。

在这种情况下，水中运动治疗方案可为所关注的运动提供更多的实现机会[7]。水中运动治疗作为陆上运动治疗的替代或者补充，可为因各种疾病导致功能障碍的患者构建特定的治疗方案，并提供确切有效且组织有序的治疗方法[8-10]。然而，从科学证据的角度来看，水疗对于一些疾病的治疗效果的证据等级仍然普遍偏低[11]。

美国运动医学会（American College of Sports Medicine，ACSM）是负责开发治疗性运动处方最重要的国际组织，该组织也已经认识到水中运动及水中健身活动在许多常见多发疾病的预防与治疗中扮演着特别的角色，并激励更多的人投身于研究水中运动治疗（表14.1）[12]。

表14.1 ACSM指南对水中运动治疗的说明
● 水为力量训练和改善心功能提供合适的阻力
● 力学负荷的减小以及体重的减轻有助于在避免肌肉骨骼系统损伤风险的情况下调整运动方案
● 水为开发、探索不同类型运动的能力提供了更多的机会
● 水提供的外部压力有助于促进静脉回流，这对患有循环系统疾病的患者有利
● 水提供的外部压力有可能为呼吸肌无力的患者提供有用的辅助外力，以帮助其进行呼吸康复
● 水环境提供了一个在许多运动及动作中改变关节活动范围的机会
● 可在水环境中练习和发展平衡性与稳定性动作
● 在陆上害怕跌倒的患者可能会发现在水环境中运动时更为安心
● 在水中运动时需要频繁改变运动模式，这有助于通过激活腹部及躯干肌群提高姿势控制能力

科学文献已经明确了一些水中运动的健康效益，以及它们在预防与年龄有关的问题和缓解一些疾病症状中的作用，主要包括心血管疾病[13, 14]、代谢紊乱、激素失调[15]、肿瘤（尤其是乳房全切术或部分切除术后）[16]和风湿性疾病[17, 18]。

基于水的特性及其对人体带来的效应来发展水中运动，并以相关注意事项为基础，可以考虑扩大水中运动治疗的应用领域，从直觉上就很容易将其推广到各种能够从具体的水中运动中恢复活力的患者之中。目前，可以确定水中运动对以下患者有利。

● 老年人。各个系统的生理功能退化，尤其是运动系统，行走和控制平衡有困难[19]。

● 超重或肥胖者[20, 21]。对于此类患者而言进行水中运动的治疗机制很明确，因为他们可能无法承受陆上持续运动所施加的极大重量，但是在水中，由于减重效应，动作执行难度下降，他们可能会在规定时间内完成相应的运动。同时，水中运动治疗有助于促进肌肉的营养作用、调节肌张力和消耗能量。尽管如此，目前尚无相关研究能够证明水中运动可以降解脂肪[22]。

● 轻中度心血管疾病患者[23]。

● 代谢紊乱及骨质疏松患者（表14.2）[24-26]。

很明显，由于每种情况的个体化特点，对于这组疾病而言，没有共同的操作指南或方法。我们必须综合考虑患者的特点、症候群及疾病严重程度，同时还要充分考虑利用水环境和水中运动的先决条件和特征，以确保所制订的具体康复方案对每一位患者来说都是合理且有效的。

患有其他疾病的患者也可从水疗中显著获益（表 14.2 和 Cuesta-Vargas 的采访）；这一清单并不全面，可能还需要根据新的科学证据[27]以及本领域内新的研究成果进行更新和修订。

表14.2 水中运动疗法可治疗的退行性疾病及相关症状
● 高血压
● 静脉病变
● 心脏病（急性心肌梗死后的康复、常规心血管康复及其他）
● 肥胖与超重
● 糖尿病
● 代谢综合征
● 骨质疏松症
● 抑郁综合征
● 类风湿关节炎
● 纤维肌痛症
● 乳腺癌的治疗及乳房切除术后
● 肠癌的术后调理及治疗

静脉病变（静脉瘀滞和功能不全）

治疗方法：

患者在垂直位下的运动所产生的力学减重效应是最大的，所以垂直位是最为常用的治疗体位。如有可能，对不同部位的血管使用不同的水温。在治疗过程中可改变患者的运动体位（如从水平位转变为垂直位，或者对角 / 倾斜姿势，再转变到其他不同体位的组合，反之亦然。），也可结合类似于游泳的运动来进行水平位训练，并与垂直位训练交替进行[28]。

治疗目的：

促进血液循环；利用静水压力的作用增加静脉回流。

注意事项：

对于此类疾病不建议水温过高；深水区运动和浅水区运动都要进行；利用体位改变以及下肢运动所带来的积极的循环效应。

推荐运动：

7.23、7.26、7.29、7.34、7.35、8.6、8.8、8.9、8.17、9.23。

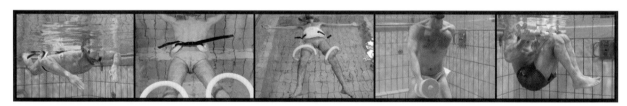

运动 7.23 p.111　　运动 7.26 p.112　　运动 7.29 p.117　　运动 7.34 p.123　　运动 7.35 p.124

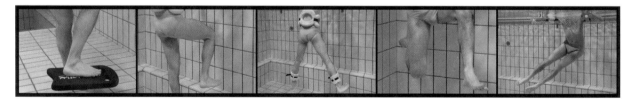

运动 8.6 p.142　　运动 8.8 p.144　　运动 8.9 p.145　　运动 8.17 p.150　　运动 9.23 p.194

轻中度高血压

 治疗方法：

为了预防这一疾病，推荐进行多种不同体位的训练。通过水中运动和陆上运动（如行走、踏车、慢跑等"有氧"训练）可促进血容量的再分配[29]。水中有氧运动可能要比陆上有氧运动的效果更好[30]。也推荐进行低、中等强度的水中健身运动，这种运动可以预防循环瘀滞，有助于产生心血管适应效应，并且可能对高血压产生有益的治疗效应[31]。

 治疗目的：

促进血液回流；改善循环系统的适应性。

 注意事项：

深水区和浅水区运动交替进行；变换不同的体位，以缓慢而渐进的方式进行练习。注意控制好水温（避免过热或过冷，不要突然改变温度）。

 推荐运动：

7.26、7.29、7.32、7.35、8.6、8.9、8.13、8.15、8.45、8.47。

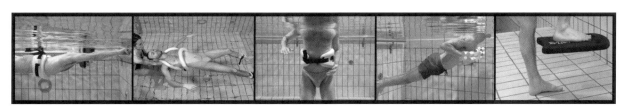

| 运动 7.26 p.112 | 运动 7.29 p.117 | 运动 7.32 p.121 | 运动 7.35 p.124 | 运动 8.6 p.142 |

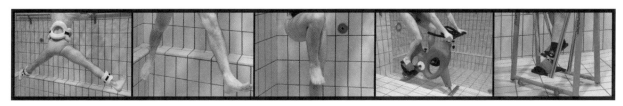

| 运动 8.9 p.145 | 运动 8.13 p.147 | 运动 8.15 p.149 | 运动 8.45 p.168 | 运动 8.47 p.169 |

轻中度心脏病

 治疗方法：

可以使用"大型水中设备"；进行从低强度到中等强度的"组合"有氧运动；进行恢复时间较短的低–中等强度循环训练[32]，也可使用水中跑台等大型设备进行训练[33]。如果有必要，可交替进行需要有氧代谢的整体训练和相对而言更具特异性的肌肉训练[13]。

 治疗目的：

通过施加一定强度的运动负荷促进血液循环，进而减少心血管负荷，从而产生心动过缓效应（降低心率效应）；促进静脉回流；获得可能有利的心血管适应性；通过无创且力学负荷较小的方法增加心肺功能[34]。

 注意事项：

注意心房充盈较多可能造成的后果（前负荷较大，可能会增加心脏使用率及心肺压力）；要充分理解此类患者进行水中运动时血流动力学的适应性改变[35]。在特定训练中监测心率和血压，因为在进行同样的运动时，这些参数指标在水中有时可能比在陆上增加的更多[33]；考虑通过使患者处于水平位以减少心脏做功的可能性。切忌水温过高，因为在同样的运动强度下，水温越高，在水中的代谢效应更强，心血管压力更大，所以水温最好不要超过32℃。

 推荐运动：

7.6、7.7、7.26、7.34、8.3、8.6、8.9、8.13、8.17、8.45。

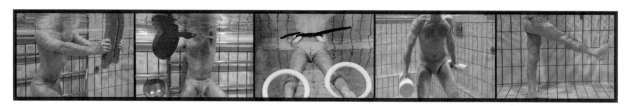

运动 7.6 p.93   **运动** 7.7 p.94   **运动** 7.26 p.112   **运动** 7.34 p.123   **运动** 8.3 p.137

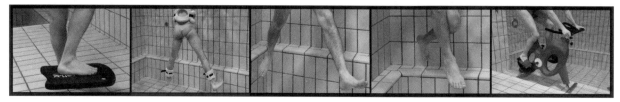

运动 8.6 p.142   **运动** 8.9 p.145   **运动** 8.13 p.147   **运动** 8.17 p.150   **运动** 8.45 p.168

肥胖与超重

 治疗方法：
训练方案以有氧运动为基础，包括循环训练和（或）使用大型设备的训练（如在水中跑台上练习行走[36]、水中踏车）。选择恢复时间较短或极短的持续性运动，除了可以代谢刺激之外，还可以包括数种状态的循环训练，循环训练可针对不同肌群进行力量训练。

 治疗目的：
在水中由于力学负荷较低，在减重环境中持续进行水中运动能量消耗更显著，并且因为水介质的阻抗，患者的肌肉用力更多，从而可以提高患者的代谢率。

 注意事项：
监测心率以提高运动效果；监测关节症状；根据患者的需求和肥胖类型选择深水或浅水环境（调整减重量）；定期监测体重和体脂率变化，不只在水中运动时进行监测，在陆上活动中也要进行监测。

 推荐运动：
7.7、7.30、8.3、8.4、8.9、8.13、8.15、8.45、8.47、8.48。

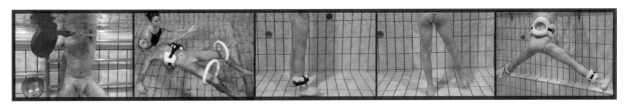

| 运动 7.7 p.94 | 运动 7.30 p.118 | 运动 8.3 p.137 | 运动 8.4 p.138 | 运动 8.9 p.145 |

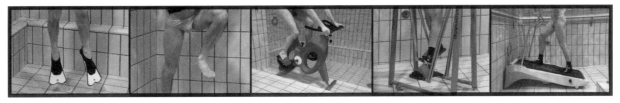

| 运动 8.13 p.147 | 运动 8.15 p.149 | 运动 8.45 p.168 | 运动 8.47 p.169 | 运动 8.48 p.169 |

糖尿病与代谢综合征

 治疗方法：
持续进行中等强度的水中有氧运动；也可进行恢复时间非常短的多肌群循环活动（可使用特定的设备）。进行水中跑步与步行训练，训练过程中既可使用漂浮器材或下沉器材，也可不使用相关器材[37]。

 治疗目的：
在减重环境中，且在安全、可控的情况下进行水中有氧运动和力量训练。

 注意事项：
应根据每位患者的具体需求和个人特点选择不同的水中运动治疗方案。

 推荐运动：
7.29、7.32、7.34、8.3、8.13、8.14、8.15、8.17、8.45、8.47。

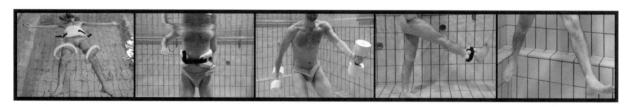

运动 7.29 p.117　　运动 7.32 p.121　　运动 7.34 p.123　　运动 8.3 p.137　　运动 8.13 p.147

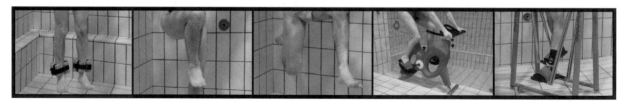

运动 8.14 p.148　　运动 8.15 p.149　　运动 8.17 p.150　　运动 8.45 p.168　　运动 8.47 p.169

骨质疏松症

 治疗方法：

进行有力学刺激但只有部分负重的水中运动治疗（冲击力较低的浅水环境，有力学负荷，但较为温和）。以不同的步态进行跳跃、跑步和步行训练，可提供不同力学刺激与不同负重程度组合的可能性；结合摆动和身体姿势的变化以提高患者的平衡功能；多种低冲击水中健身活动也非常有用[26]。

 治疗目的：

在部分力学负荷环境中进行冲击力较低的运动，选择那些能够促进骨量增加的运动[38]；促进平衡功能和姿势控制；降低跌倒风险。

 注意事项：

避免在深水环境进行运动（除了热身及放松运动外），可选择中–低深度；根据患者具体情况调整训练强度和力学负荷。

 推荐运动：

7.5、7.6、8.1、8.3、8.4、8.34、8.35、8.39、8.43、8.49。

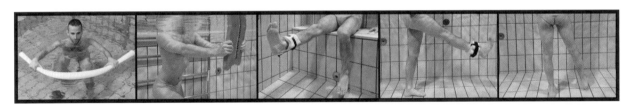

运动 7.5 p.92　　运动 7.6 p.93　　运动 8.1 p.135　　运动 8.3 p.137　　运动 8.4 p.138

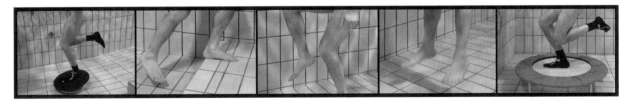

运动 8.34 p.161　　运动 8.35 p.161　　运动 8.39 p.164　　运动 8.43 p.166　　运动 8.49 p.170

纤维肌痛症

 治疗方法：

进行水中运动治疗以使紧缩的组织再伸长，使肌力渐进性增强（如姿势训练，本体感觉及神经肌肉控制训练，核心稳定性训练），进行低—中强度的水中有氧训练[39,40]。

 治疗目的：

缓解肌肉关节疼痛（触发点）；恢复关节活动范围；放松并伸展肌筋膜；安全地进行姿势训练和水中运动治疗；提高局部和整体血液循环；促进关节活动[17,41]。

 注意事项：

注意早期易疲劳性（不同训练之间保留适当的恢复时间）；交替进行伸展运动、整体与局部关节松动、体适能训练；定期检查临床状况及疼痛部位。同时进行其他陆上训练，以避免过度疲劳并获得更好的康复效果[42]。

 推荐运动：

7.8、7.14、7.18、7.30、7.32、8.5、8.17、8.18、8.36、8.45。

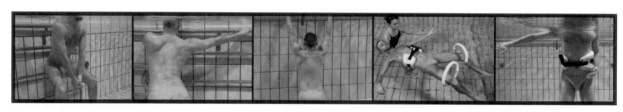

运动 7.8 p.95　　**运动** 7.14 p.101　　**运动** 7.18 p.106　　**运动** 7.30 p.118　　**运动** 7.32 p.121

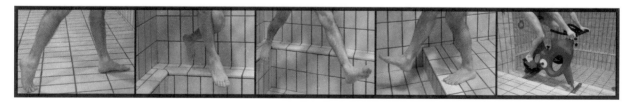

运动 8.5 p.140　　**运动** 8.17 p.150　　**运动** 8.18 p.150　　**运动** 8.36 p.162　　**运动** 8.45 p.168

类风湿关节炎

 治疗方法：

在受累部位的近端及远端进行关节松动术，并进行恢复关节活动性[43]和肌力的训练（有必要利用流体静力，以确保肌肉不过度用力）；利用关节减重效应促进动作执行[18,44,45]。应注意合理应用配重物或增加关节肌肉负荷的器材。

 治疗目的：

在一个无关节过度负重的保护性环境中恢复运动；缓解僵硬；促进运动；恢复肌力。

 注意事项：

根据患者具体的临床表现和生化指标，进行时间和强度均为中等水平的训练；应注意易疲劳性。不建议在疾病的急性期进行水中运动治疗。利用运动表现的进步（即使很小）来增强患者的治疗信心。

 推荐运动：

7.1、7.3、7.32、7.33、7.34、7.36、7.37、7.38、7.39、8.48。

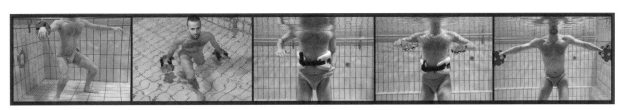

| 运动 7.1 p.87 | 运动 7.3 p.89 | 运动 7.32 p.121 | 运动 7.33 p.122 | 运动 7.34 p.123 |

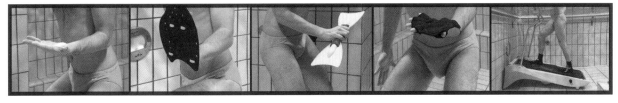

| 运动 7.36 p.127 | 运动 7.37 p.128 | 运动 7.38 p.129 | 运动 7.39 p.130 | 运动 8.48 p.169 |

乳房切除术后

治疗方法：

进行局部和全身水中运动治疗，大多使用针对上肢设计的水中运动治疗项目（见第七章），尤其是那些针对关节活动性、组织牵伸（主要是胸部和肩关节肌群）和肌张力调节的水中运动项目。合理调整水中运动负荷是必要的，用低强度的水中有氧运动对目标动作进行全面训练[46-48]。

治疗目的：

减轻淋巴水肿[49]；增加关节活动范围；增加局部肌力和肌张力；降低体脂率（因为在易化条件下代谢活动增强）；提高有氧耐力及体适能水平。

注意事项：

核实临床功能状况（要与转诊医师保持沟通！）并一直监测相关指标；根据同时进行的其他治疗（化疗疗程）调节训练负荷；对患者进行心理支持并降低尴尬感（如通过衣服、毯子等盖住手术部位的瘢痕）。

推荐运动：

7.1、7.3、7.5、7.6、7.21、7.29、7.32、8.45、8.48、9.4。

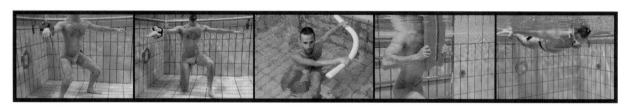

| **运动** 7.1 p.87 | **运动** 7.3 p.89 | **运动** 7.5 p.92 | **运动** 7.6 p.93 | **运动** 7.21 p.109 |

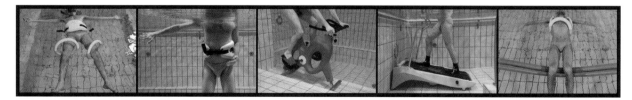

| **运动** 7.29 p.117 | **运动** 7.32 p.121 | **运动** 8.45 p.168 | **运动** 8.48 p.169 | **运动** 9.4 p.176 |

临床案例

案例 1——肥胖	
患者:	42 岁职员。
疾病:	肥胖。
病史与体格检查:	体重持续增加,现已达到重度肥胖的标准(身高 174cm,体重 152kg);因为体重过大导致严重的运动困难,尤其是双下肢;下蹲受限且疼痛;严重心理不适。
水中康复方案:	该患者先前曾在健身房进行健身训练和有氧运动,但所有尝试均宣告失败;其他专家(家庭医师、营养师、内分泌专家)给出的建议也未生效。为了提高患者的治疗动机,开始进行水中运动治疗,因为水中可产生渐进的减重效果,而且在一定程度上水环境是一种"新奇"的环境。为该患者制订了一项每周 5 次的水中运动治疗方案,嘱其交替进行两种类型的活动:使用大型设备(水中跑台、水中自行车等)的循环训练,涉及多组特定肌群的肌力训练(如双下肢下蹲训练、手持哑铃进行胸部及躯干旋转训练、双上肢手持浮板进行开合训练)。
	从代谢的角度看,很明显,这种训练刺激本质上是有氧运动,在允许的情况下可进行少量改变。每次治疗持续 45~50 分钟;在总时长约 1 个小时的治疗中也要进行自由伸展和放松等训练内容。使用心率监测仪持续监测患者的运动强度,以确定所施加的训练刺激的合理性并追踪进步程度,该患者在相对短的时间内(2 个月后)取得的进步包括:身体总重量减轻、瘦体重增加、脂肪减少、陆上活动的自主性增强〔此外,推荐进行低强度的陆上运动作为水中运动治疗的补充,如做几组行走和(或)踏车运动,刚开始时训练时间很短,随后时间逐步增加〕。该患者感到肌肉更加紧实,并主诉在日常活动中的疲劳感减弱。这一康复计划设计合理,在接下来的几个月中不断对运动的类型和强度进行调整,以适应人体测量学及生理学变化。在接受水中运动治疗 6 个月后,对患者进行水中功率车压力测试(cycle ergometer stress test),结果显示进一步好转,从功能的角度讲,与最早开始陆上训练时的测试结果相比提高了 35%。患者根据该方案坚持训练了 1 年,临床功能进一步提高。之后继续进行水中运动与传统健身运动(游泳、水中有氧健身运动等)相结合的康复训练,每周 3 次。

临床案例

案例 2——乳房部分切除术	
患者:	教师,50 岁。
疾病:	乳腺癌(Ⅰ期),1/4 切除术后。
病史与体格检查:	2 个月前行乳房部分切除术;目前处于术后恢复期,各项指标处于正常范围内,但有严重的上肢淋巴水肿及肩关节僵硬;瘢痕疙瘩明显。
水中康复方案:	在 2 个月的恢复期内,患者进行了放疗并接受了临床监测,随后,结合国际指南,推荐患者进行有规律的身体活动,以缓解淋巴水肿、改善手术部位周边的关节活动范围、提高身体的心血管适应能力及有氧运动能力、保持合理的体重并降低体重增加的风险(体重增加与脂肪增多是复发的危险因素之一)。基于上述目标为患者设计了每周 3 次的水中运动治疗方案:2 次"个体化"训练(主要锻炼上肢和躯干)和 1 次"基础性"水中有氧运动小组训练(低冲击,中等强度,患者自由选择是否跟随治疗师给出的节奏进行训练。将小组训练加入整体康复方案之中也是为了改善心理状态及加强人际关系,以使患者保持合适的社会交往水平,从而加强坚持治疗的心理动机)。治疗时长为 30~45 分钟(小组训练为 50 分钟),根据患者的具体情况进行调整;推荐逐步少量增加水中运动治疗的强度和次数。定期对患者进行临床功能检查(体重、体脂率、肩胛胸骨带的肌力与活动性、整体功能活动能力、日常生活活动能力的重建及恢复程度、主观用力程度),各项检查结果均满意。在化疗期间(在 6 个月内进行了 3 个疗程),该患者没有完全停止水中运动治疗,而是减少了治疗的数量、时长和刺激的强度,并延长了治疗中及治疗间的恢复时间。由于重新开始参加工作,6 个月后停止了康复训练,此后只是偶尔进行水中运动治疗,但该患者始终保持较高的满意度和治疗意愿。

临床案例

案例 3——纤维肌痛症	
患者：	家庭主妇，59 岁。
疾病：	纤维肌痛症。
病史与体格检查：	血液炎性指标正常或稍高；脊柱椎旁间隙多部位弥散性疼痛，有特定触发点；易疲劳；周期性情绪低落；难以足量而持续地进行日常生活活动。
水中康复方案：	患者 3 年前被诊断为纤维肌痛症。风湿病医师建议患者进行低强度但有规律的身体锻炼，以减轻疼痛和关节（主要是脊柱）的僵硬。患者曾尝试过多种陆上运动（如瑜伽、低强度体操、动态牵伸），但是收效甚微。现已为患者制订了每周 2 次的水中运动治疗计划，并决定在整个治疗过程中对患者进行问卷调查。所用问卷由康复工作人员精心设计，问卷内容包括疼痛症状、触发点、执行日常生活中运动任务的能力、整体疲劳水平和情绪等。该康复方案由标准化的治疗组成，治疗开始时进行水中有氧运动训练，包括浅水区水中步态训练、深水区跑步和踏车训练、整体关节松动术（脊柱、骨盆等）、肌肉牵伸训练以及数次肌力增强训练（主要是双下肢）。每 2~3 周由专业治疗师对患者进行一次 Watsu 训练，以使其进入完全放松的状态并提高其在水中运动的信心，同时，也能起到缓解疼痛的作用。患者的功能结局非常理想：疼痛缓解、活跃的触发点数量减少、特定评价量表的得分提高、疲劳度下降、下肢关节僵硬缓解。患者定期参加指导下的水中运动治疗，并视其为巩固疗效的康复活动，治疗后生活质量显著提高、功能能力明显增强。

专家观点

Antonio Cuesta-Vargas

西班牙马拉加大学健康科学院精神病学与物理治疗学系教授

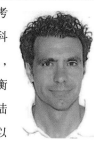

人们常说，水中运动治疗的科学研究基础"弱"且临床证据"少"，有特定的理由来证明这一论断吗？您在这方面持何立场？

近年来，所谓的"水中运动治疗（aquatic physiotherapy）"或"水疗康复（aquatic rehabilitation）"的应用领域的精确性和特异性已经得到了较大的完善，其定义为："利用水的特性进行治疗的方法，由具有相关资质的专业人员针对具体的特定情况构思治疗计划，以提高患者的功能活动能力为治疗目标，由具有相关资质的专业人员在温度适宜的水疗池中实施治疗"〔大不列颠注册物理治疗师水中治疗协会：高质量水中运动治疗实践指南（Aquatic Therapy Association of Chartered Physiotherapists, Great Britain: Guide to Good Practices in Aquatic Therapy）〕。根据上述定义，水中运动治疗可与以下概念相互区分和（或）整合：水疗（以各种形式应用热水和海水进行治疗的方法）和水中运动（同时针对健康人群及患者开展的水中活动）。即使是科学研究也反映出水疗康复实践在定义和方法上的混乱和缺乏一致性。基于这一原因，水中运动治疗应用领域新近发表的科学文献虽然较为全面，但其质量仍然不能令人满意，当然，也有一些例外（如肌肉骨骼系统疾病）。然而，近期不断涌现出一些新的研究，基于科学证据制订了一致

性较强的项目计划和实施方案，希望这些有趣的尝试能够弥补水疗领域先前研究的局限性。

水介质科学研究及水疗康复领域的前景如何？

有关水疗康复的科学证据不断增多，质量和数量均有所提高，对各种针对特定治疗目的的具体水疗实践方法进行了描述和验证。水中运动治疗的强度（运动强度）似乎已经基本标准化了。同时，对患者临床功能结局的研究以及对患者在水中运动治疗中功能恢复的研究也获得了较好的信度和效度。

目前，比较和测量在水中和陆上两种环境中进行相同动作或运动是有困难的，因为用来确定运动量增加或减少的环境因素、生理效应及生物力学反应之间存在不同。很多时候，干预方法的介入、调整和纠正更多基于专业人员的临床经验而非科学研究的结果。我想说的是，在不久的将来，这种令人兴奋的治疗方法，其研究的挑战之处将包括描述性和比较性研究方法（案例研究）及专门研究项目的开发。为此，我们大学（马拉加大学）最近开发了一个项目，其中具有以下几点关键信息。首先，水中运动治疗在慢性病管理临床方案中有着重要的作用，比如在水环境中进行器官调节和心血管健康方面的治疗。

其次，应该加强水疗康复在肌肉骨骼疾病中的研究，以加深理解并促进专业细化，其中最重要的几个方面是：运动处方、负荷耐受的量化和功能结局的确定。所有的医疗领域从业

者都应该仔细考虑对于急性骨科康复患者来说，如何合理地平衡与协调水中与陆上运动治疗，以获得最佳疗效。

最后，在各种可选的治疗方法中，水疗康复的技术和方法机遇很大，但是需要进一步研究，尤其是在神经系统疾病领域以及一些新兴的领域。有关水疗的生理效应、静水压力和水动力学状态、临床推理和循证实践等方面的知识，均应该纳入水中康复培训和教学的基础内容，同时，应该为水中运动和锻炼给出明确的适应证。

对于水中运动治疗而言，目前哪些疾病的科学证据最多？在您看来，未来又会是哪些疾病拥有最多的科学证据？

目前，有些证据尚未被完全接受和共享，即使水疗康复领域的研究数量正在持续增加且实践方法的质量正在持续改进。我将会提及几种疾病，以代表相关"领域"。目前，我们有水疗在骨科疾病（主要是髋关节和膝关节）中应用的研究结果，但是研究结果之间有时会互相矛盾。与慢性期骨科康复相比，水疗在急性期骨科康复中的应用尚未得到充分研究。继骨科疾病之后，水疗在成人和儿童神经系统疾病领域内的应用是最为感兴趣的研究领域，尽管如此，该领域水中治疗的研究证据仍然很少，究其原因，主要是从临床研究的角度来看确定同

质性和建立对照组的难度很大，但是，这一研究方向的临床实践基础很好。另外一些有关水疗康复应用的新兴领域包括：老年人的退行性疾病、广泛性慢性疼痛（如纤维肌痛症）、帕金森病、淋巴水肿和一些肿瘤疾病（如乳腺癌），尽管证据还很少，但是有关这些疾病的水中运动治疗方面的兴趣正在逐渐提高。总的来说，我相信，从整个水疗康复领域相对混乱且薄弱的现状出发，我们将会看到越来越多可信而有效的证据与指征不断涌现。

（崔尧、丛芳　译，张强　审，廖麟荣　校）

参考文献

1. Garber CE, Blissmer B, Deschenes MR et al; American College of Sports Medicine. American College of Sports Medicine position stand. Quantity and quality of exercise for developing and maintaining cardiorespiratory, musculoskeletal, and neuromotor fitness in apparently healthy adults: guidance for prescribing exercise. Med Sci Sports Exerc 2011; 43(7): 1334-59.

2. American College of Sports Medicine, Chodzko-Zajko WJ, Proctor DN, Fiatarone Singh MA et al, American College of Sports Medicine position stand. Exercise and physical activity for older adults. Med Sci Sports Exerc 2009; 41(7): 1510-30.

3. O'Donovan G, Blazevich AJ, Boreham C et al. The ABC of Physical Activity for Health: a consensus statement from the British Association of Sport and Exercise Sciences. J Sports Sci 2010; 28(6): 573-91.

4. Ashe MC, Khan KM. Exercise prescription. J Am Acad Orthop Surg 2004; 12(1): 21-7.

5. Kesaniemi YK, Danforth E Jr, Jensen MD, Kopelman PG, Lefèbvre P, Reeder BA. Dose-response issues concerning physical activity and health: an evidence-based symposium. Med Sci Sports Exerc 2001; 33(6 Suppl): S351-8.

6. Myers J, Kaykha A, George S et al. Fitness versus physical activity patterns in predicting mortality in men. Am J Med 2004; 117(12): 912-8.

7. Caspersen CJ, Powell KE, Christenson GM. Physical activity, exercise, and physical fitness: definitions and distinctions for health-related research. Public Health Rep 1985; 100(2): 126-31.

8. Dumas H, Francesconi S. Aquatic therapy in pediatrics: annotated bibliography. Phys Occup Ther Pediatr 2001; 20(4): 63-78.

9. Sato D, Kaneda K, Wakabayashi H, Nomura T. The water exercise improves health-related quality of life of frail elderly people at day service facility. Qual Life Res 2007; 16(10): 1577-85.

10. Campbell JA, D'Acquisto LJ, D'Acquisto DM, Cline MG. Metabolic and cardiovascular response to shallow water exercise in young and older women. Med Sci Sports Exerc 2003; 35(4): 675-81.

11. Kamioka H, Tsutani K, Mutoh Y et al. A systematic review of nonrandomized controlled trials on the curative effects of aquatic exercise. Int J Gen Med. 2011; 4: 239-60.

12. ACSM's Resource manual for guidelines for exercise testing and prescription. 5th ed. Philadelphia: Lippincott Williams & Wilkins; 2006: 382-3.

13. Volaklis KA, Spassis AT, Tokmakidis SP. Land versus water exercise in patients with coronary artery disease: effects on body composition, blood lipids, and physical fitness. Am Heart J 2007; 154(3): 560.e1-6.

14. Meredith-Jones K, Waters D, Legge M, Jones L. Upright water-based exercise to improve cardiovascular and metabolic health: a qualitative review. Complement Ther Med 2011; 19(2): 93-103.

15. Colado JC, Triplett NT, Tella V, Saucedo P, Abellán J. Effects of aquatic resistance training on health and fitness in postmenopausal women. Eur J Appl Physiol 2009; 106(1): 113-22.

16. Doyle C, Kushi LH, Byers T et al; 2006 Nutrition, Physical Activity and Cancer Survivorship Advisory Committee; American Cancer Society. Nutrition and physical activity during and after cancer treatment: an American Cancer Society guide for informed choices. CA Cancer J Clin 2006; 56(6): 323-53.

17. Altan L, Bingöl U, Aykaç M, Koç Z, Yurtkuran M. Investigation of the effects of pool-based exercise on fibromyalgia syndrome. Rheumatol Int 2004; 24(5): 272-7.

18. Hall J, Skevington SM, Maddison PJ, Chapman K. A randomized and controlled trial of hydrotherapy in rheumatoid arthritis. Arthritis Care Res 1996; 9(3): 206-15.

19. Grosse SJ. Aquatic progression: the buoyancy of water facilitates balance and gait. Rehab Manag 2009; 22(3): 25-7.

20. Phillips VK, Legge M, Jones LM. Maximal physiological responses between aquatic and land exercise in overweight women. Med Sci Sports Exerc 2008; 40(5): 959-64.

21. Rica RL, Carneiro RM, Serra AJ, Rodriguez D, Pontes Junior FL, Bocalini DS. Effects of water-based exercise in obese older women: impact of short-term follow-up

study on anthropometric, functional fitness and quality of life parameters. Geriatr Gerontol Int 2013; 13(1): 209-14.

22. Fenzl M, Schnizer W, Aebli N et al. Release of ANP and fat oxidation in overweight persons during aerobic exercise in water. Int J Sports Med 2013; 34(9): 795-9.

23. Chicco AJ. Exercise training in prevention and rehabilitation: which training mode is best? Minerva Cardioangiol 2008; 56(5): 557-70.

24. Cassarino SA, Rocco A, Annino G, D'Ottavio S, Foti C. Attività fisica ed osteoporosi: metodiche tradizionali ed innovative. Coaching & Sport Science Journal 2005; 1(2): 4-8.

25. Ay A, Yurtkuran M. Evaluation of hormonal response and ultrasonic changes in the heel bone by aquatic exercise in sedentary postmenopausal women. Am J Phys Med Rehabil 2003; 82(12): 942-9.

26. Ay A, Yurtkuran M. Influence of aquatic and weight-bearing exercises on quantitative ultrasound variables in postmenopausal women. Am J Phys Med Rehabil 2005; 84(1): 52-61.

27. Lipow V. Water-proofing. Measuring aquatic therapy effectiveness. Rehab Manag 1998; 11(4): 34.

28. Forestier RJ, Briancon G, Francon A, Erol FB, Mollard JM. Balneohydrotherapy in the treatment of chronic venous insufficiency. Vasa 2014; 43(5): 365-71.

29. Pontes FL Jr, Bacurau RF, Moraes MR et al. Kallikrein kinin system activation in post-exercise hypotension in water running of hypertensive volunteers. Int Immunopharmacol 2008; 8(2): 261-6.

30. Rodriguez D, Silva V, Prestes J, Rica RL et al. Hypotensive response after water-walking and land-walking exercise sessions in healthy trained and untrained women. Int J Gen Med 2011; 4: 549-54.

31. Farahani AV, Mansournia MA, Asheri H et al. The effects of a 10-week water aerobic exercise on the resting blood pressure in patients with essential hypertension. Asian J Sports Med 2010; 1(3): 159-67.

32. Caminiti G, Volterrani M, Marazzi G et al. Hydrotherapy added to endurance training versus endurance training alone in elderly patients with chronic heart failure: a randomized pilot study. Int J Cardiol 2011; 148(2): 199-203.

33. Dolbow DR, Farley RS, Kim JK, Caputo JL. Oxygen consumption, heart rate, rating of perceived exertion, and systolic blood pressure with water treadmill walking. J Aging Phys Act 2008; 16(1): 14-23.

34. Teffaha D, Mourot L, Vernochet P et al. Relevance of water gymnastics in rehabilitation programs in patients with chronic heart failure or coronary artery disease with normal left ventricular function. J Card Fail 2011; 17(8): 676-83.

35. Meyer K, Leblanc MC. Aquatic therapies in patients with compromised left ventricular function and heart failure. Clin Invest Med 2008; 31(2): E90-7.

36. Greene NP, Lambert BS, Greene ES, Carbuhn AF, Green JS, Crouse SF. Comparative efficacy of water and land treadmill training for overweight or obese adults. Med Sci Sports Exerc 2009; 41(9): 1808-15.

37. Jones LM, Meredith-Jones K, Legge M. The effect of water-based exercise on glucose and insulin response in overweight women: a pilot study. J Womens Health (Larchmt) 2009; 18(10): 1653-9.

38. Rotstein A, Harush M, Vaisman N. The effect of a water exercise program on bone density of postmenopausal women. J Sports Med Phys Fitness 2008; 48(3): 352-9.

39. Assis MR, Silva LE, Alves AM et al. A randomized controlled trial of deep water running: clinical effectiveness of aquatic exercise to treat fibromyalgia. Arthritis Rheum 2006; 55(1): 57-65.

40. Häuser W, Klose P, Langhorst J et al. Efficacy of different types of aerobic exercise in fibromyalgia syndrome: a systematic review and meta-analysis of randomised controlled trials. Arthritis Res Ther 2010; 12(3): R79.

41. Evcik D, Yigit I, Pusak H, Kavuncu V. Effectiveness of aquatic therapy in the treatment of fibromyalgia syndrome: a randomized controlled open study. Rheumatol Int 2008; 28(9): 885-90.

42. Cazzola M, Atzeni F, Salaffi F, Stisi S, Cassisi G, Sarzi-Puttini P. Which kind of exercise is best in fibromyalgia therapeutic programmes? A practical review. Clin Exp Rheumatol 2010; 28(6 Suppl 63): S117-24.

43. Templeton MS, Booth DL, O'Kelly WD. Effects of aquatic therapy on joint flexibility and functional ability in subjects with rheumatic disease. J Orthop Sports Phys Ther 1996; 23(6): 376-81.

44. Hall J, Grant J, Blake D, Taylor G, Garbutt G. Cardiorespiratory responses to aquatic treadmill walking in patients with rheumatoid arthritis. Physiother Res Int 2004; 9(2): 59-73.

45. Bacon MC, Nicholson C, Binder H, White PH. Juvenile rheumatoid arthritis. Aquatic exercise and lower-extremity function. Arthritis Care Res 1991; 4(2): 102-5.

46. Fernández-Lao C, Cantarero-Villanueva I, Ariza-Garcia A, Courtney C, Fernández-de-las-Peñas C, Arroyo-Morales M. Water versus land-based multimodal exercise program effects on body composition in breast cancer survivors: a controlled clinical trial. Support Care Cancer 2013; 21(2): 521-30.

47. Cantarero-Villanueva I, Fernández-Lao C, Cuesta-Vargas AI, Del Moral-Avila R, Fernández-de-Las-Peñas C, Arroyo-Morales M. The effectiveness of a deep water aquatic exercise program in cancer-related fatigue in breast cancer survivors: a randomized controlled trial. Arch Phys Med Rehabil 2013; 94(2): 221-30.

48. Cuesta-Vargas AI, Buchan J, Arroyo-Morales M. A multimodal physiotherapy programme plus deep water running for improving cancer-related fatigue and quality of life in breast cancer survivors. Eur J Cancer Care (Engl) 2014; 23(1): 15-21.

49. Johansson K, Hayes S, Speck RM, Schmitz KH. Water-based exercise for patients with chronic arm lymphedema: a randomized controlled pilot trial. Am J Phys Med Rehabil 2013; 92(4): 312-9.

总结与展望

与单纯陆上康复方案相比，同时包括水中与陆上康复训练方法的综合康复方案更为全面，也更复杂，需要整合各种不同的治疗技术与治疗技能。此外，水陆兼顾的综合康复方案在训练方法的多样性以及负荷调节的灵活性方面更具优势，并且在康复计划与治疗方案的临床管理方面更加全面连贯。同时，综合康复方案的治疗效果，尤其是短期疗效，常常要优于单纯陆上康复训练。另外，因为水环境本身所具有的趣味性及水的特性对康复运动的促进与易化作用，一般来说，患者对水疗的接受度很好。

目前，我们正在见证水疗技术逐渐进入蓬勃发展的上升时期。可以佐证这一观点的证据包括：越来越多的全新设计的专用设备和器材不断涌现；针对性地合理使用和改造相关设施；制订针对性和个体化的实施方案；一些业内机构和从业者已经开始尝试编撰操作规范、指南和具体评估方法等资料。

水疗领域科学研究的发展是扩宽水中运动治疗方案的适用范围并引起更大范围关注度的基础与前提，相关的知识正在以前所未有的速度快速增长，包括各个系统的生理和生物力学改变、水中运动治疗所涉及的各个方面以及水疗对人体的治疗效应。在我们看来，应该将水疗领域的科学研究和实践经验与临床指南和标准方案的制订相结合，临床指南与标准方案应该越来越具体、细化，但同时也要保持一定的灵活性和可变性。在临床工作中，治疗师需要做到使患者有机会得到更恰当的治疗，并能保证康复治疗的有效性。

尽管本书所提及的个体化治疗等理念已成为业内共识并且其重要性不言而喻，但偶尔还是会看到有人在使用一些肤浅的干预方法。某些从业者坚信"在水中，一切都变得更加容易且不会带来任何伤害"，因此，他们通常会提供一套标准化的单一训练方案，且不加判断地为所有患者实施同一个康复方案，而不考虑本书中已经反复强调过的要综合考虑所有变量和患者具体需求的建议。

因此，我们不但要具备了解并持续更新相关知识的能力，还要能够不断比较各种方案的优劣、及时与其他治疗师交流经验、综合考虑治疗结果和患者反馈，这对于治疗师的可信度，尤其是对所采取的干预措施的有效性来说，至关重要。不断有各种新的专著、设备、方案、活动和具体的评估方法得到推荐和公布，因此，治疗师有必要培养识别和选择对患者而言最为有效的干预方法的能力，并能使用当前可获得的最佳信息与知识为行业的发展做出贡献。

（崔尧、丛芳 译，张强 审，廖麟荣 校）

扩展阅读

Altomare A. Acquantalgica. Milano: Alea Edizioni; 2000.

Atti 1° congresso nazionale di idrokinesiterapia. 2003 Dic 13; Biella, Italia.

Bates A, Hanson, N. Aquatic exercise therapy. Philadelphia (PA): WB Saunders; 1996.

Becker B, Cole AJ (eds). Comprehensive aquatic therapy. 3rd ed. Pullman (WA): Washington State University Publishing; 2011.

Borino U, Di Coscio S. In Acqua. Cesena (FC): Edizioni Correre; 2011.

Broglio A, Colucci V. Riabilitazione in acqua. Milano: Edi. Ermes; 2001.

Cavuoto F, Mangiarotti AM. La riabilitazione in acqua secondo il metodo ASP. ANIK; 2014.

Kisner C, Colby L. Therapeutic exercise: foundation and tecniques. Philadelphia (PA): FA Davis; 1990.

Koury J. Aquatic therapy programming. Guidelines for orthopedic rehabilitation. Champaign (IL): Human Kinetics; 1996.

Lepore M, Gayle GW, Stevens S. Adapted aquatics programming: a professional guide. Champaign (IL): Human Kinetics 1998.

McWaters JG. Deep water exercise for health and fitness. Laguna Beach (CA): Publitec Editions LB; 1988.

Riabilitazione 2000. L'era dell'acqua. Pordenone: Sartor; 2000.

Ruoti RG, Morris DM, Cole AJ. Aquatic rehabilitation. Philadelphia: Lippincott; 1997.

Salvi GP, Quarenghi A, Quarenghi P. Trauma cranico. Riabilitazione in acqua. Milano: Edi.Ermes; 2010.

Serofilli A. La fango-balneoterapia. Padova: Piccin; 1994.

Skinner AT, Thomson AM. La rieducazione in acqua. Tecnica Duffield. Roma: Marrapese; 1985.

Sova R. Aquatics: The complete reference guide for aquatic fitness professionals. Port Washington (WI): DSL Ltd; 2000.

Wilk EK, Joyner DM. The use of aquatics in orthopedic and sports medicine rehabilitation and physical conditioning. SLACK inc; 2014.

索引